令和**5**年版

在宅医療 Q&A

服薬支援と多職種協働・連携のポイント

監修
日本薬剤師会

編集
じほう

JN016343

じほう

監修

公益社団法人 日本薬剤師会

執筆

安部　好弘	ケイロン薬局
荒井　康之	生きいき診療所・ゆうき
飯島　勝矢	東京大学高齢社会総合研究機構・未来ビジョン研究センター
臼井　樹子	かわさき記念病院
太田　秀樹	医療法人アスムス
鍵村　和伸	ダイガク薬局四条
賀勢　泰子	鳴門山上病院診療協力部薬剤科
川越　正平	あおぞら診療所
川添　哲嗣	徳島文理大学香川薬学部・医療薬学講座
北　　和也	医療法人やわらぎ会やわらぎクリニック
木村　和哲	名古屋市立大学病院
木村　雅彦	あけぼの薬局
倉田なおみ	昭和大学薬学部社会健康薬学講座社会薬学部門・臨床薬学講座臨床栄養代謝学部門
坂本　岳志	あけぼの薬局
篠原久仁子	薬局恵比寿ファーマシー
高橋　眞生	カネマタ薬局
爲我井一統	あけぼの薬局
平山　武司	北里大学薬学部・北里大学北里研究所病院薬剤部
本間　　昭	お多福もの忘れクリニック
山川真理子	あおぞら診療所
山本　信夫	保生堂薬局

序

　令和2年1月に新型コロナウイルス感染者が国内で初めて確認されてから，3年半が経過しました。世界的規模での感染拡大が続き，わが国では第8波の到来・収束の後，令和5年5月8日から新型コロナウイルス感染症の感染症法上の位置づけが5類へ変更され，医療提供体制は入院措置を原則とする行政の関与を前提とした特別な対応から，通常の対応に移行していくものとして切り替わりました。

　薬局による薬剤師サービスも，外来患者・在宅患者への対応は平常の取り組みへと戻りつつありますが，新型コロナウイルス感染症を完全に制御できたわけではありません。これからは国民1人ひとりが健康状態を自ら確認することが不可欠とされており，地域の薬剤師・薬局には，セルフメディケーションへの積極的な支援をはじめ，これまで以上の重要な役割が求められています。

　また，今般の感染症対応の中で，デジタル化が急速に進み，医療分野におけるICT技術の利活用の有効性・必要性をあらためて認識することになりました。同時にそれに向けた課題も見えてきましたが，医療DXの推進という流れの中で，より良い在宅医療の実現のために，試行錯誤を繰り返しながら新しい取り組みを取り入れていくことは重要なことです。

　令和6年は，医療・介護報酬に加えて障害福祉サービス等報酬も含むトリプル改定が予定されています。長期に及ぶ景気の低迷は，生活必需品やさまざまな分野での価格高騰をもたらしており，社会保障財源の確保は非常に厳しい状況にありますが，かかりつけ薬剤師・薬局による医療／介護の側面からの地域住民・患者のサポートは，地域の医薬品提供体制の構築の原動力になるものと確信しています。

　本書は，従来の「在宅医療」という枠組みを踏襲しつつ，新たな局面を迎えたわが国の「在宅患者への薬剤師サービス」の提供という視点を兼ね備えた，現場に立つ薬剤師が指針とすべき書籍です。

　末筆ながら，本書刊行にあたり，企画・編集に携わった諸氏に改めて謝意を表します。

令和5年8月

公益社団法人日本薬剤師会

会長　山本 信夫

Contents

▶▶▶ 第 4 章　訪問後の報告・請求

・その他・　Q 048～Q 049

▶▶▶ 第 5 章　**患者支援，服薬支援のポイント**

・服薬支援・　Q 050～Q 058

第 6 章　多職種連携のポイント

・多職種連携・　Q 067 〜 Q 082

・連携の実際・　Q 083 〜 Q 088

⟫⟫ 第 7 章　緩和ケアの知識

▶▶▶ 第 8 章　認知症の知識

第 1 章

地域医療提供体制の一翼担う
薬剤師の職能発揮を

地域医療提供体制の一翼担う
薬剤師の職能発揮を

異次元の少子化対策と迫りくるトリプル改定

　政府は，急速に進行する少子化・人口減少に歯止めをかけるため，「異次元の少子化対策」として取り組むことを打ち出し，喫緊に解決すべき課題として2023年度からその対策を進めている。2024年度の予算編成においても最重要施策の1つとすべく「骨太方針2023」において明確に示し，その財源については消費税増税等の国民負担をかけぬよう，社会保障費等の適正化で対応するとしている。

　こうした厳しい財政環境のもとで，2024年には6年に1度の「医療・介護」同時改定が予定されているうえに，さらに「障がい者サービス等」の報酬に係る改定も重なる「トリプル改定」となっている。わが国の社会保障制度は，原則として「年金・医療・福祉」への給付を専らとする制度とされている。また介護報酬に関しては，「医療・年金・福祉」とは別の財源として介護保険法に基づき徴収された財源で賄われる。したがって，2024年に予定されているトリプル改定にあたっては，それぞれ社会保障・介護に係る財源をもとに行われることになる。

　しかしながら，今回，緊急的に加わった「子ども・子育て支援」の財源を社会保障費に求められたとしても，医療・介護で給付されるサービスの質やアクセスを落としてはならず，必要な財源の確保を図ると同時に，患者・住民のニーズを的確に捉えた，提供サービスの質の向上が求められる。それを可能とするためには，これまで以上に「医療・介護・障がい者サービス」に係る関係職種が密接かつ相互に連携し，それぞれの専門性を活かした「チームによるサービス提供体制」を構築することが必要となることは論を俟たない。

　2021年介護報酬改定以降，外来および在宅患者の療養環境は，社会全体の高齢化の加速と軌を一にするように大きく変化し，在宅療養を余儀なくされている高齢の患者のみならず，通院可能な外来患者についても，患者本人はもより，直接介護にあたる家族の高齢化や介護人材の不足等によって，必要かつ十分な患者管理・薬学的管理ができていないとの指摘もある。

　こうした医療環境の変化を踏まえて，2024年4月からスタートする「第8次

医療計画」の作成指針（医療提供体制の確保に関する基本方針。医療計画に係る厚生労働省医政局長通知）が，2023年3月31日に各都道府県に通知され，各地域の実情を踏まえた「都道府県独自の医療計画の策定」が進められている。第7次医療計画と比べて第8次医療計画の特徴的な点は，地域医療提供体制全体を俯瞰して「薬剤師の地域偏在や病院薬剤師の不足を改善するため，地域の実情を踏まえて，公費を活用しての薬剤師確保対策」を薬剤師会・病院薬剤師会と連携しながら進めるよう求めていることである。

薬剤師に求められる多様な役割

　また，従来通り5疾病6事業のすべての項目に「薬剤師・薬局の役割」が記載されていることに加えて，「災害時における医療体制の構築」に係る指針では，災害時に円滑な医薬品提供体制を確保するため「災害薬事コーディネーター」の常設が提言された。新型コロナウイルス感染症によるグローバルな感染拡大の経験を踏まえ，新たに追加された6事業目として位置づけられた「新興感染症発生・まん延時の医療体制」（令和6年4月施行）において，薬局の役割が明記され「第2種協定指定医療機関」として地域における活用が明記されている。さらに，5疾病・6事業とは別建ての「在宅医療」においては，薬剤師による「訪問薬剤管理指導」の充実が求められている。

　薬剤師の基本的な業務である医薬品・医療機器・衛生材料等の供給に加えて，服薬指導，服薬管理，服薬のモニタリング，残薬管理，入退院時の薬物治療に係る情報共有（病院薬剤師と薬局薬剤師の連携），一元的服薬管理を踏まえた医師への処方提案，在宅患者の急変時にも対応できるよう在宅医・訪問看護師等との24時間対応を含む適切な連携体制の確保，ターミナルケアにおける医療用麻薬の提供体制整備，在宅療養中の小児（医療的ケア児）に関する薬剤師の訪問薬剤管理指導，災害時にあっても適切な在宅医療の提供が実現できる医療機関・訪問看護事業所・薬局との連携体制構築のさらなる充実等が必要となる。こうした，薬局に対する新たな期待に的確に応えていくためには，薬剤師の管理のもと，すべからく医薬品を地域に提供する責務を担う薬局の有する機能を最大限に発揮することが不可欠となる（図）。

地域医療提供体制の概念の転換期

　2020年施行の薬機法等の改正では，薬局をそれまでの「調剤の業務を行う場所」から「調剤の業務並びに薬剤及び医薬品の適正な使用に必要な情報の提供及び薬学的知見に基づく指導の業務を行う場所」と再定義し，その備えるべ

3

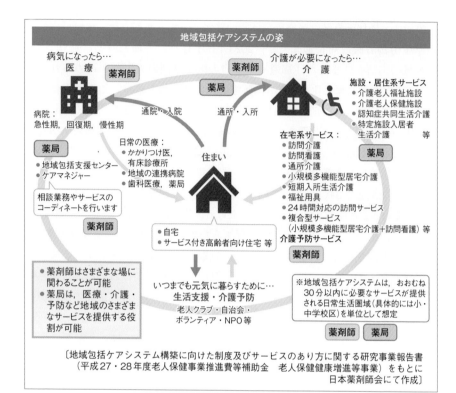

図　地域医薬品提供計画（仮称）による地域住民の医薬品アクセスの改善

き機能と役割を大きく転換させ，地域への円滑かつ過不足ない医薬品の提供と適正使用を確保する原則的な業務を実施できる施設を基本的な薬局と規定した。こうした役割や機能の変革を念頭に，「地域医療提供体制の一翼を担い，過不足ない地域への医薬品提供を通じてサポートする」という視点から薬局を眺めた時，今なお，調剤，OTC医薬品販売さらには在宅に専門特化した形態の薬局が少なからず存在する現状の改善は，直ちに取り組むべき最重要課題といえよう。

　国立社会保障・人口問題研究所の調査・推計によれば，わが国の少子化と超高齢社会の進行は，今後も収まることなく進行すると予測されている。こうした急速な人口構成とそれに伴う社会環境の急速な変化に対応すべく，国は超高齢社会における地域医療提供体制の姿として，医療・介護・生活支援を三位一体で捉え，2025年から「地域包括ケアシステム」のスタートを目指している。

表　在宅医療において薬局に期待される主な役割

在宅医療において薬局に期待される主な役割として，下記のような内容が考えられる。

① 医薬品・医療機器・衛生材料の提供体制の構築
　・多数の医薬品の備蓄
　・患者の状態に応じた調剤（一包化，簡易懸濁法，無菌調剤等）
　・医療用麻薬の調剤及び管理（廃棄含む）
　・医療機器・衛生材料の提供

② 薬物療法の提供及び薬物療法に関する情報の多職種での共有・連携
　・服薬指導・支援，薬剤服用歴管理（薬の飲み合わせ等の確認）
　・服薬状況と副作用等のモニタリング，残薬の管理
　・入院時及び退院時の薬物療法に関する情報の共有
　・在宅医への処方提案

③ 急変時の対応
　・24時間対応体制

④ ターミナルケアへの関わり
　・医療用麻薬の調剤及び管理（廃棄含む）

（平成30年3月27日 規制改革推進会議公開ディスカッション日本薬剤師会提出資料「患者のための
薬局ビジョン ～『門前』から『かかりつけ』，そして『地域』へ～」をもとに
厚生労働省医政局地域医療計画課作成）

また，それに先立って2024年には「第8次医療計画」が実施される。ともに，わが国の「地域医療提供体制」の大きな概念の転換期と言っても過言ではなく，こうした新たな環境下でその持つ機能を十二分に発揮し，地域住民から信頼される薬剤師・薬局としての役割を果たすことが求められている（表）。

第 2 章

在宅訪問準備

- 訪問の準備

訪問の準備

Q001 事前の情報収集について教えてください。

A

　在宅訪問の依頼はさまざまな形で出ます。最も多いのは，在宅診療をしている医師から保険薬局への指示により開始されるケースですが，訪問看護師やケアマネジャーから薬剤師の訪問による支援が要請され医師の指示につながることもあります。また患者の入院中に，退院後の服薬支援のために薬局薬剤師の在宅訪問の必要性が検討され，退院後すぐに訪問指示が出ることもあります。

　いずれのケースであっても，薬剤師は訪問を開始する前に「訪問計画書」を作成する必要がありますが，処方内容しか情報がない状態では的確な計画書は作成できません。では，どのような情報をどこから得ればよいのでしょうか。情報元別に解説していきます。

医療機関から

　医療機関の医師から「訪問指示および情報提供書」が来ることが一般的です。ここに現在の疾患名，既往歴，病状経過，認知症スケール，日常生活自立度そして訪問して行う内容の指示が記載されていますので，患者全体像を把握することができます。また腎機能を含め一通りの血液検査値や，病院薬剤師が収集した入院中の薬効確認や副作用などの情報，理解度，納得度，服薬の自立度などの情報があると大変質の高い在宅訪問が開始できます。

　医療機関からの情報提供が全くなく，処方箋内に「訪問指示」とだけ記載されただけで開始することもまれにありますが，開始前の準備に大きな差が出ます。できれば前述した内容が記載されている情報提供書を出してもらいましょう。

ケアマネジャーから

　居宅（施設）サービス計画書（ケアプラン）第1〜3表を担当ケアマネジャーから必ず手に入れておきましょう。要介護1〜5の場合は居宅介護支援事業所，要支援1〜2の場合は介護予防支援事業所（地域包括支援センターもしくは委

託を受けた居宅介護支援事業所）にケアマネジャーがいるはずです。

第1表：利用者（患者）や家族の希望や課題分析結果そして介護認定情報などの基本事項が記載されます。

第2表：課題分析から明らかになった利用者のニーズを元に達成可能な目標を複数立て，それぞれの達成に必要なサービス内容やその期間が記載されます。介護保険サービス（フォーマルサービス）だけでなく，家族や近隣の人の支援など（インフォーマルサービス）も記載されているので，関わる人の全体像がつかめます。服薬支援の際には，薬剤師だけでフォローしきれないので，必ずサービスに関わる人たち全員の動きも把握し，協力してもらうことも重要です。

第3表：「週間サービス計画」と呼ばれます。何曜日に，どのサービスが，どの時間帯で提供されるのかが一目でわかります。

訪問看護師から

計画書のところでも書いていますが，訪問前の計画書立案時に訪問看護師との情報共有は必須とされています。前述の居宅（施設）サービス計画書（ケアプラン）に訪問看護師の記載があれば，必ず薬剤師から連絡を取り，現在の情報を共有しておきましょう。

看護師は在宅医療の要的な存在です。認知症にしてもがん末期の人への疼痛緩和にしても，必ず連携しながら患者をフォローしましょう。そうすれば患者のケアの質は格段に上がります。

家族から

家族からの情報も大変重要です。独居であっても近所に家族がいる場合もあります。また週末だけ家族が介護をしに戻ってくる場合もあります。さらに，同居であっても仕事に行っている昼間の時間帯は独居となっている場合もあります。いずれにしても，家族がいる場合その意向を無視して勝手な振る舞いをすることは許されません。

事前情報収集で完璧にする必要はありません。訪問時，あるいはその後でもよいので，家族とも服薬支援，薬効評価そして副作用チェックの情報を共有しましょう。

近隣居住者および民生委員から

独居高齢者に対して近隣居住者や民生委員が支援している情報を得た場合，その方々と連携して服薬支援のための声かけなどを行うことは有効です。ただ

し，患者情報を許可なくその方々に伝えることは個人情報漏洩となることもあります。ケアマネジャーや社会福祉士らから情報を得た後，患者や家族の許可をもらったうえで連携しましょう。

Q002 在宅訪問にあたって薬局で準備すべきものは何ですか？

≫A

訪問前，訪問時，そして訪問後に分けて考えながら準備しておきましょう（表）。

表　在宅訪問で準備するもの

準備物	備　考
訪問前に作成するもの 　薬学的管理指導計画書（原則）	医師の指示，ケアプラン，薬剤師としての判断などに基づき，目標達成のための計画を策定する。 少なくとも月1回の更新が必要。訪問後，処方変更時および他職種から情報提供を受けた場合，適宜見直す。主治医へ提出する。
訪問時に患者に提示するもの 　医療保険の場合 　　個人情報利用同意書*1 　介護保険の場合*2 　　重要事項説明書 　　契約書 　　個人情報利用同意書*1	Q26，27を参照。 ＊1：関連する医療介護機関への情報提供を行うことは，事前に伝えておくとよい。 ＊2：重要事項説明書内に個人情報を利用する旨を一文入れておくことで別途同意書を用意する必要がなくなる（Q30参照）。
訪問後に薬剤師が記載，作成するもの 　訪問薬剤（居宅療養）管理指導の記録簿*3 　医師・ケアマネジャーへの報告書*4 　関連職種（看護師，ヘルパーなど）への情報提供書*5 　薬学的管理指導計画書の見直し	＊3：通常の薬歴への記載でも構わないが，薬剤服用歴管理指導料の算定要件として求められている記載項目に加えて要件が設けられていることを留意しておく。 ＊4：書式自由（必須） ＊5：書式自由（任意）
その他 　領収書*6 　身分を証明するもの（名札など）	＊6：介護保険の場合は，調剤報酬の領収書とは別に居宅療養管理指導費の領収書が必要となる。

003 申請や届出書類の提出先を教えてください。

A

　医療保険と介護保険で，それぞれ異なります（表）。

　医療保険の場合は，地方厚生（支）局長宛てに，在宅患者訪問薬剤管理指導を行う旨の届出が必要です。あらかじめ届出を行っておかないと，調剤報酬点数表の在宅患者訪問薬剤管理指導料の保険請求はできません。

　一方，介護保険の場合は，居宅療養管理指導費および介護予防居宅療養管理指導費は指定事業者でないと保険請求できませんが，保険薬局は事業者として「みなし指定」されているので，基本的に届出は不要です。ただし，指定事業者の取消申請を行った薬局が再指定を受けるためには，資料の提出が必要です。

　介護保険で注意したいのは，表中の「生活保護法等指定介護機関及び中国残留邦人等支援法指定介護機関指定申請書」です。これを提出しておかないと指定介護機関とみなされず，生活保護および中国残留邦人の患者への訪問が公費適用

表　在宅訪問に関する届出書類と提出先

	届出内容	提出先
医療保険	在宅患者訪問薬剤管理指導に係る届出	地方厚生（支）局
介護保険 （介護給付， 予防給付）	介護給付費の請求及び受領に関する届出	国保連合会介護保険係
	居宅療養管理指導・介護予防居宅療養管理指導 それぞれの事業所指定に係る記載事項[1]	都道府県等の介護保険の担当部署
	生活保護法等指定介護機関及び中国残留邦人等 支援法指定介護機関指定申請書[2]	都道府県等の生活保護の担当部署

[1] この用紙の提出は，法令に定められたものではないが，都道府県によっては依頼される場合もある。事業所の廃止や休止届を提出しない限り，すべての薬局は「居宅療養管理指導事業所および介護予防居宅療養管理指導事業所」としてみなし指定されている。

[2] 生活保護法等指定介護機関及び中国残留邦人等支援法指定介護機関の指定のみなしについては次の通り。
- ・平成12年3月31日以前に「生活保護法等指定医療機関」であった薬局：生活保護法等指定介護機関としてみなし指定されているが，平成12年4月1日以降に新規開設した薬局はそれらに関して届出が必要。ただし，最近では保険薬局の認可とともに，みなし指定されていることがあり，自治体によって処理にはばらつきがあるので確認すること。
- ・平成20年3月31日以前に「生活保護法等指定介護機関」であった薬局：「中国残留邦人等支援法指定介護機関」としてみなし指定されている。
- ・平成20年4月1日以降に新規開設した薬局：「生活保護法等指定介護機関及び中国残留邦人等支援法指定介護機関指定申請書」の届出が必要。

（患者負担なし）ではできなくなります。介護給付，介護予防給付の両方の書類が都道府県等（政令指定都市，中核市はその市の窓口）の生活保護の担当部署に提出されていて，きちんと指定を受けているかどうかを確認しておくとよいでしょう。薬局自身がこれらを理解していないために，きちんと処理されていないケースが全国的に見受けられます。

Q004 在宅医療を行う場合の薬局における掲示物，表示物について教えてください。

》 A

薬局内の掲示物には，次に示す3つのものが必要です。

薬局内掲示物
①運営規定の概要[*1]
②介護保険サービス提供事業者としての詳細[*1]
③訪問薬剤管理指導の届出を行っている旨[*2]

＊1 介護保険上の規定
＊2 医療保険上の規定

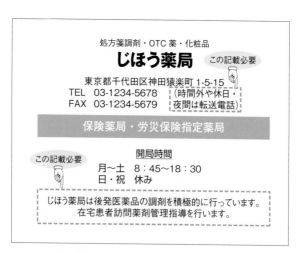

図 地域支援体制加算を算定している場合に必要な薬局外掲示の例

　さらに，調剤報酬点数表の地域支援体制加算に係る届出を行っている薬局の場合は，薬局の外側にも，開局時間以外の連絡先電話番号（転送電話による対応で可能）や「在宅訪問ができる薬局であることの表示」などが必要です（図）。

Q005 在宅訪問時に身につける服装や名札について教えてください。

A

　服装は自由ですが，常識を踏まえた範囲で，動きやすい服装で訪問しましょう。医師，看護師，薬剤師に共通して言えますが，白衣での訪問は少なく，事業所用にあつらえた作業衣やポロシャツとパンツスタイルが主流です。白衣着用者の自宅訪問を嫌がる利用者が多いこともその理由の1つと考えます。施設訪問の場合，医師は白衣着用者が多いので，薬剤師も白衣でもよいでしょう。

　念のために着替え用のシャツ（下着）や靴下も用意しておくことをお勧めします。これは患者宅の温度や清潔度がさまざまなので，大汗をかいたり，靴下が汚れることがまれにあるためです。

　名札は身分を証明するものとして必須です。大きな文字ではっきりと書いたものを使用しましょう。患者家族や他の医療・介護職に会った時のために，氏名と連絡先が書かれた名刺を用意しておくことも大切です。

　感染性疾患の疑いがある患家への訪問については，主治医や訪問看護とも協議のうえで使い捨てのマスク，手袋および防護服の着用を検討してください。それらの廃棄袋も用意しておきましょう。

Q006 車で訪問する場合の注意点はありますか？

A

リスクマネジメントの観点から，駐車違反，速度違反，交通事故を考えてお

く必要があります。また，使用車輌については，個人所有のものではなく，会社名義の車輌を使うことなどを考慮すべきです。薬局の考え方次第ではありますが，きちんと「車輌管理規程」を社会労務士の指導のもと作成しておくことをお勧めします。

以下，在宅訪問に使用する車輌のリスクマネジメントについて考えてみます。

交通事故

いつ事故に巻き込まれるか予測できませんので，薬局法人名義の車輌を使用し，任意保険は年齢制限がなく，対人・対物の保障も無制限にしておくことをお勧めします。個人の車輌を使用して万が一事故が起きてしまった場合などは，金銭面でトラブルとなるリスクが高くなります。

駐車違反

近隣に駐車場がない場合，交通違反のリスクが高くなります。「駐車許可申請」の手続きを所轄の警察で行っておきましょう。申請書には訪問日時の詳細，訪問する薬剤師名を明記しないといけません。すなわち「駐車許可証」は，予定外の対応には使用できないことを留意しておきましょう。

ただ，この駐車許可証は各県の警察の対応がバラバラです。詳しくは最寄りの警察署にお問い合わせください。

Q007 在宅薬剤管理指導における在宅協力薬局の仕組みについて教えてください。

A

在宅薬剤管理指導は，1人の患者に対し，1つの保険薬局が担当することを想定しています。そのため，在宅患者訪問薬剤管理指導料（医療保険）および居宅療養管理指導費（介護保険。介護予防居宅療養管理指導費を含む）の算定要件では，すでにほかの保険薬局もしくは保険医療機関の薬剤師が在宅薬剤管理指導を行っている場合，当該指導料（費）を算定できないことになっています。

しかし，例えば1人薬剤師の保険薬局の場合，「開局時間以外や緊急時に対応できないことがあるかもしれない」という不安から，在宅薬剤管理指導へ取り組むことに躊躇してしまうケースがあると指摘されてきました。

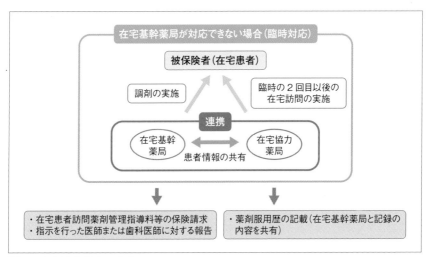

図1　在宅協力薬局の仕組み

　そのような不安を少しでも解消し，1人薬剤師の保険薬局であっても積極的に在宅医療に参画することができるよう環境を整備するため，万が一，在宅薬剤管理指導を担当している保険薬局（在宅基幹薬局）が対応できないケースが発生しても，あらかじめ患者の同意を得ておくことで，その保険薬局と連携関係にある在宅協力薬局が在宅基幹薬局に代わって在宅薬剤管理指導を実施することが可能です（図1）。

　ただし，在宅基幹薬局に代わって在宅協力薬局が在宅薬剤管理指導を実施した場合であっても，在宅薬剤管理指導に係る費用（すなわち，調剤技術料と薬剤料等に係る費用以外）は，在宅基幹薬局がレセプト請求を行うこととされています。

　以下に，実際の例を紹介します。

〈例〉

　A薬局（在宅基幹薬局）の薬剤師が長期学会出張のため，B薬局（在宅協力薬局）の薬剤師がA薬局の代わりに在宅薬剤管理指導を行うことになりました。この時，訪問指示を行った医師により処方箋が交付されたため，B薬局は調剤後に患家を訪問し，在宅薬剤管理指導を実施しました。

5. 担当薬剤師
　　氏名①：　　　　　　　　　　　　　（主担当）
　　氏名②：
　　責任者：
なお，担当薬剤師が訪問できない場合，臨時対応させていただく薬局は以下の通りです。
（下記表が空欄の場合，本薬局のみで対応いたします）

薬局名	住　所	連絡先（電話）

①担当薬剤師は，常に身分証を携帯しています。必要な場合はいつでも，提示するようお求めください。
②利用者は，いつでも担当薬剤師の変更を申し出ることができます。その場合，当事業所は，このサービスの目的に反するなど変更を拒む正当な理由がない限り，申し出に応じます。
③当事業者は，担当薬剤師が退職するなど正当な理由がある場合に限り，担当薬剤師を変更することがあります（その場合は，事前に利用者の同意を得ることといたします）。

図2　重要事項説明書例（部分）

　この場合，在宅患者訪問薬剤管理指導料（医療保険）または居宅療養管理指導費のレセプト請求は，訪問したB薬局ではなくA薬局が行いますが，調剤技術料（調剤基本料や薬剤調製料），薬剤料，特定保険医療材料料はB薬局がレセプト請求します。

　一方，A薬局は在宅薬剤管理指導を実施していないのに収入があるわけですが，A薬局とB薬局は，どのような契約をしておけばよいのでしょうか。

　まずA薬局としては，例えば重要事項説明書において，「担当薬剤師」の部分に在宅協力薬局について記載する欄を設けるなど，あらかじめ患者から在宅協力薬局の存在とその薬剤師氏名について了解を得ておきます（図2）。

　そして，A薬局とB薬局の間においては，費用面の取り決めとして，1回の実施につき○○円と決めておきます。

第 3 章

在宅訪問

- 訪問の実際
- 書類・契約書
- 医療材料・医療廃棄物

訪問の実際

Q008 在宅訪問における「業務の流れ」について教えてください。

» A

　訪問の始まるきっかけはいくつかのパターンがありますが，いずれにしても医師からの処方箋と指示は必要です。流れを図に沿って説明します。

①訪問指示のある処方箋が薬局に来ます。この時，情報提供書や指示書がついてくることもありますが，口頭で指示が出ることもあります。

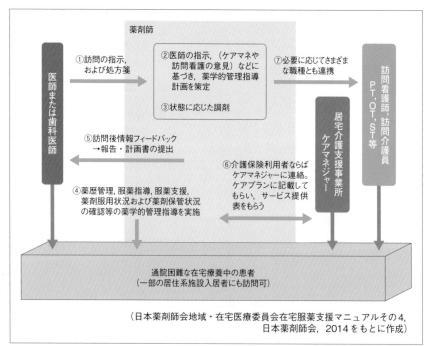

（日本薬剤師会地域・在宅医療委員会在宅服薬支援マニュアルその4，
日本薬剤師会，2014 をもとに作成）

図　薬剤師の訪問業務の流れ

②訪問の初期行動計画を立てます。計画の参考にするのは，患者や家族の状態や要望，医師からの情報提供書や指示書，そして訪問看護やケアマネジャー経由で始まった訪問の場合など，それぞれの立場から考えるポイントも大切な要素となります。初期行動計画の記載内容については，Q025を参照してください。

③患者の状態に応じて調剤します。**自宅での薬剤管理方法も患者の能力に応じて考えます。**自己能力を維持するためにはできる能力を最大限利用し，自立を促す気持ちが必要です。すべての患者に一包化，日付，カレンダーが必要ではありません。手出しのし過ぎは自己能力を下げる結果につながってしまうこともあります。患者の嚥下能力，副作用歴，アレルギー歴の調剤前確認も必須です。

④いよいよ患者宅訪問です。**訪問日時は，あらかじめ患者や家族と話し合っ**ておきましょう。ただし，患者や家族の希望だけで訪問日時を決めると外来業務に支障を来すことがあります。通常の外来業務も行いつつ訪問もできる時間を選択していくことが大切です。

⑤訪問の結果および次回の計画を報告，提出します。医師はもちろんですが，**ケアマネジャーには訪問結果の情報提供が必須**となっています。ケアマネジャーからは居宅（施設）サービス計画書（ケアプラン）第1～3表をもらっておきましょう。患者の望む内容や目標そして介護サービスの全体像を把握するためです。

また，訪問看護が関わっている場合，**訪問看護師と情報共有**することを強くお勧めします。薬剤師と訪問看護師の連携はとても大切です。

計画書は月1回の見直しが求められており，患者の状態の変化に応じて書き直すことが求められています。詳しく難しく書きすぎることなく，ポイントが簡潔に書かれていればよいと考えましょう。居宅（施設）サービス計画書（ケアプラン）や医師の指示書と連動しているのは当然のことです。

訪問の実際

19

Q009 訪問の依頼はどのように来るのでしょうか？

》A

　薬剤師の訪問が始まるパターンは大きく4つあります（図）。

A　医師が先に訪問し，薬局に依頼が来る

　最も基本的なパターンです。

B　薬剤師が患者宅に服薬状況確認のために訪問し，現況確認後，医師に定期的訪問指示を依頼する

　介助により何とか通院できている人の中にも，自宅での薬剤管理がうまくいっていないケースが時々あります。薬局や病院で投薬する場合でも服薬状況が守られているか常に意識しておくことが重要です。

C　訪問看護やケアマネジャーが訪問時に服薬状況の悪化を把握し，薬剤師の

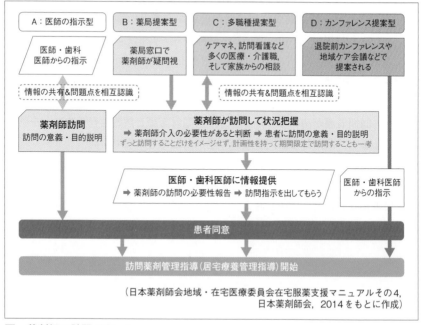

図　薬剤師の訪問パターン

介入（訪問）を医師に提案する

普段から地域の中で薬剤師と訪問看護やケアマネジャーとの連携が取れている場合に多くなるパターンです。

D 退院前カンファレンスや地域ケア会議などをきっかけとして訪問の指示が出る

退院前カンファレンスでは医師，訪問看護師，ケアマネジャー，そして病院の地域連携室や病院薬剤師らが，退院後の薬局薬剤師の定期訪問を提案することで始まります。特に薬剤に関することですから，病院薬剤師が訪問の必要性を判断し，退院までに患者が選んだ薬局と連携を開始することはとても有用であると考えられます。

また，地域ケア会議における事例検討で薬剤師の訪問が提案されることも想定しておきましょう。

いずれの場合も**「患者が薬局を選択する」ことが大前提です。特定の薬局に医療機関が患者を誘導することは禁止されています。**地域の薬剤師会としては，患者が薬局を選択できるように「訪問可能薬局一覧」を名簿や地図にして作成しておき，地域の医療介護機関に配布しておきましょう。ホームページなどで検索できるようにしておくこともお勧めします。

また，例えば期間限定の薬剤師訪問を目指すことも1つの方法です。つまり「漠然と訪問し続けるのではなく，目標到達のために必要な期間を1カ月や3カ月と定めて，きちんと訪問する」，そして「目標到達すれば訪問は終了する」という目標設定を持った訪問指示です。もちろん患者の希望があり，かつ必要性があれば期間限定ではなくその後新たに訪問の目標と行動計画を立て，訪問を継続してください。

Q010 在宅訪問は保険薬局の薬剤師しか行えないのですか？

》A

保険医療機関である病院または診療所に勤務する薬剤師も行うことができま

す。保険医療機関の場合，保険薬局における取り扱いとは異なり，地方厚生（支）局長への届出は不要であり，当該医療機関の医師の指示および患者の同意があれば訪問可能です。

薬局薬剤師と病院（診療所）薬剤師の医療保険および介護保険による算定の主な違いを表1に示します。ただし，表2に示す，在宅訪問関係の指導料は保険薬局しか算定できません（医療保険で算定）。

表1 薬剤師による在宅訪問の算定

（令和4年4月1日施行 ※介護保険は令和3年4月1日施行）

	医療保険 （在宅患者訪問薬剤管理指導料）	介護保険（居宅療養管理指導費， 介護予防居宅療養管理指導費）
保険薬局の薬剤師	月4回（末期の悪性腫瘍の患者および中心静脈栄養法の対象患者の場合は週2回かつ月8回）まで ①単一建物患者1人　　　　　650点 ②単一建物患者2〜9人　　　320点 ③単一建物患者10人以上　　290点 ※在宅患者オンライン薬剤管理指導料 　（月1回まで，各加算は算定不可）59点	月4回（末期の悪性腫瘍の患者および中心静脈栄養法の対象患者の場合は週2回かつ月8回）まで ①単一建物居住者1人　　　　517単位 ②単一建物居住者2〜9人　　378単位 ③単一建物居住者10人以上　341単位 ※情報通信機器を用いた服薬指導を行った場合（月1回まで，各加算は算定不可）　　　　　　　　45点
保険医療機関の薬剤師	同上（在宅患者オンライン薬剤管理指導料を除く）	月2回まで ①単一建物居住者1人　　　　565単位 ②単一建物居住者2〜9人　　416単位 ③単一建物居住者10人以上　379単位
加算	麻薬管理指導加算　　　　　　　100点 　　　　　　　　（オンライン22点） 在宅患者医療用麻薬持続注射療法加算　250点 乳幼児加算（6歳未満）　　　　100点 　　　　　　　　（オンライン12点） 小児特定加算（医療的ケア児）　450点 　　　　　　　　（オンライン350点） 在宅中心静脈栄養法加算　　　　150点 注）保険医療機関の薬剤師については，麻薬管理指導加算および乳幼児加算のみ	麻薬管理指導加算　　　　　　　100単位 特別地域加算　　　所定単位数の15% 中山間地域等小規模事業所加算 　　　　　　　　所定単位数の10% 中山間地域等居住者サービス提供加算 　　　　　　　　所定単位数の5%
注意事項	・算定する日の間隔は，6日以上あけること。 ・すでに保険薬局または保険医療機関の薬剤師が在宅患者訪問薬剤管理指導料（居宅療養管理指導費，介護予防居宅療養管理指導費を含む）を算定している場合は，他の施設の薬剤師が在宅患者訪問薬剤管理指導料等を算定することはできない。 ・同一医療機関の医師が訪問した日は，医療機関の薬剤師の訪問にかかる点数もしくは単位は算定できない。	

表2 保険薬局しか算定できない項目（※加算項目は省略） (令和4年4月1日現在)

項　目	算定単位・上限		点　数
在宅患者緊急訪問薬剤管理指導料	計画的な訪問薬剤指導に係る疾患の急変	合わせて月4回まで	500点
	それ以外		200点
	在宅患者緊急オンライン薬剤管理指導		59点
在宅患者緊急時等共同指導料	月2回まで		700点
在宅患者重複投薬・相互作用等防止管理料	残薬調整以外		40点
	残薬調整		30点

Q011 医師が往診していなければ，薬剤師が訪問薬剤管理指導しても点数は算定できないのでしょうか？

》A

　算定できます。そのような制限（規定）はありません。

　在宅で療養を行っている「通院困難」の患者であり，訪問薬剤管理について「医師の指示」があれば算定要件を満たします（薬局の薬剤師による居宅療養管理指導費も同じ）。例えば，在宅で療養を行っており，介助されつつ何とか通院している患者がいるとします。この患者が服薬管理を十分できていないために症状が安定しないような場合，医師等から薬剤師へ訪問指示が来ることがあります。

　なお，「通院困難」の解釈についてはQ012をご覧ください。

Q012 算定要件にある「通院が困難」とは，どのような状態を想定すればよいのでしょうか？

》A

　在宅患者訪問薬剤管理指導料は，継続的な訪問薬剤管理指導の必要のない患者や，通院が可能な患者に対して安易に算定することはできません。

在宅患者訪問薬剤管理指導料は，医師の指示に基づき，患家を定期的に訪問して，必要な薬剤管理指導を行った場合に算定します。算定対象者は，在宅での療養を行っている患者であって「通院が困難なもの」とされています。

この「通院が困難」という考え方については，在宅患者訪問薬剤管理指導料は患家への定期的な訪問，かつ，訪問薬剤管理指導を行った場合の評価であることから，継続的な訪問薬剤管理指導の必要のない者や通院が可能な者に対して安易に算定することは認められません（表）。具体的には，**少なくとも独歩で家族または介助者等の助けを借りずに来局ができる者などは来局が容易であると考えられるため，算定不適であることが例示されています。**

ただし，通院に介助が必要である患者を訪問しただけで，訪問にかかる点数を算定できるということではありません。服薬管理支援をはじめ，薬効評価と副作用モニタリングをきちんと行い，医師（歯科医師）やケアマネジャーに情報提供を行うなどの要件を満たして初めて算定できるものであることを忘れないでください。

表 「通院が困難」の解釈

区分15　在宅患者訪問薬剤管理指導料
1　在宅患者訪問薬剤管理指導料
（1）在宅患者訪問薬剤管理指導料は，在宅での療養を行っている患者であって通院が困難なものに対して，あらかじめ名称，所在地，開設者の氏名及び在宅患者訪問薬剤管理指導（以下「訪問薬剤管理指導」という。）を行う旨を地方厚生（支）局長に届け出た保険薬局の薬剤師が，医師の指示に基づき，薬学的管理指導計画を策定し，患家を訪問して，薬歴管理，服薬指導，服薬支援，薬剤服用状況，薬剤保管状況及び残薬の有無の確認等の薬学的管理指導を行い，当該指示を行った医師に対して訪問結果について必要な情報提供を文書で行った場合に算定する。在宅患者訪問薬剤管理指導料は，定期的に訪問して訪問薬剤管理指導を行った場合の評価であり，継続的な訪問薬剤管理指導の必要のない者や通院が可能な者に対して安易に算定してはならない。例えば，少なくとも独歩で家族又は介助者等の助けを借りずに来局ができる者等は，来局が容易であると考えられるため，在宅患者訪問薬剤管理指導料は算定できない（以下，略）。
（2）〜（12）〈略〉

（診療報酬の算定方法の一部改正に伴う実施上の留意事項について，令和4年3月4日，保医発0304第1号別添3）

Q013

在宅患者訪問薬剤管理指導料の算定は，在宅で療養を行っている通院困難な患者が対象とされていますが，新型コロナウイルス感染症の自宅療養者の場合も対象となりますか？

» A

新型コロナウイルス感染症に係る診療報酬上の臨時的な取り扱いとして，自宅療養者へ対応した場合は，在宅患者緊急訪問薬剤管理指導料1または2を算定することが可能です。

新型コロナウイルス感染症の感染症法上の位置づけが2類相当から5類に変更されたことに伴い，令和5年5月8日より同感染症に係る診療報酬上の臨時的な取り扱いが設けられています。当該特例のうち，保険調剤における新型コロナウイルス感染症の自宅療養患者への対応に関する内容（概要）は以下のとおりです。

1．自宅療養者への対応に係る診療報酬上の特例

新型コロナウイルス感染症の自宅療養患者へ処方箋が交付された際，処方医の指示により，①薬剤師が患家を緊急に訪問して，対面による服薬指導・薬剤交付を実施した場合には在宅患者緊急訪問薬剤管理指導料1（500点），②緊急に患家を訪問して薬剤を交付し，対面による服薬指導を実施する代わりに情報通信機器を用いて服薬指導を実施した場合，または，患者の家族などへ対面もしくは情報通信機器を用いて服薬指導を実施した場合には在宅患者緊急訪問薬剤管理指導料2（200点）を算定することが可能です（表）。

その際，在宅患者緊急訪問薬剤管理指導料に係る加算は算定できませんが，服薬管理指導料に係る加算（乳幼児服薬指導加算など）を算定することができます。

また，処方医からの求めに応じて，患者の同意を得たうえで，残薬を含めた患者の服薬状況などを確認し，処方医へ文書による情報提供を行った場合には服薬情報等提供料1（30点）を算定することができます（この場合，月1回の算定上限は適用されません）。

なお，これら以外の部分については，通常の調剤報酬点数の項目を算定します。

2．服薬指導の実施方法

前述1の②（在宅患者緊急訪問薬剤管理指導料2）における「情報通信機器を用いた服薬指導」については，令和5年7月31日までは電話を用いた場合も

表　自宅療養者に係る診療報酬上の臨時的な取り扱い

> **【通則】**
> ○　本事務連絡において，「新型コロナウイルス感染症患者」とは，新型コロナウイルス
> 　　感染症と診断された患者（新型コロナウイルス感染症から回復した患者を除く。）をい
> 　　う。（以下，略）
>
> **【調剤報酬点数表に関する特例】**
> 1. 新型コロナウイルス感染症患者等に対する調剤に係る特例
> 　① 保険薬局において，患家で療養する新型コロナウイルス感染症患者に対して発行さ
> 　　　れた処方箋に基づき調剤する場合において，処方箋を発行した医師の指示により，当
> 　　　該保険薬局の薬剤師が患家を緊急に訪問し，当該患者に対して対面による服薬指導そ
> 　　　の他の必要な薬学的管理指導を実施し，薬剤を交付した場合には，在宅患者緊急訪問
> 　　　薬剤管理指導料1（500点）を算定できる。
> 　　　　また，上記の処方箋に基づく調剤において，緊急に訪問し薬剤を交付した場合で
> 　　　あって，対面による服薬指導を実施する代わりに情報通信機器を用いた服薬指導を実
> 　　　施した場合，又は当該患者の家族等に対して対面若しくは情報通信機器による服薬指
> 　　　導を実施した場合には，在宅患者緊急訪問薬剤管理指導料2（200点）を算定できる。
> 　　　　なお，これらの場合にあっては服薬管理指導料及びかかりつけ薬剤師指導料等は併
> 　　　算定できない。また，在宅患者緊急訪問薬剤管理指導料に係る加算は算定できない
> 　　　が，算定要件を満たしていれば服薬管理指導料に係る加算を算定することができる。
> 　② 新型コロナウイルス感染症患者について，保険医療機関から情報提供の求めがあっ
> 　　　た場合において，当該患者の同意を得た上で，薬剤の使用が適切に行われるよう，残
> 　　　薬を含めた当該患者の服薬状況等について確認し，当該保険医療機関に必要な情報を
> 　　　文書により提供等した場合に，服薬情報等提供料1（30点）を算定できる。なお，こ
> 　　　の場合，月1回の上限を超えて算定できる。
> 　③ 〈略〉
> 2，3 〈略〉

「新型コロナウイルス感染症の感染症法上の位置づけの変更に伴う新型コロナウイルス感染症に係
る診療報酬上の臨時的な取扱いについて」（令和5年3月31日事務連絡，厚生労働省保険局医療課）
別添3より抜粋

認められていましたが，**8月1日以降はオンライン服薬指導**（音声のみでなく
映像を伴う方法）であることが必要です。

3. 処方医の指示による実施

　自宅療養の患者である場合は，これまでは処方箋に記載された記号（Cov自
宅）などに基づき対応していましたが，令和5年5月8日以降の診療報酬上の
臨時的な取り扱いにおいては**「処方箋を発行した医師の指示」**により実施する
ものとされています。

4. 患者の窓口負担

　一部負担金については，新型コロナウイルス感染症の患者である場合，医療

保険と公費併用により患者の自己負担は発生しませんでした。新型コロナウイルス感染症の感染症法上の類型変更（2類相当→5類）に伴い，令和5年5月8日からは基本的に患者の窓口負担が発生します。

　ただし，新型コロナウイルス感染症治療薬（保険薬局では「ラゲブリオカプセル」，「パキロビッドパック」，「ゾコーバ錠」が該当。在宅患者の場合は「ベクルリー点滴静注用」もあり得る）に係る薬剤料の部分（すなわち，調剤技術料および薬学管理料に係る項目以外）は，公費支援により令和5年9月30日まで患者の窓口負担は発生しない予定です。

在宅訪問における処方箋の受け渡しについて教えてください。

» A

　①〜⑤までパターンを示して説明します。ただし，⑤に関しては注意が必要です。

①患者宅から訪問を望む薬局へ処方箋（写）を電送（処方箋原本は患者宅）

　医師が処方箋を患者に交付→患者（または家族）が，その処方箋を自身の希望する薬局に患者宅からファクシミリまたは電子画像（以下，「ファクシミリ等」）を送信→薬局は受信したファクシミリ等に基づき，調剤の準備をし，患者宅を訪問→患者宅に置かれた処方箋原本と持参した薬が相違ないことを確認し調剤完了→薬剤管理指導実施

> **留意点**：患者宅にファクシミリやカメラ付き携帯電話などがあるとは限らず，あっても患者自身がファクシミリまたはメール操作ができるとは限らない。患者の求めに応じて，ファクシミリ等の送信の手伝いを医療者が患者宅で行うことなども検討する。

②医療機関によるファクシミリ等送信の代行（処方箋原本は患者宅）

　原本は患者宅に置き，その写しを医療機関から患者の希望する薬局へファクシミリ等を送信→薬局は受信したファクシミリ等に基づき，調剤の準備をし，患者宅を訪問→患者宅に置かれた処方箋原本と持参した薬が相違ないことを確認し調剤完了→薬剤管理指導実施

（注）医療機関による患者誘導ではないことを示すために，患者がその行為を希望していることを書面で残しておくことをお勧めします。もちろん，この場合も地域薬局一覧を医師が患者に提示し，患者が選定した薬局であることが大前提です。

留意点：患者が希望する薬局がない場合，医療機関が勧める薬局に処方箋が偏りやすい。

③介助者による処方箋の薬局への持ち込み

医師より交付された処方箋を，家族や介助者が患者自身の望む薬局に持ち込む→薬局で調剤→患者宅訪問→薬剤管理指導実施

④薬局が患者宅に処方箋を受け取りに行く

医師が処方箋を患者に交付→患者（または家族）が患者自身の希望する薬局に電話→薬局が患者宅に処方箋を受け取りに行く→**持ち帰った処方箋をもとに調剤→薬剤師が改めて患者宅訪問→薬剤管理指導実施**

留意点：薬局と患家が近所であれば特に問題はないが，薬局から患者宅が遠い場合は，時間的ロスが多く薬局側の負担が重くなる。交通費は実費請求できるが，患者側にも負担がかかることになる。

⑤医療機関が患者の意思を確認せず特定の薬局に処方箋原本を渡す

医療機関で発行された処方箋が，患者の意思を確認することなく，医療機関が選定した薬局に渡されてしまうことは，保険医療機関及び保険医療養担当規則第2条の5，第19条の3で禁止されている行為に該当します。**本来，処方箋は患者自身に対して交付されるものなので，この行為は正しいとは言えません。**

015 訪問時間はどのように決めればよいのでしょうか？

≫ A

処方箋発行後，直ちに患者宅を訪問しない場合は，薬局から都合のよい時間を患者に提案すると，無理のない在宅訪問の計画を立てやすいでしょう。**患者とよく相談し，双方にとって最適な訪問時間を決めてください。**また，時間や曜日にばらつきがないよう心がけ，「午後2〜3時の間に伺います」というように，事前に訪問時間を知らせておくようにしましょう。急に訪問時間を変更せ

ざるを得ない場合などは，予定時間に遅れること，あるいは早まることを速やかに連絡しましょう。

不適切な時間

- 患者が起きていないような早朝
- デイサービスなどに出かけている時間
- 就寝している時間
- 食事時間

　　ただし，了解を得て，あえて食事時間に訪問することもあります。むせ込みの有無を通して嚥下機能のチェック，はしやコップを持つ手のふるえなどもチェックできます。

- 入浴時間

　　入浴サービスの利用によって曜日や時間を決めている人も多くいます。介護保険利用者については，ケアマネジャーからケアプランの第1〜3表をもらい，サービス提供内容と時間を把握しておくことが必須です。

- 訪問看護や訪問リハビリテーションなどほかのサービスの利用時間

　　入浴の考え方と同じで，サービス提供内容と時間を把握しておくことが必須です。ケアプランに書かれた時間を最大限使いたいと思っている専門職の邪魔をしないことも大切です。ただし，患者の情報共有のために，あえてほかの専門職と時間を合わせて訪問する場合はこの限りではありません。

Q016 在宅訪問は，月4回（末期の悪性腫瘍の患者等は週2回かつ月8回）までしか行ってはいけないのでしょうか？

» A

　症状が思わしくない場合や刻々と変化する病態に応じて連日処方が続くこともあります。また，本人や家族の依頼，もしくは医師の指示により病態や状況を確認するために訪問することもありますが，月5回以上の訪問指導を実施した場合であっても，在宅患者訪問薬剤管理指導料や居宅療養管理指導費（介護予防居宅療養管理指導費を含む）の保険請求は，月4回（末期の悪性腫瘍およ

び中心静脈栄養法の対象患者は週2回かつ月8回）までしか認められていません。

　ただし，緊急時の訪問が，主たる疾患の悪化に伴うものであれば「在宅患者緊急訪問薬剤管理指導料」（500点，月4回まで）を算定することが可能です。また患者の状態の急変等に伴い，主治医の求めにより訪問し，ケアマネジャーらと共同で患者宅にてカンファレンスを実施した場合は，「在宅患者緊急時共同指導料」（700点，月2回まで）が算定できます。

　これらの点数は，介護保険の適用者の場合も医療保険へ請求します。

Q017　算定日の間隔は，6日以上空けなければいけないのでしょうか？

≫ A

　Q016でもご説明した通り，6日未満の間隔で在宅訪問指導を実施することは可能です。ただし，在宅患者訪問薬剤管理指導料または居宅療養管理指導費（介護予防を含む）の算定日の間隔については，6日以上空けなければなりません。

Q018　患者のプライバシーにはどのような配慮が必要でしょうか？

≫ A

　個人情報保護の観点から，患者に関する病状や治療内容については，家族や共通の知人であっても，患者の許可なく第三者に漏洩することは許されません。

　病状や治療方針を患者がどのように把握しているかについては，主治医に確認をしておきましょう。昨今がんの告知がなされていないケースは少なくなりましたが，必ず告知されているとは限りません。まれに本人には告知していても，ショックを与えたくないという理由から家族に告知していない場合がありますので，患者のプライバシーへの配慮として家族への告知の有無についても

把握しておきましょう。

Q019 | 訪問時に何を確認し，どのような指導を行えばよいのでしょうか？

» A

　薬剤師の役割は次の3ステップで考えるとわかりやすく，ポイントをついた管理指導が行えます。

Step1　薬への関わり

　まず，処方内容を確認し，用法・用量，適応症，重複，併用禁忌などの基本事項をチェックします。腎臓や認知機能などの低下がある病態の場合のチェックは特に注意して行います。さらに，嚥下機能，認知機能に応じた剤形や調剤方法であることも確認しましょう。視覚障害がある場合，薬袋や一包化の印字の大きさや見やすさに配慮しましょう。

　また，ポリファーマシー，PIMs（潜在的不適切処方）を定期的にチェックし，処方の見直しを医師とともに検討することも薬剤師の重要な役割です。

Step2　患者への関わり

　服用状況がよくなる管理方法を見つけます。患者の管理能力を考慮し，すべてを一包化や服薬カレンダーで管理しないことも大切です。自己管理できる患者には，手出しし過ぎないことで自立度を保持できると考えてください。

　服用後の体調チェックは重要な役割です。目的は「薬効評価と副作用モニタリング」です。期待される薬効により病状，ADL，QOLが改善していることが最も望ましいですし，反対に副作用は状態の悪化につながることが多いので，その出現の有無を細心の注意を払って継続観察することが必要です。

　さらに，Step1で処方内容を見直した場合，処方内容変更後の患者状態のチェックは必須です。在宅医療に関わる薬剤師は，服薬状況改善だけで役割を終えるのではなく，服薬後や処方内容見直し後の薬効と副作用の有無をチェックする重要な役割を担っていることを忘れないでください。

Setp3　医師をはじめ多職種との連携，情報共有

　Step1，2で評価および提案した処方内容および処方変更後の体調チェック結

果をまずは医師と情報共有しましょう。次に，それらの内容を必要に応じて，歯科医師，看護師，ケアマネジャー，療法士，ヘルパーそして病院薬剤師らとも情報を共有しましょう。情報共有に基づいた多職種連携により，質の高い在宅医療・介護を行うことが可能となります。

Q020 在宅訪問時に発生する交通費の徴収額はどのように設定すればよいでしょうか？

» A

　実費を患者に請求することが可能です。車を使用する場合は，ガソリン代と距離に応じた交通費を規定し，それらを契約書に明記し，患者合意を得てください。地域によって交通事情が異なりますので，本書で具体的金額を例示することはできません。皆さんの薬局がある地域のケアマネジャーや訪問看護の価格設定を参考にされるとよいかもしれません。

交通費の規定例（価格は自由設定です）

　薬局から患者宅までの距離（片道）に応じて以下の通り規定する

　　1km未満　　無料

　　1km以上については，1km＝10円として計算する

Q021 玄関先で患者家族に薬の説明をするだけで終わってしまうことがあります。どうしたらよいでしょうか？

» A

　せっかく患者宅を訪問しても玄関先での説明で終わってしまっては，薬剤師の責任を果たしたとは言いにくいでしょう。難しく考えずに，「○○さんに会わせてくださいね」と申し出て，了解を得てベッドサイドまで行きましょう。Q019で述べたように，服薬支援からスタートし，患者の体調をチェックすることは当然の務めです。基本的に在宅薬剤管理指導は，**患者に会わずして，家**

族への説明のみで帰ってしまうことはあり得ないことと認識してください。

022 処方箋で交付できる注射薬について教えてください。

» A

　医療保険において，薬剤師が使用できる医薬品は「保険薬局及び保険薬剤師療養担当規則」（以下，薬担規則）第9条により，医師が使用できる医薬品は「保険医療機関及び保険医療養担当規則」（以下，療担規則）第19条により規定されています（**表1**）。そして，医師が投与できる注射薬については，療担規則第20条（「2　投薬」の項）で定められていますが，処方箋により交付することができる注射薬，すなわち保険薬局で支給することができる注射薬の内容は，厚生労働省通知（令和4年3月4日，保医発0304第1号「診療報酬の算定方法の一部改正に伴う実施上の留意事項について」）で確認することができます（**表2**）。

　また，処方箋で交付できる注射薬の中でも医療用麻薬は，交付方法や取り扱いなどについて次のように定められているので注意しましょう。

麻薬注射薬の交付について

・原則として，薬液を取り出せない構造で，処方医が指示した注入速度を患者等が変更できないものを手渡すこと。

・患者またはその家族には，麻薬注射薬をアンプルやプレフィルドシリンジの状態で手渡すことはできない。ただし，次の場合はアンプルやプレフィルドシリンジの状態で手渡すことができる。

　①患者より依頼を受け，さらに処方医から指示を受けた看護師が持参し，患者の施用を補助する場合

　②薬局の薬剤師が患者宅へ麻薬注射薬を持参し，処方医から指示を受けた看護師に手渡す場合

表1 保険薬剤師，保険医が使用できる医薬品

保険薬局及び保険薬剤師療養担当規則

（昭和32年4月30日 厚生省令第16号 最終改正：令和2年3月5日 厚生労働省令第24号）

（使用医薬品）

第9条 保険薬剤師は，厚生労働大臣の定める医薬品以外の医薬品を使用して調剤してはならない。ただし，厚生労働大臣の定める場合においては，この限りではない。

保険医療機関及び保険医療養担当規則

（昭和32年4月30日 厚生省令第15号 最終改正：令和2年3月5日 厚生労働省令第24号）

（使用医薬品及び歯科材料）

第19条 保険医は，厚生労働大臣の定める医薬品以外の薬物を患者に施用し，又は処方してはならない。ただし，医薬品，医療機器等の品質，有効性及び安全性の確保等に関する法律（昭和35年法律第145号）第2条第17項に規定する治験（以下「治験」という。）に係る診療において，当該治験の対象とされる薬物を使用する場合その他厚生労働大臣が定める場合においては，この限りでない。

（診療の具体的方針）

第20条 医師である保険医の診療の具体的方針は，前12条の規定によるほか，次に掲げるところによるものとする。

　2 投薬

　　ト 注射薬は，患者に療養上必要な事項について適切な注意及び指導を行い，厚生労働大臣の定める注射薬に限り投与することができることとし，その投与量は，症状の経過に応じたものでなければならず，厚生労働大臣が定めるものについては当該厚生労働大臣が定めるものごとに1回14日分，30日分又は90日分を限度とする。

　3 処方せんの交付

　　ロ 前イによるほか，処方せんの交付に関しては，前号に定める投薬の例による。

表2 保険薬局で支給することができる注射薬

区分01 薬剤調製料

（5）注射薬

　ア （略）

　イ 注射薬のうち支給できるものは，在宅医療における自己注射等のために投与される薬剤（インスリン製剤，ヒト成長ホルモン剤，遺伝子組換え活性型血液凝固第Ⅶ因子製剤，遺伝子組換え型血液凝固第Ⅷ因子製剤，乾燥濃縮人血液凝固第Ⅹ因子加活性化第Ⅶ因子製剤，乾燥人血液凝固第Ⅷ因子製剤，遺伝子組換え型血液凝固第Ⅸ因子製剤，乾燥人血液凝固第Ⅸ因子製剤，活性化プロトロンビン複合体，乾燥人血液凝固因子抗体迂回活性複合体，自己連続携行式腹膜灌流用灌流液，在

宅中心静脈栄養法用輸液，性腺刺激ホルモン放出ホルモン剤，性腺刺激ホルモン製剤，ゴナドトロピン放出ホルモン誘導体，ソマトスタチンアナログ，顆粒球コロニー形成刺激因子製剤，インターフェロンアルファ製剤，インターフェロンベータ製剤，ブプレノルフィン製剤，抗悪性腫瘍剤，グルカゴン製剤，グルカゴン様ペプチド−1受容体アゴニスト，ヒトソマトメジンC製剤，人工腎臓用透析液，血液凝固阻止剤，生理食塩水，プロスタグランジンI_2製剤，モルヒネ塩酸塩製剤，エタネルセプト製剤，注射用水，ペグビソマント製剤，スマトリプタン製剤，フェンタニルクエン酸塩製剤，複方オキシコドン製剤，オキシコドン塩酸塩製剤，ベタメタゾンリン酸エステルナトリウム製剤，デキサメタゾンリン酸エステルナトリウム製剤，デキサメタゾンメタスルホ安息香酸エステルナトリウム製剤，プロトンポンプ阻害剤，H_2遮断剤，カルバゾクロムスルホン酸ナトリウム製剤，トラネキサム酸製剤，フルルビプロフェンアキセチル製剤，メトクロプラミド製剤，プロクロルペラジン製剤，ブチルスコポラミン臭化物製剤，グリチルリチン酸モノアンモニウム・グリシン・L−システイン塩酸塩配合剤，アダリムマブ製剤，エリスロポエチン，ダルベポエチン，テリパラチド製剤，アドレナリン製剤，ヘパリンカルシウム製剤，アポモルヒネ塩酸塩製剤及びセルトリズマブペゴル製剤，トシリズマブ製剤，メトレレプチン製剤，アバタセプト製剤，pH4処理酸性人免疫グロブリン（皮下注射）製剤，電解質製剤，注射用抗菌薬，エダラボン製剤，アスホターゼ アルファ製剤，グラチラマー酢酸塩製剤，脂肪乳剤，セクキヌマブ製剤，エボロクマブ製剤，ブロダルマブ製剤，アリロクマブ製剤，ベリムマブ製剤，イキセキズマブ製剤，ゴリムマブ製剤，エミシズマブ製剤，イカチバント製剤，サリルマブ製剤，デュピルマブ製剤，ヒドロモルフォン塩酸塩製剤，インスリン・グルカゴン様ペプチド−1受容体アゴニスト配合剤，ヒドロコルチゾンコハク酸エステルナトリウム製剤，遺伝子組換えヒト von Willebrand 因子製剤，ブロスマブ製剤，アガルシダーゼ アルファ製剤，アガルシダーゼ ベータ製剤，アルグルコシダーゼ アルファ製剤，イデュルスルファーゼ製剤，イミグルセラーゼ製剤，エロスルファーゼ アルファ製剤，ガルスルファーゼ製剤，セベリパーゼ アルファ製剤，ベラグルセラーゼ アルファ製剤，ラロニダーゼ製剤，メポリズマブ製剤，オマリズマブ製剤，テデュグルチド製剤，サトラリズマブ製剤，ビルトラルセン製剤，レムデシビル製剤，ガルカネズマブ製剤，オファツムマブ製剤，ボソリチド製剤，エレヌマブ製剤，アバロパラチド酢酸塩製剤，カプラシズマブ製剤，濃縮乾燥人 C1- インアクチベーター製剤，フレマネズマブ製剤，メトトレキサート製剤，チルゼパチド製剤，ビメキズマブ製剤，ホスレボドパ・ホスカルビドパ水和物配合剤，ペグバリアーゼ製剤，パビナフスプ アルファ製剤，アバルグルコシダーゼ アルファ製剤，ラナデルマブ製剤及びネモリズマブ製剤）に限る。

　なお，「モルヒネ塩酸塩製剤」，「フェンタニルクエン酸塩製剤」，「複方オキシコドン製剤」，「オキシコドン塩酸塩製剤」及び「ヒドロモルフォン塩酸塩製剤」は，薬液が取り出せない構造で，かつ患者等が注入速度を変えることができない注入ポンプ等に，必要に応じて生理食塩水等で希釈の上充填して交付した場合に限る。ただし，患者又はその家族等の意を受け，かつ，これらの麻薬である注射薬の処方医の指示を受けた看護師が，患者に当該注射薬を持参し，患者の施用を補助する場合又は保険薬局の保険薬剤師が，患家に麻薬である注射薬を持参し，当該注

射薬の処方医の指示を受けた看護師に手渡す場合は，この限りでない。

ウ　イの「在宅中心静脈栄養法用輸液」とは，高カロリー輸液をいい，高カロリー輸液以外にビタミン剤，高カロリー輸液用微量元素製剤及び血液凝固阻止剤を投与することができる。

なお，上記イに掲げる薬剤のうち，処方医及び保険薬剤師の医学薬学的な判断に基づき適当と認められるものについて，在宅中心静脈栄養法用輸液に添加して投与することは差し支えない。

エ　イの「電解質製剤」とは，経口摂取不能又は不十分な場合の水分・電解質の補給・維持を目的とした注射薬（高カロリー輸液を除く。）をいい，電解質製剤以外に電解質補正製剤（電解質製剤に添加して投与する注射薬に限る。），ビタミン剤，高カロリー輸液用微量元素製剤及び血液凝固阻止剤を投与することができる。

オ　イの「注射用抗菌薬」とは，病原体に殺菌的又は静菌的に作用する注射薬をいう。

（診療報酬の算定方法の一部改正に伴う実施上の留意事項について，令和4年3月4日，保医発0304第1号別添3）

 Q023　在宅医療における家族の役割とキーパーソンの把握について教えてください。

≫ A

在宅医療と病院医療の違いを知る

　在宅医療は，自宅で行う医療と考えられがちですが，グループホームや高齢者住宅など多様な生活の場で提供され，さらに患者や家族の希望をくみながら行う医療です。病気を治すだけではなく，寄り添い，支え，望まれれば看取りまで行います。ですから医療の内容は臓器別，疾病別の専門的な医療というよりも，年齢，性別，疾病，障害にかかわらない全人的な視点で，通院が難しい人たちに専門職が訪問して行われます。医師だけでなく，看護師も歯科医師も薬剤師も，さらに言えば理学療法士，作業療法士，言語聴覚士などのリハ職，そして管理栄養士等のさまざまな職種のコメディカルが協働して提供される医療なのです。**あくまでも療養生活を上位概念として，病院のように疾病の治癒を目的に，医療が生活を支配して提供される医療ではありません。**

在宅対象者の大部分が虚弱な高齢者

　3人に1人が高齢者という超高齢社会が訪れ，少子化と相まって，人口減少が高齢化率の増加に拍車をかけ，世界のいかなる国も経験したことがないよう

な社会を迎えます。また，**健康寿命と平均寿命の乖離は，多くの高齢者が何らかの社会的支援なしに暮らすことができない一定の虚弱な期間を経て，命を閉じるということを示しています。**健康を損ない虚弱で要介護状態となった高齢者に対しては，従来の病院や外来を中心とした医療システムだけで対応することが困難になっています。

肺炎で入院したら，肺炎は治ったものの認知症が増悪した。腕の骨折で手術をしたが，ベッド上の安静期間が長く，骨折が治った時には，歩けなくなっていた。このような話を耳にすることが多いことと思います。これは，疾病や外傷の治療を目的とする医療に，生活の視点が欠落しているためです。虚弱化した超高齢者たちは生活環境の変化による精神的な混乱もあり，トランスファーショック，リロケーションダメージなどと表現されることもあります。入院したその夜，せん妄状態になるなどはしばしば経験します。生活を犠牲にして医療が提供されることによって，生活障害がより複雑化し，急激な環境の変化が生命力までも奪うこともあります。このような虚弱な高齢者の社会心理的な側面にも配慮し，住み慣れた街で最期まで暮らせる仕組みが大切であり，「地域包括ケアシステム」の構築が課題となっています。在宅医療への期待は一層大きなものとなりました。

在宅医療継続の要因と家族の役割

在宅医療の対象者は何らかの社会的支援なしには療養生活を続けることができませんから，状態像（病態）に応じた介護力と療養環境の整備が欠かせません。介護保険制度は家族の介護力を社会的な介護力で補うことを目的に創設されましたが，高齢者施設での療養であっても，家族の理解なしに医療支援を継続することが実際には困難です。さらに，認知症があったり，判断力の低下があったりすると，家族の意向を重視してケアの方針が決められることが多いので，**特に家族との関係性を大切にした医療**ということになります。

また，高齢者自身も「老いては子に従え」と，家族に迷惑をかけたくないという謙虚な気持ちを持っていることが多いものです。例えば，肺炎が疑われる場合には病院で詳しい検査を受けて病院で治療を受けさせたいのか，あるいは，老衰が進行して生命の危機と隣り合わせの病態となった時，自宅で自然の経過を診ながら看取りまで支えたいのかなど，不安定な病態に応じて治療方針が変わる際にも判断を委ねられる家族の存在がとても大切となってきます。

本来は本人の意思確認が原則ですが，わが国では家族の気持ちを本人の気持

ちとみなして医療やケアが提供され，これがいわゆる社会通念となっています。現状では事前指示書で患者本人の意思を確認できるようなことは非常にまれという事情もあります。

そこで，治療方針やケア方針を見直さねばならない時には，ケアに関わる関係者たちが集い，できれば患者本人や介護家族も参加したケアカンファレンスを開催し，いろいろな立場の人からの意見を聞きながら方針を決めることが一般的になってきました。このような一連の過程をACP^(注)と呼ぶことが多くなりました。特に介護保険制度下では提供される医療的ケアでも，ケアマネジャーがケアプランに盛り込みますので，ケアカンファレンスがとても重要な位置づけとなっています。

（注）ACP（advance care planning）：意思決定支援のための話し合いのことですが，一般になじみが薄く，厚生労働省は2018年，ACPの愛称を募集しました。その結果，「人生会議」というもう1つの呼称が生まれました。また，11月30日（いい看取り・看取られ）を「人生会議の日」とし，人生の最終段階における医療・ケアについて考える日としました。

ケアカンファレンスで家族の意思を確認

在宅医療は患者・家族の意向をくんだ医療ですから家族の意思の確認が大切です。しかし，家族の本音をしっかり聞き出すには，多くのハードルがあります。家族にはそれぞれ，さまざまな事情があるものです。

介護を中心に担っているのは誰か。嫁か，娘か，配偶者か。経済的な支援を行っているのは誰か，主たる介護者の気持ちを家族全員で共有しているのか。親類縁者一族の意向と家族の意向が一致しているか。あるいは，直接介護に関わらない遠方に住む長男が方針決定の権力を持っているのではないか――などです。

さらに厄介なのは，気持ちはいつ変わってもおかしくないということです。ケアカンファレンスで，自宅で看取る方向となっても，いざ意識レベルが低下すると救急搬送を望むようなことが実際には起こります。

患者の気持ちを代弁して，家族の意向としてケア方針を決定できる権限を持っているキーパーソンを見つけることは実際には難しい作業です。そのためには，医師だけでなく，訪問看護師や介護福祉士など生活をも支える立場から，家族的背景も含めた生活情報を得ることが大切です。また，家族はケアの提供者に対しては，お世話になっているという遠慮も先立ちますから，ケアマネジャーやソーシャルワーカーなど少し違う立場の方が，率直な気持ちをくみ取りやすい場合もあります。

いずれにしても，在宅医療の原則は，多職種協働です。いろいろな立場の専門職が関わりますから，さまざまな角度から家族の様子を眺めてもらうと，在宅医療を継続していくうえで，一体キーパーソンが誰なのか，携わるケア仲間の意見から，浮かび上がってくると思っています。

家族の意見が分かれた時

在宅医療を選択したものの，在宅ホスピスケアの末期がんのように限られた時間で命を閉じることが少ない高齢者の場合は，介護期間が長期化します。これがlong term careと表現される所以ですが，在宅で最期までお世話したいと希望している家族にも，時の流れとともにいろいろなことが生じます。老々介護では，キーパーソンだった介護者が病気で入院することもありますし，認知症が進行して介護はできるものの，意思決定に不安なこともあります。親の年金があるからと，仕事を辞めて，介護に専念することとなった独身の男性介護者から，延命治療の希望を聞かれ，できるだけ長生きさせてほしいとケアの方針が変わることがあります。

このように在宅医療を始めた時と状況が変わることは少なくありません。だからといって，安易に施設に入所させたり，入院を選択したりすることは望ましいことではありません。そんな時こそ，ここは医師の出番かもしれません。ケアカンファレンスで家族の意見をまとめるためには強力なリーダーシップが求められ，時には家族を説得することも必要です。しかし，**独善に陥ることがないように，あくまでも患者自身の尊厳を守り，生き様を支えるという基本を軸として，関わるケアの仲間みんなで考えていくことが肝要です。**

訪問の実際

書類・契約書

Q024 医師からの訪問依頼に必要な書類はありますか？

» A

　医師から薬剤師への指示は，処方箋備考欄への「訪問指示」，「訪問薬剤管理指導指示」，「薬剤師居宅療養管理指導指示」といった指示文言の記載で構いません。

　ただし薬局にとって新患である場合，処方箋に記載されている内容から得られた薬剤情報だけで訪問することはいささか心もとなく感じます。「調剤と配達」だけが薬剤師の在宅業務ではないので，**患者の既往歴**，病状，**介護状態**そしてケアマネジャーなどの情報が書かれた**「情報提供書（兼訪問指示書）」**があることが望ましいと考えられます。情報提供書には定型のものはありません。実際に使われているものを図1，2に示しますので参考にしてください。

訪問薬剤管理指導（薬剤師居宅療養管理指導）依頼書および情報提供書

依頼年月日　令和5年6月30日

■■薬局■■店　殿

医療機関名　医療法人■■■■■■病院
住所　〒■■■■■■■■■
電話　■■■■■■
Fax　■■■■■■
医師　■■■■■　印

患者	氏名	■■■■■　様	性別	男・女	生年月日	
					明・大・昭・平・令　■年 ■月 ■日	

患者

氏名：■■■■■　様　　性別：男・女

生年月日：明・大・昭・平・令　■年 ■月 ■日

住所：■市■■■■

連絡先①（TEL）自宅 080-■■■■■■
※次女：■■の携帯、近所に居住

連絡先②（TEL）

要介護度：要支援1・2　要介護①・2・3・4・5

寝たきり度：J1・J2・A1・A2・B1・B2・Cs1・C2

認知症の状況：I・IIa・IIb・IIIa・IIIb・IV・M　　MMSE：17点　HDS-R：14点

褥瘡の深さ：DESIGN分類：D3・D4・D5　　PUAP分類：III度・IV度

ケアマネジャー（事業所名）
■さん

訪問看護ステーション■：担当■
TEL■-■■■-■■■■　FAX：■■-■■-■

疾患名	てんかん，脳血管性認知症，幻覚妄想	感染症：（有・無・不明） （MRSA・HBV・HCV）

既往歴	骨折歴あり

症状 治療状況	四肢・頸部固縮痙性，寡動，失行，姿勢反射障害

指示 留意事項	姿勢反射障害あり。転倒に注意。規則正しい服薬の指導。 落ち着きのなさ，困惑感，不安，抑うつ，意欲低下，誤認を認め日常生活動作に見守りと適宜介助が必要

使用薬剤	処方箋の指示通り

訪問により 期待すること	☑服薬管理および使用状況の確認および改善 ☑使用薬剤に対する理解向上（服薬指導）　☑調剤方法の検討 ☑介護者の負担軽減　☑副作用のチェック　☑生活状況の把握 ☑服薬によるADL，QOLへの影響　□その他（　　　　　　　）

服薬にあたっての情報	☑運動機能障害　□寝たきり患者　□嚥下障害　□失語症　□視覚障害 □聴覚障害　☑認知症患者 □その他（　　　　　　　　　　）

特別な医療	□経管栄養　□疼痛の管理　□褥瘡の処置　□ストーマの処置 □カテーテル（コンドームカテーテル，留置カテーテル等） □点滴の管理　□中心静脈栄養 □その他（　　　　　　　）

図1　訪問薬剤管理指導依頼書・情報提供書

訪問薬剤管理指導（薬剤師居宅療養管理指導）依頼書および情報提供書

依頼年月日　令和 5 年 7 月 30 日

■■■ 薬局　殿

医療機関名　■■■■■■■■■■■■ 病院
住所　〒■■■■■■■■■■■■■
電話　■■■■■■■■
Fax　■■■■■■■■
医師　　　　　　　　　印

患者	氏名		性別	生年月日
	■■■■■■■■　様		男・⼥	明・大・昭・平・令　■年　■月　■日

住所：■■■■■■■■■■■■■■■

連絡先①（TEL）自宅 ■■■■■■■	連絡先②（TEL）■■■■■

要介護度：要支援 1・2　要介護 1・2・3・④・5

寝たきり度：J1・J2・A1・A2・B1・B2・C1・C2

認知症の状況：Ⅰ・Ⅱa・Ⅱb・Ⅲa・Ⅲb・Ⅳ・M　　MMSE：　点　HDS-R：点

褥瘡の深さ：DESIGN 分類・D3・D4・D5　　　　PUAP 分類：Ⅲ度・Ⅳ度

ケアマネジャー（事業所名）	訪問看護ステーション：2 か所
■■■ さん（■■■）	■■■, ■■■

疾患名	パーキンソン病，肝がん，軽度認知症 不安神経症，不眠症	感染症：（有・無・不明） （MRSA・HBV・HCV）

既往歴	骨折歴あり

症状 治療状況	疼痛緩和，四肢・頸部固縮痙性，姿勢反射障害，不安感，不眠

指示 留意事項	姿勢反射障害あり。転倒に注意。規則正しい服薬の指導。 落ち着きのなさ，困惑感，不安，抑うつ，意欲低下，誤認を認め日常生活動作に見守りと適宜介助が必要 疼痛徐々に増しており，オピオイドコントロール必要

使用薬剤	処方箋の指示通り

訪問により 期待すること	☑服薬管理および使用状況の確認および改善 ☑使用薬剤に対する理解向上（服薬指導）　☑調剤方法の検討 ☑介護者の負担軽減　☑副作用のチェック　☑生活状況の把握 ☑服薬による ADL，QOL への影響　□その他（　　　　　　　　　　　）

服薬にあたっての情報	☑運動機能障害　□寝たきり患者　☑嚥下障害　□失語症　□視覚障害 □聴覚障害　☑認知症患者 □その他（　　　　　　　　　　　　　　　　　　　　　　　　　）

特別な医療	□経管栄養　☑疼痛の管理　□褥瘡の処置　□ストーマの処置 □カテーテル（コンドームカテーテル，留置カテーテル等） □点滴の管理　□中心静脈栄養 ☑その他（タイトレーション，レスキュードーズ，スイッチングの評価）

図 2　訪問薬剤管理指導依頼書・情報提供書

Q025 薬学的管理指導計画はいつ，どのような内容で作ればよいのでしょうか？

≫ A

算定要件で示されている「薬学的管理指導計画」は，処方医から提供された診療状況に関する情報や，処方医との相談，訪問看護ステーションとの情報共有をしながら，患者の心身の特性や処方薬剤を踏まえて策定するよう求められています。その内容については，薬剤の管理方法，処方薬剤の副作用，相互作用などを確認したうえで，実施すべき内容，訪問予定回数，訪問間隔などを記載します。また，どのような経路で訪問依頼があるかによって多少違いますが，具体的な指導計画の内容や確認事項としては，以下のようなものが挙げられます。

- ・服薬状況，残薬数量，保管状況，併用薬の確認
- ・残薬の整理
- ・服薬状況の悪化原因の調査と改善への支援
- ・薬の重複，併用禁忌などのチェック（特に複数科受診者）
- ・調剤方法の確定
- ・使用している薬への理解度の向上
- ・薬効・副作用などのチェック
- ・体調（食事，排泄，睡眠，運動，認知機能など）の把握と薬の影響のアセスメント
- ・中心静脈栄養における輸液管理
- ・疼痛緩和における麻薬管理

①医師から依頼された新患への訪問の場合

医師から出される訪問指示書や患者情報の記載内容または医師から口頭で伝達された情報をもとに，個々の患者の問題点や留意点を把握し，上記のような計画を立てます。

もし，医師からの情報量が少なく具体的計画が立てにくい場合，「服用状況，残薬数量，保管状況，併用薬の確認」を初期行動計画に入れるようにすることをお勧めします。もちろん，ほかの計画も初期から入れても構いません。**ケアプラン（居宅・施設サービス計画書）**がある場合，そこにある目標設定との連

動が計画に盛り込まれるとよいでしょう。

②薬剤師が問題点を見つけ，医師に指示出しを依頼した場合

何らかの理由で服用状況が悪化している患者がこのケースに当てはまることが多いと思われます。その場合，薬剤師が見つけた問題点が計画に反映されます。算定要件としては「医師の指示」が必要になりますので，医師にも問題点を共有してもらうことが大前提です。

③ケアマネジャーや看護師の意見により薬剤師の必要性を求められ，医師の指示につながった場合

②と同じような理由のことが多いのですが，薬剤師が把握しきれていないことを発見してくれる場合があります。例えば，複数の医療機関の受診による薬の重複や，大量の残薬，服薬状況の悪化などです。この場合，まずケアマネジャーや看護師，薬剤師が問題点と目標を共有し，次に薬剤師の訪問の必要性を医師とも検討し，「医師の指示」に至るわけです。ですから，最初に浮き彫りになった問題点や目標を計画に反映する必要があります。

④訪問予定日の記載

計画書には，次回の訪問予定日を記載しておきましょう。居宅サービス計画書と連動することが望ましいので，必ずケアマネジャーにも訪問予定日を伝えましょう。突然のショートステイや医師の往診日の変更などさまざまな理由で訪問予定日がずれた場合，ケアマネジャーにはその旨を伝えておきましょう。

⑤大切な観点

ケアマネジャーの作るケアプランの目標の主語は患者です。課題抽出の後，患者自身がどうありたいか，どうなりたいかを明確にし，そこに到達するために何のサービスをどのくらいの期間使うのかが示されます。

薬剤師の訪問計画も患者が主語の目標設定で重要視しましょう。到達するための期間設定もしてみましょう。短期（1カ月），中期（2カ月），長期（3カ月）の期間ごとに評価し，到達していなければ計画を見直す，という観点が必要です（図）。

そしてその目標に到達するために，薬剤師は何をするのか，それは週1回の訪問が必要なのか，月1回でも大丈夫なのかを考えて計画を立てましょう。すべての患者に週1回訪問が必要というのは変です。個々に必要訪問回数は差が出るはずです。薬局の利益優先の訪問計画にならないようにきちんと考えましょう。

薬剤師居宅療養管理指導計画および総合評価表

氏名：日本太郎　様　　　　薬局名：かぞえ薬局

計画作成日：令和5年3月15日　　総合評価日：令和5年7月15日

計画期間：令和5年4月1日～令和6年3月31日

薬剤管理方法：・自己管理 ・介護者管理：・有 ・無

手法：・一包化 ・PTP ・簡易懸濁 ・粉砕　・週間投薬カレンダー ・日めくりカレンダー　・その他：

処方薬剤の副作用：・有 ・無　　相互作用：・有 ・無

目標	支援計画		支援に際しての留意点	評価（目標達成状況）	評価 ○達成 △一部達成 ×未達成
日中の服薬および薬剤貼付を毎日確実にできるように、元気になって、孫の運動会に行ける	**1ヵ月目**	目標：毎日確実に内服と貼付を行うことができる 内容：①1週間に1回の訪問。内服と貼付の確認。②ヘルパー、デイサービス、娘の方との情報共有。③薬を使うことへの不安の有無、理解、納得を確認。	*内服、貼付のタイミングは必ず食後でなくてもよい。 *貼付剤に関しては毎日部位を変えること、かぶれが出れば報告を。	1日2回朝々の内服と昼の貼付では声かけ回数が多くなりすぎるため飲み残しが多くなっていた。3週間目に医師に相談し、朝々の薬をすべて昼食後にまとめることにして、様子を見ている。	△
	2ヵ月目	目標：同上 ①2週間に1回の訪問。内服と貼付の確認。②③同上④認知症、胃酸逆流、貧血に対する薬効評価と副作用モニタリングを行う。	同上 ④に関しては聞き取りと検査データについて判断する。	1日1回昼食後の内服と貼付になったことで、ヘルパーおよびデイそして娘の方の声かけで忘れなく服用。貼付できた。使用に関する不安はない。認知レベルにムラなく、胃酸逆流など胃腸症状副作用なし。貧血改善傾向、かぶれ。	○
	3ヵ月目	目標：同上 ①1ヵ月に1回の訪問。内服と貼付の確認。②③④同上⑤デイのリハビリ職と連携し、運動会へ行ける日が近いことを励ます。	同上	利用サービスとの連携により確実な服薬と貼付ができている。薬効安定。副作用モニタリング悪化なし。よって薬の内容に変化がない場合、薬剤師の訪問は1カ月に1回でも安定すると思われる。	○

総合評価		評価 ○達成 △一部達成 ×未達成
目標達成状況（　カ月）	自宅での内服、貼付のペースもつかめた。ヘルパー、薬剤師、家族との連携で毎日確実に薬物治療が継続されている。薬効評価もよく、副作用もないので安全に使用できているとも評価できる。	○

図　薬剤師居宅療養管理指導計画および総合評価表（患者が主語の目標）

書類・契約書類

45

026 契約書がないと訪問してはいけないのでしょうか？

≫ A

　契約書については，医療保険と介護保険で対応が異なります。

　以下の内容は，保険薬局のみならず，病院薬剤師が訪問する場合も同様です。

医療保険（在宅患者訪問薬剤管理指導料）

　医療保険の訪問では，契約書は必要ありません。しかし，薬剤師の訪問指導の目的をはじめ，薬剤師の氏名，薬局名，連絡先，費用などについて，きちんと説明することは当然ですから，それらに関する内容が記載された文書などを作成して対応することをお勧めします。

介護保険（居宅療養管理指導費および介護予防居宅療養管理指導費）

　介護保険は，すべてのサービスが「契約」に基づいて提供されます。そのため，居宅療養管理指導費および介護予防居宅療養管理指導費の保険請求を行うには，事業者（保険薬局）と利用者（すなわち，患者）との間で，重要事項説明と事前契約が必要です。**契約書は，利用者（患者）の不利益となる過剰サービスや架空請求，そして事業者とのトラブルなどから利用者を守るために作成されるものです。**きちんと説明のうえ，契約を交わしてください。

　服用状況確認目的の訪問や上記の指導料（費）を算定しない場合は契約書は不要です。

027 患者が認知症で契約書を交わすことが困難です。どうしたらよいでしょうか？

≫ A

　介護保険サービスを利用するためには利用者との契約は必須となります。いかなる場合も省略することは許されません。契約締結のためには，法律上は契約の相手方に意思能力（自身の行為の結果を判断しうる精神能力）が必要で

す。認知症や精神疾患などが原因で意思能力がない利用者との契約は「無効」と判断されます。無効かどうかの基準は以下のように判断されています。

利用者本人の意思能力が完全にない場合

家族との契約も法律上は無効と判断されます。利用者の家族などが「成年後見手続き」をとり，成年後見人と契約を交わすことになります。

認知症ではあるが意思能力があると判断される場合

利用者本人の了解のもと，家族や身元引受人による代理契約が可能です。

もっとも，意思能力の有無を薬剤師が判断することは難しいと思われます。成年後見人の有無や代理契約が可能な人が誰であるかがわからない場合は，担当ケアマネジャーがいれば把握しているはずです。また，訪問看護，医療機関の主治医，事務，医療ソーシャルワーカーも把握していることが多くあります。それでも不明な場合は市町村介護保険や福祉の窓口または地域包括支援センターなどに相談してみましょう。

Q028 契約の際，患者から代筆を依頼されました。注意すべき点を教えてください。

» A

結論としては「契約者本人の同意を得た代筆」は有効です。本人の同意が口頭または書面で確認できない場合の代筆は無効となります。家族や親族が代理契約者となる場合は，本人から同意を取ることは容易であることが多いのですが，完全な第三者が代理契約者になる場合は，口頭同意だけではなく，代理権を付与する書面を用意することをお勧めします。

本人の同意を得ていれば，「署名代理」の契約方法が一般的です。これは契約書や重要事項説明書に，契約者氏名とともに代理人の氏名，住所そして関係性を記載する欄を設けておく方法です。両方の氏名を代理人が記載することで，契約者からの代理権付与を証明することができます。この方法は実際の介護保険関連の契約において多く用いられています。

いずれにしても，成年後見人による契約を除き，本人の同意が確認できない

ままで代筆による契約を交わすことは私文書偽造等の罪に問われることもあるため注意が必要です。迷ったときはケアマネジャーやソーシャルワーカーなどに確認することをお勧めします。

Q 029 契約書と重要事項説明書は両方とも必要なのでしょうか？

» A

　介護保険サービスを利用する場合は両方が必要です。1つの事業者が複数のサービスを提供している場合，重要事項説明書は1種類でよいのですが，契約書は提供するサービスによって内容ごとに作成します。薬局が事業者である場合はそちらも1種類でよいのですが，内容を分けて作成しておきましょう。

　重要事項説明書はサービスを提供しようとしている事業者（薬局）について説明した文書です。利用者はその内容に納得がいかない場合は契約してはいけません。そのため，重要事項説明書の文章は，高齢者や家族が理解しやすいように，平易な文書で記載し，専門用語や外来語には解説を加えておきましょう。また，文字サイズを12ポイント以上にするなど，高齢者が識別できるようにし，項目についてはゴシック体などを用いて強調しておくなど読みやすさへの配慮が必要です。そして記載内容について，丁寧に説明することを心がけてください。

　重要事項説明書の内容としてまず「事業者，事業所，責任者，事業実施地域，事業目的・運営方針」，そして「従業員数」について説明し，事業概要を理解してもらいます。次に「サービス内容，料金，サービス提供手順」を示し，「苦情相談窓口そして秘密保持」に関しては特に丁寧に説明します。苦情相談窓口は複数記載しておくことで相談しやすくなります。さらに「記録保管，緊急時対応，損害賠償，留意事項」を説明したうえで重要事項説明書を交付し，説明をしたことを確認するために，「説明・交付の時間，場所，事業者，説明者」を記載します。

　契約書は重要事項説明書と重複する内容は項目名のみ読み上げ，契約書にしか記載されていない内容を丁寧に説明することが重要です。契約書には契約期

間や管轄裁判所も記載します。

　両方に共通な項目として署名があります。どちらも全項目の最後に，利用者および利用者代理人（代理人を選定している場合のみ）もしくは立会人（家族等が契約に立ち会う場合）が署名をする欄が設けられています。それぞれ2部ずつ作成し，事業者と利用者が同じものを双方で持ち合います。押印は現在では省略可能です。また，電子署名の活用も進んでいます。

　契約書や重要事項説明書が抜けてしまいがちな例として，がん末期の患者への訪問があります。医療機関や訪問看護ステーションが医療保険で在宅医療を行っていても，患者が要介護認定を受けていれば（申請中も含む），薬剤師の場合は介護保険の適用（薬剤師居宅療養管理指導）になりますので，事業者としての重要事項説明および契約が必須となります。

個人情報利用同意書は必要ですか？

》A

　介護保険で交わされる契約書の1例を示します。「秘密保持」の部分にはこう書かれています。

（秘密保持）
第12条　乙は，正当な理由がない限り，その業務上知り得た甲及びその後見人又は家族の秘密を漏らしません。
2　乙及びその従業員は，サービス担当者会議等において，甲及びその後見人又は家族に関する個人情報を用いる必要がある場合には，甲及びその後見人又は家族に使用目的等を説明し同意を得なければ，使用することができません。

　在宅医療においては多職種間での情報共有は必須なので，個人情報利用同意書を交付しておくことをお勧めします。口頭による同意でもよいかもしれませんが，下記のような文言が入った書面を交わしておく方がよいでしょう。

　もちろん，そのような内容が契約書や重要事項説明書内にあらかじめ明記されている場合には，別途書面を交わす必要はありません。

個人情報利用同意書

下記の「個人情報利用目的」の範囲内で使用することに同意します。

個人情報利用目的

個人情報保護運用管理規定に基づき，お客様に関する個人情報の利用目的は，以下に掲げる事項とする。

1. 医療保険業務において，定められた利用
2. 医療サービスの提供にあたって，医療提供者，その他サービス事業者との間で開催されるサービス担当者会議などにおいて，利用者の状態，家族の状況を把握するために必要な場合
3. 利用者の緊急時における関係者への連絡，調整
4. その他事前に了解を得た事柄について

個人情報取扱責任者　管理薬剤師　○○○○

年　　　月　　　日

署名 _____

医療材料・医療廃棄物

Q031 在宅医療に関する医療材料にはどのようなものがありますか？

» A

　在宅医療においては，胃ろうや鼻孔からの経管栄養，呼吸管理，輸液や注射，褥瘡処置などさまざまな処置が行われるのに伴い，薬剤とともに医療材料が使用されます。このうち，**ガーゼなどの衛生材料は診療報酬の項目において包括的に評価されています**が，**中心静脈栄養セットなど，材料価格が個別に設定され評価されているものについては，特定保険医療材料料として保険請求することが認められています。**

　在宅医療に関わる特定保険医療材料としては，保険医療機関が請求する医科点数表の第2章（特掲診療料）第2部（在宅医療）第4節と保険薬局が請求する調剤報酬点数表の第4節に規定されているものがあり，処方箋により交付できるのは後者のみです。それ以外の在宅医療で使用する医療機器や医療材料等については医科診療報酬で評価されています。

　なお，処方箋により保険薬局が交付できる特定保険医療材料は次の通りです。

・処方箋で交付できる注射薬のうち，以下のリストに掲げる製剤を自己注射のために用いるディスポーザブル注射器
　　インスリン製剤，ヒト成長ホルモン剤，遺伝子組換え活性型血液凝固第Ⅶ因子製剤，乾燥濃縮人血液凝固第Ⅹ因子加活性化第Ⅶ因子製剤，遺伝子組換え型血液凝固第Ⅷ因子製剤，乾燥人血液凝固第Ⅷ因子製剤，遺伝子組換え型血液凝固第Ⅸ因子製剤，乾燥人血液凝固第Ⅸ因子製剤（活性化プロトロンビン複合体及び乾燥人血液凝固因子抗体迂回活性複合体を含む），性腺刺激ホルモン放出ホルモン剤，性腺刺激ホルモン製剤，ゴナドトロピン放出ホルモン誘導体，ソマトスタチンアナログ，顆粒球コロニー形成刺激因子製剤，インターフェロンアルファ製剤，インターフェロンベータ製剤，ブプレノルフィン製剤，抗悪性腫瘍剤，グルカゴン製剤，グルカゴン様ペプチド-1受容体アゴニスト，ヒトソマトメジンＣ製剤，

エタネルセプト製剤，ペグビソマント製剤，スマトリプタン製剤，グリチルリチン酸モノアンモニウム・グリシン・L- システイン塩酸塩配合剤，アダリムマブ製剤，テリパラチド製剤，アドレナリン製剤，ヘパリンカルシウム製剤，アポモルヒネ塩酸塩製剤，セルトリズマブペゴル製剤，トシリズマブ製剤，メトレレプチン製剤，アバタセプト製剤，pH4 処理酸性人免疫グロブリン（皮下注射）製剤，アスホターゼ アルファ製剤，グラチラマー酢酸塩製剤，セクキヌマブ製剤，エボロクマブ製剤，ブロダルマブ製剤，アリロクマブ製剤，ベリムマブ製剤，イキセキズマブ製剤，ゴリムマブ製剤，エミシズマブ製剤，イカチバント製剤，サリルマブ製剤，デュピルマブ製剤，インスリン・グルカゴン様ペプチド -1 受容体アゴニスト配合剤，ヒドロコルチゾンコハク酸エステルナトリウム製剤，遺伝子組換えヒト von Willebrand 因子製剤，ブロスマブ製剤，メポリズマブ製剤，オマリズマブ製剤，テデュグルチド製剤，サトラリズマブ製剤，ガルカネズマブ製剤，オファツムマブ製剤，ボソリチド製剤，エレヌマブ製剤，アバロパラチド酢酸塩製剤，カプラシズマブ製剤，濃縮乾燥人 C1- インアクチベーター製剤，フレマネズマブ製剤，メトトレキサート製剤，チルゼパチド製剤，ビメキズマブ製剤，ホスレボドパ・ホスカルビドパ水和物配合剤，ペグバリアーゼ製剤，ラナデルマブ製剤，ネモリズマブ製剤

- 万年筆型注入器用注射針
- 腹膜透析液交換セット
- 在宅中心静脈栄養用輸液セット
- 在宅寝たきり患者処置用栄養用ディスポーザブルカテーテル
- 携帯型ディスポーザブル注入ポンプ
- 在宅寝たきり患者処置用気管切開後留置用チューブ
- 在宅寝たきり患者処置用膀胱留置用ディスポーザブルカテーテル
- 在宅血液透析用特定保険医療材料
- 皮膚欠損用創傷被覆材
- 非固着性シリコンガーゼ
- 水循環回路セット

　一方，平成20年度に日本薬剤師会がまとめた「在宅医療，在宅療養推進のための医療材料，衛生材料供給のあり方に関する調査研究事業報告書」によると，在宅療養患者への供給に薬局が関与することが望ましい医療材料等として，以下のものが挙げられています。

- 医療ガーゼ（滅菌・非滅菌・Y カットなど）
- 医療脱脂綿（脱脂綿，綿球，カット綿，テープ綿など）
- 創傷被覆・保護材料（ドレッシング材，防水テープなど）
- 注射針・注射筒
- 滅菌済み手袋・非滅菌手袋

・チューブおよびカテーテル類
・穿刺針・穿刺器具
・ピンセット

　これらは調剤報酬上の特定保険医療材料には該当しませんが，在宅療養患者にとって必要なものであることから，保険医療機関や訪問看護ステーションと連携を取りながら供給していく必要があります。

Q032　薬局で特定保険医療材料を支給するにあたり，留意点を教えてください。

» A

　薬局で取り扱う医療機器のうち，健康保険に係る処方箋（以下，保険処方箋）に基づいて支給することができる特定保険医療材料は限られています（Q031参照）。また，その中には，高度管理医療機器に該当するものがあります。

　医療機器の種類は，①一般医療機器，②管理医療機器，③高度管理医療機器の3つに分類されており，これらを販売する際には，①は「届出が不要」，②は管理医療機器販売業の「届出が必要」（ただし薬局の場合は，みなし規定により届出は不要），③は高度管理医療機器販売業の「許可が必要」です。

　ただし，保険処方箋に基づいて特定保険医療材料に該当する高度管理医療機器（一部，薬価基準に収載されている高度管理医療機器もあり）を支給する場合に限り，所定の要件をすべて満たしている薬局は，「高度管理医療機器等販売業の許可を取得する必要はない」とされています。所定の要件とは，当該医療機器の使用方法・管理方法に関する適切な指導ならびに調剤録・薬歴への必要事項の記載，注射器・注射針の適切な保管・取り扱い，在宅業務従事者の資質向上のための研修，定期的な在宅業務などに関する学術研修の受講を実施していることなどです（表1）。

　現行の取り扱いとなる以前は，インスリン自己注射用ディスポーザブル注射器，注射針および万年筆型インスリン注入器を処方箋で支給する際の当該販売業の許可の取得の要否は示されていましたが（平成17年3月25日薬食機発第

表1　インスリン注入用の医療機器を処方箋で支給する際の取り扱い

1. インスリン注入用の医療機器
(1) インスリン自己注射用ディスポーザブル注射器，注射針

　　インスリン皮下注射用注射筒は，針なし，針付きとも高度管理医療機器に分類されているところであるが，インスリンと合わせて，インスリン製剤の自己注射のために用いる注射用ディスポーザブル注射器（針を含む）を医師の処方箋に基づき，社会保険各法において支給する場合に限って，以下の要件をいずれも満たす薬局は，高度管理医療機器等販売業の許可を取得する必要はないこと。
①　インスリン自己注射用ディスポーザブル注射器，注射針を患者に支給する際，薬剤師が患者の当該医療機器の使用状況や使用履歴を確認した上で，当該医療機器の使用方法及び管理方法の指導を添付文書等に基づいて適切に行っていること。併せて，調剤録に必要事項を記載するとともに当該医療機器を支給した時点で，薬剤服用歴に患者の氏名，住所，支給日，処方内容等，使用状況，使用履歴及び指導内容等の必要事項を記載していること。
②　インスリン自己注射用ディスポーザブル注射器，注射針の保管や取扱いを添付文書等に基づき適切に行っていること
③　在宅業務従事者等の資質の向上を図るため，研修実施計画を作成し，当該計画に基づく研修を実施するとともに，定期的に在宅業務等に関する学術研修（地域薬剤師会等が行うものを含む。）を受けさせていること。なお，薬剤師に対して，医療機器に関する講習等への定期的な参加を行わせていることが望ましい。

　なお，医薬品・ワクチン注入用針は管理医療機器であるため，薬局がこれを取り扱う場合であっても高度管理医療機器等販売業の許可を取得する必要はない。

(2) インスリンペン型注入器
①　一体型インスリン注入器

　　薬液たるインスリンが注入器と一体であり，インスリンを使い切ったあと注入器を再使用できない，薬液と一体となった注入器は，全体として医薬品として取り扱われているものであり，これを医師の処方箋に基づき薬局において交付する場合，当該薬局は高度管理医療機器等販売業の許可を取得する必要はないこと。
②　分離型インスリン注入器

　　薬液たるインスリンのカートリッジが注入器と分離でき，カートリッジ内のインスリンを使い切った後も，新しいカートリッジに交換の上，注入器を再利用できる分離型のインスリン注入器は，医師の処方箋に基づき交付することはないことから，これを取り扱う薬局は，高度管理医療機器等販売業の許可を取得する必要があること。

〔「インスリン注射器等を交付する薬局に係る取扱いについて」の一部改正について（特定保険医療材料等を交付する薬局の取扱いについて），平成29年5月10日薬生機審発0510第1号〕

表2 特定保険医療材料に該当する高度管理医療機器（インスリン自己注射用ディスポーザブル注射器，注射針を除く）の取り扱い

---

2. 特定保険医療材料に該当する高度管理医療機器等

　「特定保険医療材料に該当する高度管理医療機器（別紙1参照）」及び「薬価基準に収載された高度管理医療機器（別紙2参照）」（以下「特材高度管理医療機器等」という。）は，上記1(1)インスリン自己注射用ディスポーザブル注射器，注射針と同様，医師の処方箋に基づき，社会保険各法において支給する場合に限り，上記1(1)の①から③の要件をいずれも満たす薬局は，上記1(1)を準用し，高度管理医療機器等販売業の許可を取得する必要はないこと。

　ただし，上記1(1)の①から③の特材高度管理医療機器等への準用においては，「インスリン自己注射用ディスポーザブル注射器，注射針」は，「特材高度管理医療機器等」に読み替えるものとする。

　（別紙1）
　特定保険医療材料に該当する高度管理医療機器
　　腹膜透析液交換セット
　　在宅寝たきり患者処置用栄養用ディスポーザブルカテーテル
　　携帯型ディスポーザブル注入ポンプ
　　在宅寝たきり患者処置用膀胱留置用ディスポーザブルカテーテル
　　在宅血液透析用特定保険医療材料（回路を含む。）
　　皮膚欠損用創傷被覆材
　　水循環回路セット

　（別紙2）
　薬価基準に収載された高度管理医療機器
　　一般名　外科用接着剤
　　品名　アロンアルフア A「三共」

〔「インスリン注射器等を交付する薬局に係る取扱いについて」の一部改正について（特定保険医療材料等を交付する薬局の取扱いについて），平成29年5月10日薬生機審発0510第1号〕

表3 高度管理医療機器を販売・授与する際の取り扱い（表1，2以外の場合）

---

3. その他

　上記1又は2以外の場合で，薬局において高度管理医療機器を販売・授与しようとするときは，当該薬局は高度管理医療機器等の販売業の許可を取得する必要があること。

〔「インスリン注射器等を交付する薬局に係る取扱いについて」の一部改正について（特定保険医療材料等を交付する薬局の取扱いについて），平成29年5月10日薬生機審発0510第1号〕

0325001号，厚生労働省医薬食品局審査管理課医療機器審査管理室長通知），それ以外の医療機器である．腹膜透析液交換セットや在宅寝たきり患者処置用栄養用ディスポーザブルカテーテルなどのほか，平成26年4月から特定保険医療材料に追加された皮膚欠損用創傷被覆材や水循環回路セットに関する取り扱いは明確にされていませんでした．そのため，新たに特定保険医療材料に追加された医療機器を含め，高度管理医療機器等販売業の許可の取得の要否について改めて整理されることになりました（表2）．

　これにより，それ以前は処方箋により支給するのであれば保険であるか否かは問われていませんでしたが，現在は，保険処方箋に基づき支給する場合に限られるとともに，在宅業務に関する研修などに取り組んでいる薬局でなければ，当該取り扱いを適用することはできません．すなわち，それ以外の薬局の場合は，高度管理医療機器等販売業の許可を取得しておくことが必要です（表3）．

　しかし，保険薬局では，処方箋による交付だけでなく，ほかの薬局や医療機関からの求めに応じて分割販売を行う可能性もあり得ますので，そのようなケースに対応できるようにしておくためにも，高度管理医療機器等販売業の許可を取得しておくよう努めるべきでしょう．

Q033 薬局で衛生材料を支給するにあたり，留意点を教えてください。

》A

　薬局では，衛生材料を保険請求することはありません．

　医療保険における衛生材料（または保険医療材料）の支給については，特に規定されている場合を除き，診療報酬（医科点数表）の費用の中に含まれているものとされており，たとえば「在宅療養指導管理料」を算定している患者には，「必要かつ十分な量の衛生材料又は保険医療材料を支給」しなければならないことになっています（表）．

　また，その支給にあたっては，医療機関から患者に直接支給するという方法だけでなく，当該医療機関の医師が保険薬局に対して必要量を提供するよう指示し，保険薬局から支給することも可能です（表）．ただし，その場合の費用

表 衛生材料，保険医療材料の支給

第2章　特掲診療料
第2部　在宅医療
　第2節　在宅療養指導管理料

第1款　在宅療養指導管理料
1　在宅療養指導管理料は，当該指導管理が必要かつ適切であると医師が判断した患者について，患者又は患者の看護に当たる者に対して，当該医師が療養上必要な事項について適正な注意及び指導を行った上で，当該患者の医学管理を十分に行い，かつ，各在宅療養の方法，注意点，緊急時の措置に関する指導等を行い，併せて必要かつ十分な量の衛生材料又は保険医療材料を支給した場合に算定する。
　　ただし，当該保険医療機関に来院した患者の看護者に対してのみ当該指導を行った場合には算定できない。
　　なお，衛生材料等の支給に当たっては，以下の2又は3の方法によることも可能である。
2　衛生材料又は保険医療材料の支給に当たっては，当該患者へ訪問看護を実施している訪問看護事業者から，訪問看護計画書（中略）により必要とされる衛生材料等の量について報告があった場合，医師は，その報告を基に療養上必要な量について判断の上，患者へ衛生材料等を支給する。
　（中略）
3　また，医師は，2の訪問看護計画書等を基に衛生材料等を支給する際，保険薬局（当該患者に対して在宅患者訪問薬剤管理指導を行っており，地域支援体制加算又は在宅患者調剤加算の届出を行っているものに限る。）に対して，必要な衛生材料等の提供を指示することができる。
〈以下，略〉

（診療報酬の算定方法の一部改正に伴う実施上の留意事項について，令和4年3月4日，保医発0304第1号）

については，当該薬局および医療機関の間で合議による精算を行うことになりますので，あらかじめ医療機関と相談しておくことが必要です。

Q034 医療廃棄物について教えてください。

» A

　廃棄物の処理については，「廃棄物の処理及び清掃に関する法律」（廃棄物処理法，昭和45年12月25日，法律第137号）により定められていて，産業廃棄物と一般廃棄物に大きく分けられます。「医療廃棄物」とは，医療関係機関等で医療行為に伴って排出される廃棄物の通称であり，法令上の用語ではありません。しかし，「医療関係機関等」については廃棄物処理法施行令，および施行規則に定められており，病院，診療所（保健所，血液センターなどはここに分類される），衛生検査所，介護老人保健施設，助産所，動物の診療施設，大学および試験研究機関（医学，歯学，薬学，獣医学に関わるものに限る）とされています。

　産業廃棄物は，事業活動に伴って生ずる廃棄物のうち，①燃え殻，②汚泥，③廃油，④廃酸，⑤廃アルカリ，⑥廃プラスチック類，⑦ゴムくず，⑧金属くず，⑨ガラス・コンクリート・陶磁器くず，⑩鉱さい，⑪がれき類，⑫ばいじん（12種類）のほか，「特定の事業活動に伴って排出される廃棄物」（8種類）がありますが，医療関係機関等の事業活動は「特定の事業活動」に該当しないため，医療廃棄物で産業廃棄物に該当するものは上述の12種類となり，それ以外のものは一般廃棄物となります。

　在宅医療に関わる医療処置に伴い家庭で発生する廃棄物については家庭廃棄物（一般廃棄物）に分類されることになりますが，薬局で注射針を回収し廃棄する行為が廃棄物処理法で規定する「下取り」と解される場合には，薬局の排出する産業廃棄物となりますので注意が必要です（図1）。

　また，産業廃棄物，一般廃棄物の中で爆発性，毒性，感染性その他人の健康または生活環境に係る被害を生ずるおそれがある性状を有するものとして政令で定めるものについてはそれぞれ**特別管理産業廃棄物，特別管理一般廃棄物**といい廃油，廃酸，廃アルカリ，PCB汚染物などのほか**医療関係機関等から排出される感染性廃棄物**もここに含まれます。また，**注射針等の鋭利なものについては，未使用のものや消毒の処理をしたものでも感染性廃棄物と同等の取り扱いとなります。**

```
廃棄物(廃棄物処理法の対象である,いらなくなったもの)

├─ 産業廃棄物(事業活動で発生したもののうち,20種類)
│        (例:廃プラスチック,金属くず等)
│  └─ 特別管理産業廃棄物(産業廃棄物のうち,指定された有害なもの)
│     〈感染性産業廃棄物〉(例:血液,注射針等)
│
└─ 一般廃棄物(産業廃棄物以外のもの)
   ├─ 事業系一般廃棄物(事業活動で発生した,産業廃棄物以外のもの)(例:紙くず等)
   ├─ 家庭廃棄物(一般家庭の日常生活から発生したもの)
   └─ 特別管理一般廃棄物(一般廃棄物のうち,指定された有害なもの)
      〈感染性一般廃棄物〉(例:臓器,血液等の付着した脱脂綿・ガーゼ等)

              (感染性廃棄物を適正に処理するために,平成30年11月,東京都環境局)
```

図1 廃棄物の分類

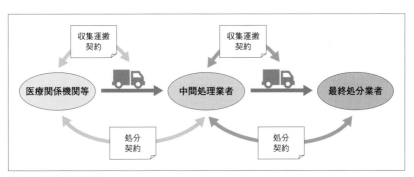

図2 契約の相手先

　産業廃棄物については,事業者が自らの責任において適正に処理しなければならないと廃棄物処理法で定められています。排出事業者には最終処分終了まで注意義務が発生し,不適正な処理が行われた場合,罰則が科せられる可能性があります。

　したがって産業廃棄物の処理を自ら行わない場合は,適法な許可を有する業者と契約のうえ処理を委託し,産業廃棄物管理票(マニフェスト)の交付などを行い,その状況につき法で定められた報告をしなければなりません(**図2**)。

医療材料・医療廃棄物

59

Q035 在宅医療で出される廃棄物を扱う時の注意点について教えてください。

　「在宅医療廃棄物」とは，在宅医療において医師や看護師が患者宅を訪問し医療処置を行った際に発生する廃棄物や，患者自身が自己注射や腹膜灌流（CAPD）などを行った際に発生する注射針やCAPDバッグおよび付属チューブなどのように家庭から排出される，または家庭から排出される可能性のある廃棄物をいいます。

　医療廃棄物の項（Q034）でも触れていますが，在宅医療において家庭から排出される廃棄物については家庭廃棄物に分類されることから，廃棄物処理法上，市町村が処理責任を負うこととなっていますが，**訪問した医師や看護師が医療機関や訪問看護ステーションに持ち帰ったり，患者や家族などが医療機関や薬局に持ち込んだものについては産業廃棄物とみなされ，引き取った医療機関，訪問看護ステーション，薬局が処理の責任を負うこととなります。**

　現在，薬局は廃棄物処理法施行令，および施行規則で定められている医療関係機関などに含まれないため，法的には感染性廃棄物の排出事業者になることはありませんが，特に感染源となる可能性のある在宅医療廃棄物については適切に取り扱うことが求められます。

　環境省の「在宅医療廃棄物の処理に関する取組推進のための手引き」（平成20年3月，在宅医療廃棄物の処理の在り方検討会）では，薬局の役割について次のように触れています。

　3.　関係者の役割と協働
　（4）薬局の役割
　　薬局は，院外処方の普及に伴い，在宅医療における医薬品，医療材料等の供給者として重要な役割を担っている。
　　在宅医療廃棄物の適正処理においても，在宅医療廃棄物の種類，患者の状況，医療機関との連携等の状況に応じて，より重要な役割を担うことが期待される。

　また，廃棄物の種類別の留意事項として次のように記載されています。

---

4 在宅医療廃棄物の処理に関する基礎情報
 (2) 在宅医療廃棄物の性状
5) 廃棄物の種類別の留意事項
 在宅医療廃棄物の処理については，平成17年度通知において，「平成16年度報告書では，在宅医療廃棄物の現段階での最も望ましい処理方法として，(1) 注射針等の鋭利な物は医療関係者あるいは患者・家族が医療機関へ持ち込み，感染性廃棄物として処理する，(2) その他の非鋭利な物は，市町村が一般廃棄物として処理するという方法が考えられるとしている」とされている。
 具体的には，市町村は，これら在宅医療廃棄物の処理に当たっては，鋭利性の判断等について，医療関係者とリスクコミュニケーションを図り，お互いに合意を行ったうえで，その処理方法を確立し，取組を進めることが必要である。鋭利なもの（医療用注射針，点滴針）は，医療関係者が処理することが望ましく，既に医療関係者が持ち帰って処理を行っている。一方，非鋭利なもの（ビニールバッグ類，チューブ・カテーテル類，注射筒（針以外の部分），脱脂綿・ガーゼ等）は，市町村が一般廃棄物として処理することが求められている。

医療材料・医療廃棄物

　在宅医療の推進に伴い，医療廃棄物の排出量は今後も増加することが想定されますが，いまだ在宅医療廃棄物処理の法的解釈と運用に関しては市町村により見解が異なるため，在宅医療廃棄物の処理にあたっては，各地域における行政や薬剤師会など関係機関に確認のうえ，医療機関等と連携し適切な方法で対応していくことが大切です。それと同時に適切な処理方法について患者に周知することも必要となります。

第 4 章

訪問後の報告・請求

- 報告
- 請求
- その他

報告

Q036 | 訪問後の報告書にはどのような様式がありますか？　また
その書き方は？

» A

　決められた様式はありません。以下に算定要件に書かれている報告すべき対象と内容についてまとめましたので，参考にしてください。

① **必須連携先**

　・医師または歯科医師：報告書を提出

　・ケアマネジャー：居宅・施設サービス計画書（ケアプラン）に関わる情報提供

② **さらなる連携先（算定要件上，これらも略してはいけない）**

　・ホームヘルパー：利用者の服用状況や薬剤保管状況に問題がある場合の改善のために必要な情報提供や助言，相談を行う

　・訪問看護ステーションの看護師など：計画書策定時に情報共有

③ **訪問して行うべき内容**

　・薬歴管理（→④）

　・服薬指導

　・薬剤服用状況および薬剤保管状況の確認など

　以上の内容を利用者または家族などに対しても積極的に文書にて提出，と算定要件に記されています。訪問後は，速やかに上記連携先への報告，情報提供，そして情報共有を行いましょう。その際，連携先ごとに報告書類を作成するのが大変な場合，すべてに共通して使用できる内容にしておき，同じものを報告（情報提供）することも一案です。

　なお，居宅療養管理指導を算定している利用者に投薬された医薬品について，医療機関または薬局の薬剤師が以下の情報を知ったときは，原則として当該薬剤師は，速やかに当該利用者の主治医に対し，当該情報を文書により提供するとともに，当該主治医に相談のうえ，必要に応じ，利用者に対する薬学的管理指導を行うことが求められています。

　　ア　医薬品緊急安全性情報

　　イ　医薬品・医療機器等安全性情報

④薬剤服用歴に記すべき事項

　居宅療養管理指導を行った場合には，薬剤服用歴の記録に，以下の事項について記載しなければなりません。

● 薬局薬剤師の場合

　　ア　利用者の基礎情報として，利用者の氏名，生年月日，性別，介護保険の被保険者証の番号，住所，必要に応じて緊急時の連絡先等

　　イ　処方および調剤内容として，処方した医療機関名，処方医氏名，処方日，処方内容，調剤日，処方内容に関する照会の要点等

　　ウ　利用者の体質，アレルギー歴，副作用歴，薬学的管理に必要な利用者の生活像，後発医薬品の使用に関する意向

　　エ　疾患に関する情報として，既往歴，合併症，他科受診において加療中の疾患

　　オ　オンライン資格確認システムを通じて取得した薬剤情報または特定健診情報

　　カ　併用薬等（要指導医薬品，一般用医薬品，医薬部外品およびいわゆる健康食品を含む。）の状況，服用薬と相互作用が認められる飲食物の摂取状況

　　キ　服薬状況（残薬の状況を含む。）

　　ク　利用者の服薬中の体調の変化（副作用が疑われる症状など），利用者またはその家族等からの相談事項の要点

　　ケ　服薬指導の要点

　　コ　手帳活用の有無

　　サ　今後の継続的な薬学的管理・指導の留意点

　　シ　指導した保険薬剤師の氏名

　　ス　訪問の実施日，訪問した薬剤師の氏名

　　セ　処方医から提供された情報の要点

　　ソ　訪問に際して実施した薬学的管理の内容（薬剤の保管状況，服薬状況，残薬の状況，投薬後の併用薬剤，投薬後の併診，副作用，重複服用，相互作用等に関する確認，実施した服薬支援措置等）

　　タ　処方医に対して提供した訪問結果に関する情報の要点

チ　処方医以外の医療関係職種との間で情報を共有している場合にあって
　　は，当該医療関係職種から提供された情報の要点および当該医療関係職
　　種に提供した訪問結果に関する情報の要点

● 医療機関の薬剤師の場合

ア　利用者の氏名，生年月日，性別，住所，診療録の番号

イ　利用者の投薬歴，副作用歴，アレルギー歴

ウ　薬学的管理指導の内容（医薬品の保管状況，服薬状況，残薬の状況，重
　　複投薬，配合禁忌等に関する確認および実施した服薬支援措置を含む。）

エ　利用者への指導および利用者からの相談の要点

オ　訪問指導等の実施日，訪問指導を行った薬剤師の氏名

カ　その他の事項

⑤薬剤服用歴に記すべき事項（麻薬が処方されている場合）

麻薬管理指導加算を算定する場合，薬剤服用歴の記録または薬剤管理指導記
録に記載しなければならない事項に加え，少なくとも次の事項について記載さ
れなければなりません。

● 薬局薬剤師の場合

ア　訪問に際して実施した麻薬に係る薬学的管理指導の内容（麻薬の保管管
　　理状況，服薬状況，残薬の状況，麻薬注射剤等の併用薬剤，疼痛緩和の
　　状況，麻薬の継続または増量投与による服薬中の体調の変化（副作用が
　　疑われる症状など）の有無などの確認等）

イ　訪問に際して行った利用者・家族への指導の要点（麻薬に係る服薬指
　　導，残薬の適切な取扱方法も含めた保管管理の指導等）

ウ　処方医に対して提供した訪問結果に関する情報（麻薬の服薬状況，疼痛
　　緩和，服薬中の体調の変化（副作用が疑われる症状など）の状況，服薬
　　指導の要点等に関する事項を含む。）の要点

エ　利用者・家族から返納された麻薬の廃棄に関する事項（都道府県知事に
　　届け出た麻薬廃棄届の写しを薬剤服用歴の記録に添付することで差し支
　　えない。）

● 医療機関の薬剤師の場合

ア　麻薬に係る薬学的管理指導の内容（麻薬の保管管理状況，服薬状況，残
　　薬の状況，疼痛緩和の状況，副作用の有無の確認等）

イ　麻薬に係る利用者および家族への指導・相談事項（麻薬に係る服薬指

　導，残薬の適切な取扱方法も含めた保管管理の指導等）
ウ　利用者または家族から返納された麻薬の廃棄に関する事項
エ　その他の麻薬に係る事項

　以上のことを踏まえたうえで，その一例として居宅療養管理指導報告書を示します（表）。ポイントとして，次のa〜eの内容も確認してください。ただしこの報告書例では，前述④の薬局薬剤師の場合に示したア〜エの内容は，薬歴として別途記載されていることを前提としています。

a. 患者基本情報

　患者の生年月日や主治医の医療機関の連絡先はもちろんですが，要介護度，ケアマネジャーの氏名や居宅介護支援事業所の連絡先も必ず記入し，随時連携を取っていくことが大切です。

b. 残薬のチェックと服用状況の確認

　例えば表のように，前回の残薬数と今回の残薬数の差と訪問間隔の日数を比べると，服用状況の善し悪しが判断できます。

c. 患者の状態のチェック

　患者の身体状況をしっかり観察し，訴えを聞き取り，それらの情報を記録します。チェックポイントについては第6章も参考にしてください。これがすべてではありませんが，これらの情報を時系列で残しておくことにより，薬が体調や病状に与える影響の早期発見・確認が可能になります。

d. 指導およびアセスメント記録

　b，cで得た情報をもとに，薬学的にアセスメントした内容を記載します。つまり，薬剤師の訪問後，状態の改善が見られれば「効果あり」，改善しなければ「効果不明」と，副作用が疑われれば「副作用疑いあり」などとアセスメントできるはずです。医師は薬剤師の思考過程を読み，診断の参考にすることができます。プロブレムを明確に示し，SOAP形式で記載するのもよいかと思います。訪問結果に関する情報の要点をしっかり記載することが求められています。

　また，医師をはじめ他職種に読んでもらうためには，医師やケアマネジャーが立てている「医療と介護の目標設定」を踏まえた薬剤師の訪問結果および評価が記載されていることが重要です。

表　居宅療養管理指導報告書

薬剤師・居宅療養管理指導　指導簿兼報告書				訪問日　　令和5年7月8日（土）	
患者氏名	本山和男		訪問薬局	じほう薬局 代官町店	
生年月日	昭和8年5月26日		薬剤師氏名	北川 亜紀子	

主治医	氏名　木村 一郎	電話　03-123-4567	介護度	要介護　3	
	所属　大手前診療所	FAX　03-234-5678	訪問の目標	ヘルパー，家族の声かけだけで薬の自己管理ができる	
ケアマネジャー	氏名　豊見城さん	電話　03-345-6789	目標達成のためにやるべきこと	服薬支援方法の確立。有効な他職種との連携	
	所属　ゆいまーる	FAX　03-456-7890			

処方薬の服用状況	前回の服薬開始時の残薬数	本日付残薬数	28日間の服用数	服用状況判断	今回処方数	本日最終残薬数	次回必要処方数
朝　日付記入：8/7午まで	34	9	25	ほぼ良好	28	37	28
夕　日付記入：8/8火まで	36	9	27	良好	28	37	28
抑肝散	59	3	56	良好	56	59	5g/2×28日分
咳止水薬 シロップ○回分	13	10	3	－	6	16	0

説明対象者	本人・家族（息子）・その他（家政婦の鈴木さん）				
薬効説明	復習程度		他科受診	有	公園前眼科
理解度	良好		併用薬品	有	ヒアルロン酸Na点眼
管理/保管状況	良好		副・相互作用	なし	
効　果	良好		健食・嗜好	なし	

	患者主訴		考察・薬学的管理指導・説明のポイント
食事	食欲	有	#1) 笑顔有，快活に笑われて，大きな声でしゃべることができる。	#1) 味覚，食欲問題なしで，胃腸症状の副作用なし。 うつ傾向なし。 妄想や幻覚に近いことを言われることはある。
	味覚	良好		
	嚥下障害	少しむせこみ有		
	食事回数	3回		
	量	少・中・多	#2) 服用状況：正月の間で飲み忘れあり。声かけが抜けた？	#2) 休みが続くと飲み忘れが出てくるので，声かけが必要か。
	水分	少・中・多		
排泄	排泄障害	まれに失禁有		
	便秘は解消傾向 内服飲んでいない		#3) 握力：十分ある。左右差なし	#3) 脳梗塞再発傾向なし。
	尿回数	本人いわく頻回		
	排便回数	1，2日に1回		
睡眠	不眠	少しあり	#4) SpO₂：98%，Pulse：65回/分	#4) 咳は出ることはたまにあるようだが，SpO₂が下がるほどのひどさはない様子。
	入眠困難			
	睡眠： 6時間	眠剤：なし 時に服用		
	入床：8時　起床：5時			
	昼寝：無 ・ 有（　分）			
運動	運動・機能障害	少しあり	#5) 便秘薬服用なし。 不眠傾向も以前と比べると訴えが少なくなった。	#5) 薬による副作用らしき症状は見られない。
	脱力感・ふらつき・転倒	有		
	錐体外路症状	なし		
	歩行訓練	あまりしていない		
	散歩	なし		
認知	少し，せん妄？			
その他	あまり目が見えないのにはっきりした幻視体験を語る			
次回訪問予定日 令和5年8月6日（日）	次回への申し送り事項および計画　　排泄，認知機能と服用状況チェック 内服：朝・夕各28日分，抑肝散　5g/分2＊28日分あれば大丈夫です。			

e. 次回の訪問計画

　計画は患者の状態に合わせて，その都度見直しが必要です。報告書に次回の計画を毎回記載するのもよいでしょう。また，計画書を別紙にすることもあります。計画についてはQ025に詳しく記載しています。

　また，情報提供書（報告書）については，訪問の指導記録簿と同様のものにしておくと作成は1回で済むでしょう。ケアプラン（居宅・施設サービス計画）との連動が重要ですので，医師にはもちろん，ケアマネジャーにも必ず提出しましょう。また，訪問看護師とも情報を共有することで連携がよりスムーズに行え，よりよいケアにつながります。

037 報告書は医師のほかに誰に対して提出する必要がありますか？

» A

　Q036①，②にも記載していますが，医師はもちろんのこと，介護保険サービスである居宅療養管理指導を行った場合は，ケアマネジャーへの報告は算定要件であり必須です。医師，ケアマネジャー以外の職種でも連携している場合は，「情報提供」を積極的に行うことをお勧めします。

　例えば，歩行訓練を目的として理学療法士による訪問がある場合は歩行訓練に影響を与える薬剤のアセスメント結果を情報提供すれば，利用者にとって有益な連携が生まれます。疼痛緩和を目的として麻薬が投与されている場合，鎮痛効果と副作用のアセスメントを訪問看護師に情報提供することの重要性は今更語るまでもないでしょう。さらにレスキューの使用状況を看護師から情報提供してもらえば，タイトレーションの処方提案を医師に早期に行うこともできます。

　例に挙げた内容を報告書に記載していれば，わざわざ情報提供書を新たに作成する必要はありません。連携している多職種を意識して，必要な情報を記載した報告書を作成し，それを多職種に提出することで情報共有が迅速に行え，利用者のために有益な連携が構築されるのです。この意識を持って報告書を作成し提出先を考えてみてください。

Q038 報告書は届ける方がよいのでしょうか？ 郵送でしょうか？

» A

　持参がもっとも間違いがないのですが，郵送，メール添付あるいはファクシミリによる報告でも構いません。ただし送り間違いは個人情報漏洩となり，大変な問題になりますので細心の注意を払ってください。

　疼痛発現状況や体調の悪化傾向が記載内容にある報告書は迅速さが求められます。郵送は4営業日を要するため迅速さに欠けます。メールやファクシミリも医師がすぐに目を通すとは限りません。急ぎの内容は，ひとまず電話で医師や関係する他職種に伝えるか，持参して説明を加えた方がよいと考えます。

Q039 訪問後の他の事業者（ケアマネジャー，訪問看護ステーションの看護師など）との連携はどの程度行えばよいでしょうか？

» A

　報告内容を意識した連携についてはQ036およびQ037をまずお読みください。薬剤師がチェックおよびアセスメントした内容をどの職種と連携すれば利用者の医療と介護の課題の解決につながるかを考えればよいのです。連携方法は報告書，電話，メールなどさまざまな方法を用います。無料SNSによる情報共有は情報漏洩の危険性を鑑みて避けましょう。

　どの程度の頻度で連携するかは利用者の状態に応じて考えてみてください。例えばQ037でも挙げた疼痛緩和において，タイトレーションを行う必要がある場合は医師，看護師との情報共有は数日間で複数回になることは必至です。安定すれば1週間で1，2回の情報共有でも済むかもしれません。同様に疼痛が原因で他の介護サービスの利用に影響が出る場合，ケアマネジャーへの報告も1週間に数回行う場合もあります。

　しかし，情報提供書をその都度作成することは業務上困難です。その場合，クラウド型の情報共有システムを地域の医療介護職が共同利用しているケース

が増えてきました。そのシステムの中で患者ごとにチームネットワークが構築され情報を共有できます。画像も投稿でき，投稿した内容は瞬時に共有されるため大変便利です。そのようなシステムの利用の有無を医師に確認し，使用している場合は必ず参加するようにし。積極的な情報提供を行ってください。

報告

請求

Q040 令和3年4月施行の介護報酬改定において，居宅療養管理指導費はどのように変更されたのですか？

» A

　令和3年度の介護報酬改定において，居宅療養管理指導費（介護予防居宅療養管理指導費を含む）については，サービス提供の状況や移動・滞在時間などの効率性を勘案し，単一建物居住者の人数に応じた評価の見直しが行われました。

　居住者の人数に応じた区分の考え方については変更ありませんが，医師・歯科医師・薬剤師などの職種ごとにそれぞれの直近の算定状況を踏まえ，所定単位の引き上げ，または，引き下げ（適正化）が行われました。薬局の薬剤師については，(1) 単一建物居住者1人に対して行った場合はプラス8単位（509単位→517単位），(2) 同2〜9人の場合はプラス1単位（377単位→378単位），(3) 同10人以上の場合はマイナス4単位（345単位→341単位）となっています（表）。

　このほか，薬局の薬剤師については，医療保険における在宅患者訪問薬剤管

表　居宅療養管理指導費（介護予防居宅療養管理指導費を含む）の主な変更点（薬局の薬剤師）

改定前（令和3年3月31日まで）	改定後（令和3年4月1日から）
居宅療養管理指導費 (1) 単一建物居住者1人に対して行う場合 　　　　　　　　　　　509単位／回 (2) 同2〜9人の場合　　377単位／回 (3) 同10人以上の場合　345単位／回	居宅療養管理指導費 (1) 単一建物居住者1人に対して行う場合 　　　　　　　　　　　517単位／回 (2) 同2〜9人の場合　　378単位／回 (3) 同10人以上の場合　341単位／回
	新設 ※情報通信機器を用いた場合　　45単位／回 （上記 (1) 〜 (3) の規定にかかわらず，1月に1回に限り） 注）令和3年4月実施分から同9月実施分までについては，1,000分の1,001（＝0.1％）を乗じて請求する。

理指導料の例も踏まえ，情報通信機器を用いて服薬指導を行った場合について新たな単位が設けられました（45単位，月1回まで算定可）。ただし，対象については，在宅時医学総合管理料に規定する訪問診療の実施に伴い，処方箋が交付された利用者に限られます。

また，令和3年度の介護報酬改定では，通常の見直しに加えて，新型コロナウイルス感染症に対応するための特例的な評価として，令和3年4月1日から9月末までの間，すべてのサービスについて基本報酬に0.1％上乗せすることになっています（10月以降については，延長しないことを基本の想定としつつ，感染状況や介護の実態などを踏まえ，年度前半の措置を単純延長することを含め，必要に応じ，柔軟に対応）。居宅療養管理指導費についても1,000分の1,001を乗じて請求します。

次回改定は令和6年度の予定です。具体的な算定要件や取り扱いについては，厚生労働省より示される関係通知などをご確認ください。

Q041 在宅患者訪問薬剤管理指導料は，実施対象となる単一建物の患者の人数に応じて点数が区分されていますが，自宅で夫婦ともに在宅医療を受けている患者に対して在宅薬剤管理を実施した場合，どのように算定すればよいですか？　居宅療養管理指導費についてはどうでしょうか？

≫ A

患者ごとに「単一建物診療患者が1人の場合」（650点）を算定します。介護保険の場合（居宅療養管理指導費，介護予防居宅療養管理指導費）についても同様に考えます（すなわち，517単位を算定）。

在宅患者訪問薬剤管理指導料（医療保険）は，在宅薬剤管理の対象となる建物における患者の人数に応じて，1人の場合（650点），2〜9人の場合（320点），それ以外（すなわち10人以上）（290点）と3つに区分されています。

例えば，同一の施設に在宅患者訪問薬剤管理指導料の算定対象の患者が複数名入所していた場合，その人数に応じて適用する区分（点数）は異なります。しかし，例えば自宅で夫婦ともに在宅療養を受けていて，保険薬剤師がどちらの患者にも在宅薬剤管理を実施した場合，すなわち，1つの患家に算定対象と

73

表1　同居する同一世帯の患者が複数の場合の算定（在宅患者訪問薬剤管理指導料）

> 区分15　在宅患者訪問薬剤管理指導料
> 1　在宅患者訪問薬剤管理指導料
> （4）在宅協力薬局
> 　　ウ　1つの患家に当該指導料の対象となる同居する同一世帯の患者が2人以上いる場合は，患者ごとに「単一建物診療患者が1人の場合」を算定する。また，当該建築物において，当該保険薬局が在宅患者訪問薬剤管理指導料を算定する者の数が，当該建築物の戸数の10％以下の場合又は当該建築物の戸数が20戸未満であって，当該保険薬局が在宅患者訪問薬剤管理指導料を算定する者の数が2人以下の場合には，それぞれ「単一建物診療患者が1人の場合」を算定する。

（診療報酬の算定方法の一部改正に伴う実施上の留意事項について，令和4年3月4日保医発0304
第1号別添3）

表2　同居する同一世帯の利用者が複数の場合の算定（居宅療養管理指導費）

> 第2　居宅サービス単位数表（訪問介護費から通所リハビリテーション費まで及び福祉用具貸与費に係る部分に限る。）に関する事項
> 6　居宅療養管理指導費
> （1）単一建物居住者の人数について
> 　　居宅療養管理指導の利用者が居住する建築物に居住する者のうち，同一月の利用者数を「単一建物居住者の人数」という。
> 　　単一建物居住者の人数は，同一月における以下の利用者の人数をいう。
> 　　ア　養護老人ホーム，軽費老人ホーム，有料老人ホーム，サービス付き高齢者向け住宅，マンションなどの集合住宅等に入居又は入所している利用者
> 　　イ　小規模多機能型居宅介護（宿泊サービスに限る。），認知症対応型共同生活介護，複合型サービス（宿泊サービスに限る。），介護予防小規模多機能型居宅介護（宿泊サービスに限る。），介護予防認知症対応型共同生活介護などのサービスを受けている利用者
> 　　　　ただし，ユニット数が3以下の認知症対応型共同生活介護事業所については，それぞれのユニットにおいて，居宅療養管理指導費を算定する人数を，単一建物居住者の人数とみなすことができる。また，1つの居宅に居宅療養管理指導費の対象となる同居する同一世帯の利用者が2人以上いる場合の居宅療養管理指導費は，利用者ごとに「単一建物居住者が1人の場合」を算定する。さらに，居宅療養管理指導費について，当該建築物において当該居宅療養管理指導事業所が居宅療養管理指導を行う利用者数が，当該建築物の戸数の10％以下の場合又は当該建築物の戸数が20戸未満であって，当該居宅療養管理指導事業所が居宅療養管理指導を行う利用者が2人以下の場合には，それぞれ「単一建物居住者が1人の場合」を算定する。

〔指定居宅サービスに要する費用の額の算定に関する基準（訪問通所サービス，居宅療養管理指導及び福祉用具貸与に係る部分）及び指定居宅介護支援に要する費用の額の算定に関する基準の制定に伴う実施上の留意事項について，平成12年3月1日老企第36号〕

なる「同居する同一世帯の患者が2人以上いる場合」には，在宅患者訪問薬剤管理指導の算定は「2〜9人」の区分ではなく，患者ごとに「1人の場合」の点数を算定することになっています（表1）。

また，介護保険における居宅療養管理指導費についても，同様の取り扱いとすることとされています（表2）。

Q042 居宅療養管理指導における医師の指示の方法について，変更があったと聞きました。これまでと同じ指示内容だけでは十分ではないのでしょうか？

» A

処方箋などに居宅療養管理指導を実施する旨の指示が毎回記載される場合は，これまで通りの取り扱いで問題ありません。その都度記載されない場合は，指導実施の指示に加えてその実施期間に関する記載が必要であるため，処方医にそのことを伝えたうえで，指示の有無などについて確認することが必要です。

薬剤師，管理栄養士，歯科衛生士などが行う居宅療養管理指導は，医師または歯科医師の指示に基づき実施します。しかし，例えば，文書に記載された当該指示は初回のみで，次回以降はその記載がない場合には，継続して居宅療養管理指導を実施するよう指示するものなのか，それとも，その都度の実施を指示するものなのか，必ずしも明確ではない場合があります。そのため結果的に，医師・歯科医師による指示が正確に伝わらないまま，漫然と居宅療養管理指導が継続されるということになりかねません。

そのような問題を改善するため，居宅療養管理指導に関する指示について，医師・歯科医師は文書などに，①指示を行った旨がわかる内容に加えて，②指示期間（6カ月以内に限る）を記載することが新たに示されました（表）。

薬局の薬剤師への居宅療養管理指導の実施の指示は，医師が処方箋に記載することなどにより行われます。その際，これまでは実施期間に係る記載は求められていませんでしたが，今後は指示期間についても記載されることになります。また，処方箋に①または②の記載がなく，疑義照会などの際に当該指示を確認した場合は，処方箋および薬歴などに当該内容を記録することが必要です。

表 居宅療養管理指導における医師・歯科医師の指示について

> 問3 居宅療養管理指導における医師又は歯科医師の指示は，どのような方法で行えばよいか。
>
> （答）
>
> ・指示を行うにあたっては，当該居宅療養管理指導に係る指示を行う医師又は歯科医師と同じ居宅療養管理指導事業所に勤務する者に指示する場合や緊急等やむを得ない場合を除き，診療状況を示す文書，処方箋等（メール，FAX等でも可）（以下「文書等」という。）に，「要訪問」「訪問指導を行うこと」等，指示を行った旨がわかる内容及び指示期間（6月以内に限る。）を記載すること。ただし，<u>指示期間については，1か月以内（薬剤師への指示の場合は処方日数（当該処方のうち最も長いもの）又は1か月のうち長い方の期間以内）の指示を行う場合は記載不要</u>であり，緊急等やむを得ない場合は後日指示期間を文書等により示すこと。
>
> ・なお，医師又は歯科医師の指示がない場合は算定できないことに留意すること。
>
> ※ 平成18年4月改定関係Q&A（Vol.1）（平成18年3月22日）問8は削除する。

〔令和3年度介護報酬改定に関するQ&A（Vol.5），令和3年4月9日事務連絡，厚生労働省老健局老人保健課ほか〕

　ただし，薬局の薬剤師の場合は，処方箋に記載された処方内容に基づいて居宅療養管理指導を行うべき期間を把握できるため，当該処方箋に記載された投与日数（または1カ月以内のうち，いずれか長い方）の期間について指導を実施するという指示であるならば，当該期間の記載は不要とされています。すなわち，受け付けた処方箋などに居宅療養管理指導を実施する旨の指示が毎回記載されている場合は，指導の実施期間が記載されていなくても特に問題ありません。

Q043　在宅患者訪問薬剤管理指導料または居宅療養管理指導費の算定について，以前は「同一建物」の患者・居住者であるか否かで判断していましたが，現在は「単一建物」の患者・居住者の人数に応じた区分となっています。「同一建物」と「単一建物」では，何か違うのでしょうか？

≫ A

　現行の「単一建物」の患者・居住者の人数については，同一日に実施した在宅薬剤管理指導の対象者数ではなく，当該建物に居住する同指導の対象者数により該当区分を判断します。

　在宅薬剤管理指導（医療保険では「在宅患者訪問薬剤管理指導料」，介護保険では「居宅療養管理指導費」および「介護予防居宅療養管理指導費」）の算定区分について，平成30年3月末日までは「同一建物」の居住者以外であるか否か（すなわち，その際に実施した対象者が1人または複数人か）により，所定点数（単位）がそれぞれ設けられていました。しかし，医科点数表の在宅時

表1　現行の在宅薬剤管理指導に係る報酬の概要（薬局の薬剤師）

医療保険（令和4年4月1日施行）		介護保険（令和3年4月1日施行）	
在宅患者訪問薬剤管理指導料		居宅療養管理指導費（介護予防を含む）	
①単一建物診療患者　1人	650点	①単一建物居住者　1人	517単位
②単一建物診療患者　2〜9人	320点	②単一建物居住者　2〜9人	378単位
③単一建物診療患者　10人以上	290点	③単一建物居住者　10人以上	341単位
在宅患者オンライン薬剤管理指導料	59点	情報通信機器を用いた服薬指導	45単位
【加算】		【加算】	
麻薬管理指導加算	100点	麻薬管理指導加算	100単位
	（オンライン22点）	特別地域加算	所定単位の15%
在宅患者医療用麻薬持続注射療法加算	250点	中山間地域等小規模事業所加算	〃 10%
乳幼児加算	100点	中山間地域等居住者サービス提供加算	〃 5%
	（オンライン12点）		
小児特定加算（医療的ケア児）	450点		
	（オンライン350点）		
在宅中心静脈栄養法加算	150点		

※算定上限や要件は省略

表2　「単一建物」における患者・居住者の考え方

> 区分15　在宅患者訪問薬剤管理指導料
> 1　在宅患者訪問薬剤管理指導料
> （2）在宅患者訪問薬剤管理指導料は，単一建物診療患者の人数に従い算定する。ここでいう単一建物診療患者の人数とは，当該患者が居住する建築物に居住する者のうち，当該保険薬局が訪問薬剤管理指導料を算定する者の人数をいう。なお，ユニット数が3以下の認知症対応型共同生活介護事業所については，それぞれのユニットにおいて，在宅患者訪問薬剤管理指導料を算定する人数を，単一建物診療患者の人数とみなすことができる。
> （4）在宅協力薬局
> 　ウ　1つの患家に当該指導料の対象となる同居する同一世帯の患者が2人以上いる場合は，患者ごとに「単一建物診療患者が1人の場合」を算定する。また，当該建築物において，当該保険薬局が在宅患者訪問薬剤管理指導料を算定する者の数が，当該建築物の戸数の10%以下の場合又は当該建築物の戸数が20戸未満であって，当該保険薬局が在宅患者訪問薬剤管理指導料を算定する者の数が2人以下の場合には，それぞれ「単一建物診療患者が1人の場合」を算定する。

（診療報酬の算定方法の一部改正に伴う実施上の留意事項について，令和4年3月4日保医発0304第1号別添3より抜粋）

医学総合管理料では「単一建物診療患者」の人数に応じた評価となっていることを踏まえ，患者の居住場所に応じたきめ細かな評価となるよう，現在（平成30年4月1日以降）は「単一建物」の患者もしくは居住者の人数に応じた報酬体系に見直されています（**表1**）。

この「単一建物」における人数とは，同一日に実施・算定した在宅薬剤管理指導の対象者の数ではなく，当該建物に居住する在宅薬剤管理指導の算定対象者の数により判断するというものです（**表2**）。報酬単価は医療保険と介護保険で異なりますが，区分の考え方や取り扱いなどは同じです。

ただし，例えば同一世帯の夫婦がともに在宅薬剤管理指導の算定対象であるような場合には，「単一建物」の患者・居住者が1人の場合として算定することになっています。

044 | 薬剤師の訪問指導に関する費用には，医療保険と介護保険があります。どこで区分されるのでしょうか？

» A

介護認定されていれば介護保険，認定されていなければ医療保険です。年齢区分から考えると理解しやすいと思います。

・40歳未満：介護保険は利用できないため医療保険です。

・40歳以上65歳未満：疾患や障害を理由に介護認定を受けていれば介護保険となります。

・65歳以上：介護保険被保険者証は全員持っています。その内容を確認してください。介護認定された場合はその要介護状態（要支援1，2または要介護1〜5）が図の赤枠部分に記載されます。認定の有効期間も確認しておきましょう。また破線枠で囲まれた部分にケアマネジャーのいる事業者が記載されますので，連絡を取り合うようにしましょう。

要介護認定年月日以降に実施された訪問は介護保険対象となります。その意味でも介護保険被保険者証のチェックは必須です。同月内に医療保険請求と介護保険請求が混在することもあります。

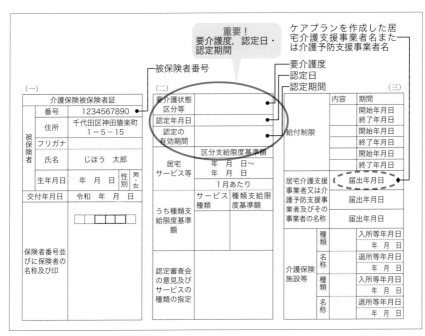

図　介護保険被保険者証の例

045 調剤報酬については明細書の発行が義務づけられています
が，在宅訪問の場合はどうすればよいのでしょうか？

》A

医療保険と同様に介護保険による訪問についても利用明細を発行してくださ
い。すべての介護保険サービスはサービス提供事業者が発行しています。薬局
による居宅療養管理指導についても同様に発行しましょう。

訪問のたびに集金している場合は，領収書とともにその都度発行し，月の負
担金をまとめて引き落とししている場合は，1カ月に一度の発行でよいと考え
てください。

Q046 レセプトの記載で留意しなければならない点はありますか？

≫ A

　まずQ044で説明した医療と介護の請求区分について確認してください。介護保険請求であればレセプトの確認請求書に記載するサービスコードの選択を間違えないように留意してください。

- 要支援1，2の場合：薬剤師介護予防居宅療養管理指導費であり，サービス内容略称は予防薬剤師居宅療養です。
- 要介護1〜5：薬剤師居宅療養管理指導費であり，サービス内容略称は薬剤師居宅療養です。

　医療機関と薬局の薬剤師では単位数と訪問制限回数が異なります。また単一建物居住者の人数によって単位数とサービスコードが細分化されています。さらに麻薬を使用する場合は「特薬」と記載されたサービス内容略称を選択します。それぞれのコード番号はサービスコード表の一覧を入手して確認しましょう。インターネットでも確認可能です。レセプトコンピュータで請求している場合，サービス内容略称の選択を間違えなければサービスコードは自動選択されます。

　また，医療保険では重度心身障害者に対する医療費の助成がありますが，介護保険で訪問した場合，居宅療養管理指導費に対しては自己負担金が発生します。訪問開始時に十分説明して同意を得ておきましょう。

Q047 生活保護の患者を訪問する場合，注意すべきことはありますか？

≫ A

　生活保護の方への訪問内容について何か特別なことはありません。しかし，利用者の自己負担金がないため，本来必要としない回数の訪問を実施している事業者（薬局含む）が報告されています。不正請求と判断されかねない不要な

訪問は慎みましょう。

　レセプトにおいては医療保険では調剤券が，介護保険では介護券が必要となります。介護券の発行は，市区町村の生活保護担当課が行います。その際，ケアマネジャーが記載する介護サービス計画書（ケアプラン）に薬剤師による居宅療養管理指導がサービスとして記載されていることが必須となります。この点はよく理解しておきましょう。つまりサービス開始時からケアマネジャーとしっかり連携しておくことは必須ということです。

　なお，生活保護の方への訪問については，介護給付と予防給付それぞれの指定介護機関の届け出を行っておくことが必要です。これについてはQ003に記載していますのでご確認ください。

その他

Q048

患者宅の残薬を整理して持ち帰ってきました。薬はそのまま処分してよいでしょうか？　品目や分量などを記録しておくべきですか？

» A

　残薬を持ち帰るときには，必ず患者の同意を十分に得てください。ある認知症患者のケースでは，「残薬を一度薬局に持ち帰り，一包化して整理して再度持ってきます」と説明したうえで持ち帰ったにもかかわらず，そのことを忘れてしまい「薬剤師が家に来て薬を盗んでいった」と家族や主治医に伝えて大騒ぎになったこともありました。短期記憶障害がある場合は，持ち帰ることとその理由を書面で残すことも考慮しましょう。同様に使用できない薬剤を処分することについても患者や家族の理解と同意を得てください。

　残薬の品目と分量の記録は必要です。残薬を整理する場合，なぜ残ってしまったのかを分析することが重要となるからです。例えば朝夕食後の薬剤は残薬がほとんどなく，昼食後の薬剤だけ大量に残る場合は昼に薬を飲めない理由があると考えられます。それがデイサービスに行っている時間帯であれば，デイサービスに昼の分を置いておき服用の声かけをしてもらう工夫で解決することがあります。目が見えにくい，嚥下しづらい，一包化された薬包紙の開封ができないなど，身体的理由で飲めないケースも散見されます。週間カレンダー管理を日めくりカレンダー管理に変更するだけで劇的に服用状況が改善するケースもあります。

　いずれにしても，残薬を発見した場合はその理由を明確にし，理由に応じた対処方法を思考し，多職種でフォローしていくことを目指してください。これについてはQ019の内容も参照してください。

Q 049 患者家族から他職種へのクレームを聞かされました。うまく伝えるにはどのようにすればよいでしょうか？

» A

　介護保険利用者であれば，患者家族からケアマネジャーにクレーム内容を相談してもらいましょう。何らかの理由でケアマネジャーに相談しにくい場合は，市町村の介護保険課や地域包括支援センターへの相談も可能です。また，あまり知られていないのですが，介護保険の苦情処理係として国民健康保険団体連合会（国保連）が位置づけられています。各都道府県に必ずありますので，紹介すればよいと思います。

　医療保険利用者の場合の苦情処理窓口は，市区町村の保健所や都道府県庁の医療政策に関わっている課があるはずですから，そこに相談するように伝えましょう。

　他の職種に関するクレームを聞いた場合，傾聴しても同調することは避けましょう。間に入って調整することは避け，相談先を紹介することなどを検討してください。

その他

第 5 章

患者支援，
服薬支援のポイント

- ●服薬支援
- ●コンプライアンス向上
- ●お薬手帳

服薬支援

≫

Q050 嚥下機能が低下すると何が問題となるのですか？

≫ A

　嚥下とは，食べ物を口から胃に送り込む過程でのどを通過することを言います。「飲み込む」ということです。一般には食べ物をとる摂食と一連の行為になるので，摂食・嚥下機能と表現されます。通常は嚥下機能だけが低下するということは考えにくく，かんで唾液と混ぜ合わせ，食塊を形成する咀嚼も含めて，口腔の機能が全体的に低下してきます。

　さらに，口腔機能が低下すれば，話す機能も呼吸をする機能も，そして感情を表現する表情まで損なわれることとなります。口腔機能は脳神経の指令に基づき，さまざまな筋肉の協働作業で行われていますので，口腔機能の低下は全身の筋肉の力の低下と関連します。歩いたり，走ったりと，人が生きていくうえでの基本的な動作を行う能力も低下しているとみなしてよいでしょう。

　なかには球麻痺といって，筋萎縮性側索硬化症（ALS）のように疾病によって，嚥下をつかさどる特定の神経や筋肉だけが障害される病態も存在しますが，超高齢社会を迎え，虚弱な高齢者が一層増加していますので，**口腔機能の低下を老年症候群の1つの症候として捉えることが大切**です。なお最近では，オーラルフレイルという概念も明確化されつつあります．

口腔機能の低下がもたらすもの

　食事は人が命をつなぐために必要な栄養素を取り入れるために必要な本能的な行為です。そして，人間社会においては，文化的な意義が深いものです。したがって，口腔機能が低下して自らの口で食事ができなくなると，社会生活には相当大きな支障を来すこととなります。

　口腔機能低下の初期には，食事を楽しめなくなり，う歯や歯周病が悪化します。口臭がひどくなり，誤嚥性肺炎など感染症のリスクはより高まります。精神的にも気分が沈みがちで，生きる気力まで失われると，虚弱化をより進行さ

せる結果となります。必要な栄養素や熱量を十分摂取できないとやがて低栄養状態が進行し，免疫力の低下は生命力そのものを脅かすこととなります。同時に水分の摂取も難しくなりますから，相対的に脱水状態に陥ります。**口腔機能の低下に適切な対応ができないと命が奪われるという認識が必要**です。

誤嚥性肺炎とは

日本人の死因は長い間，第1位はがん，第2位心疾患，第3位脳血管疾患でしたが，平成23年から肺炎が第3位となりました。高齢者に限って言えば，肺炎は高齢者の死因の第1位なのです。そして，その**肺炎の70％以上が誤嚥性肺炎**と言われています。

のどは，食べ物や水分の通り道ですが，呼吸のための空気の通り道でもあります。喉頭という場所には，肺につながる気管への入り口があります。食べ物や水分は食道へ，空気は気管へ流れるように，気管の入り口の蓋（喉頭蓋）には閉じたり，開いたりする機能が備わっています。嚥下反射という神経の反射が作用していますが，元気な人でも，時々水分などが間違って気管に入り込むことが生じます。そのような時には，咳込むという咳（嗽）反射が作用して，気管に入った水分を外に排出する作用が働きます。

ところが，**高齢化するとこの咳（嗽）反射が鈍くなり，仮に気管内に異物が侵入しても，それを排出するための咳の力が弱っていくのです。**本来であれば，食道から胃に流れる唾液がいつの間にか気管に流れ込む状況も生じます。知らないうちに起こっていることが多いため不顕性誤嚥とも言われています。

また，背中が丸くなり，胃が圧迫されるなどすると食道裂孔という横隔膜の穴から胃がヘルニアを起こします。すると食道に胃液が逆流し，胸やけや呑酸（苦い胃液がのどまで逆流することによって生じる）という症状が現れ，その胃液が気管に流れ込むことも起こります。そのような時，咳反射がしっかり作用すると咳込むので，逆流性食道炎によって咳が生じることもあります。

誤嚥性肺炎は本来入り込むことがない唾液や胃液が気管に流れ込んだ結果，生じた肺炎です。いわゆる細菌性肺炎（市中肺炎）とは発症のメカニズムが違い，嚥下性肺炎・沈下性肺炎と言われることもあります。

誤嚥性肺炎の誤解

誤嚥性肺炎は食べた物が気管に入ることが原因と考えている人もいますが，寝ている間に増殖した口腔内の雑菌が唾液と一緒に気管に流れ込んで発症することがわかってきました。したがって，**食べ物を誤嚥するということを根拠に**

口から食べることを禁止して胃ろうを造設しても，誤嚥性肺炎を予防することはできないことになります。

　さらに，唾液は口の中を清潔に保つ働きがありますので，口から食べなくなると唾液が出る機会がなくなり，胃ろうにすることで口腔内には細菌が繁殖することとなります。そのうえ，咀嚼や嚥下のために筋肉を使わなくなるので，筋力が弱って，口腔機能はますます低下することとなります。誤嚥性肺炎発症は胃ろうにすることで，かえってそのリスクを高めることにもなりかねません。胃ろうにすることでより丁寧な口腔ケアと同時に，口腔機能改善のためのリハビリテーションが欠かせないということになります。

誤嚥性肺炎は薬物で予防できる？

　咳反射や嚥下反射に関与している神経伝達物質であるサブスタンスPは脳内の大脳基底核にある黒質線条体から分泌されるドパミンにより合成されます。ドパミンの産生量が減少し，**サブスタンスPの合成が減少すると，反射が低下**します。

　基底核付近には加齢によって脳梗塞が生じやすいこともサブスタンスP減少の原因となりますが，サブスタンスPの分解抑制，合成増加，放出増加によって，嚥下反射や咳反射の機能の改善が期待できます。例えば，パーキンソン病の治療薬であるアマンタジンはサブスタンスPを合成します。高血圧で使うACE阻害薬はサブスタンスPの分解を阻害し咳（dry cough）の原因となります。有害事象が見方を変えると誤嚥性肺炎の予防になっているのです。さらに，カプサイシンはサブスタンスPの放出を増加させ，また，シロスタゾールなどの抗血小板薬は脳梗塞を予防することで，結果的には嚥下反射や咳反射の低下を防止します。

口腔機能の評価

　口腔機能を評価する場合，単に嚥下機能が低下しているかどうかではありません。重要なことは嚥下反射が誘発されるか，誘発の時期が適切か，誤嚥がないのか，誤嚥があったら咳反射が誘発されるのか，咳が誘発されると誤嚥した内容物を排出することができるのかなどが重要なのです。

　評価のために造影剤を用いる本格的な方法もありますが，少量の水（3mL程度）を飲んで調べることもできます。歯科や耳鼻科が専門領域ですから，年のせいだとあきらめないで機能評価することをお勧めします。

　嚥下にはたくさんの筋肉が関係していることがわかっています。例えば脊柱

起立筋の関与です。背もたれがない椅子にあごを引いて姿勢よく座ることができなければ，嚥下機能は低下します。寝たきりになると，それだけで口腔機能が低下するということです。

口腔機能が低下した症例への処方

誤嚥しにくく飲みやすい薬の開発も大切ですが，とろみをつけると誤嚥しにくいことが知られています。また，胃ろうなどチューブから薬物を注入するための工夫として簡易懸濁法が開発されています。さらに，口腔機能に頼らずに投与経路を替え，経皮吸収薬や坐薬を使うなど，薬の適正使用のために幅広い知識が求められます。

口腔機能の低下は，加齢によって，避けて通ることができない生活障害でもありますが，口腔機能は人間の尊厳に関わる機能といってもよいでしょう。**摂食嚥下機能が低下したからといって，胃ろうに頼った栄養管理が果たしてQOLを高めることにつながるのか，慎重に判断していく必要があるでしょう。**

Q051 嚥下機能が低下している患者に服薬指導する際の注意点を教えてください。

≫ A

嚥下機能低下が，球麻痺など器質的疾病に基づくものか，加齢による口腔機能障害によるものか，まずしっかりと判断することが重要です。筋萎縮性側索硬化症（ALS）など疾病による場合は，緩徐に進行するため嚥下リハビリテーションでは回復させることが難しく，胃ろうなどの人工栄養管理の適応と判断されることが多いです。したがって胃ろうなどからの投与に適した剤形を選択する必要があります。

一方で，嚥下機能低下が加齢に基づく場合，最近では人工栄養管理を望まない症例も増えていることもあって，口腔機能の回復や維持を目的とするリハビリテーションを導入しながら，服薬ゼリーを利用するなど，できるだけむせにくい服薬方法を指導することになります。可能であれば，経皮吸収薬や座薬など投与経路を変更することも必要です。

しかし最も重要な視点は，嚥下機能が低下している場合は，低栄養や脱水を合併している可能性が極めて高いことです。低アルブミン血症では，アルブミンと結合して運ばれる薬物の薬効は変化します。また，脱水による循環血液量の減少は，腎機能低下の影響もあいまって，有害事象発現のリスクを高めます。そして，超高齢女性は，体重が成人の半分程度，30〜40kgのことも少なくなく，通常量の投与であっても，すでに過剰投与となっていることもあるので，一層の注意が必要です。

全身状態によっては，薬物療法の見直しの提案も必要となります。経口糖尿病薬を行っている例で総摂取カロリーが少なくなれば，低血糖への注意が必要です。また，栄養状態が悪い状態での抗脂質代謝異常症治療薬やナトリウム摂取が減少した状態での降圧薬などは，薬物の力価を見直すだけでなく，場合によっては投与の必要がなくなることもあります。そして，いわゆる人生の最終段階と判断されれば，薬物療法を一切行わない選択も求められます。

在宅療養中の高齢者に対しては，薬物をより安全に服用させるための工夫だけでなく，病態や予後を正しく把握することで，減薬したり，休薬したり，場合によっては薬物療法を中止する提案も薬剤師の重要な役割となるのです。

Q052 口腔内崩壊錠など水なしでも服薬可能な薬剤を服用する際に留意する点はありますか？

» A

口腔内崩壊錠（OD錠）は，水で服用した場合，水なしで服用した時に同等であることが確認されて水なし服用が承認されています。添付文書には，「本剤は舌の上にのせ唾液を浸潤させ舌で軽くつぶし，崩壊後唾液のみで服用可能である。本剤は寝たままの状態では，水なし服用させないこと」など服用上の注意が記載されています。OD錠を水なしで服用する際は服用姿勢に関する注意点を守る必要があります。

また，嚥下能力の低下した患者は，水なしで薬を服用できたと自覚しても，溶解懸濁した薬剤の一部が喉頭蓋谷（こうとうがいこく）に滞留する場合があります（図1）。実際に，嚥下困難のある患者にOD錠を服薬してもらいVE検査（嚥下内視鏡検査）

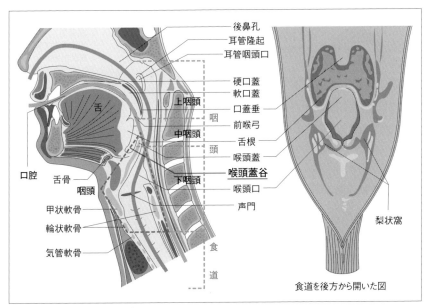

図1　嚥下に関わる諸器官

を行ったところ，約6割の患者で喉頭蓋谷における薬剤の滞留を観察したとの報告もあります。

　自覚症状なくこうした薬剤の滞留が起きると，薬剤によっては喉頭や食道に潰瘍を形成する危険性があります。そのため，**嚥下能力の低下した患者には服用後には水または嚥下補助剤を追加服用して薬剤が滞留しないよう注意，指導する必要があります。**ただし，水を飲むことが困難な患者では，図2のどのステージに障害があるかを確認し，適切なとろみをつけた水，もしくは嚥下補助剤などを服用します。

速崩壊錠を服用する際の注意

　口腔内崩壊錠と混同されやすい剤形に速崩壊錠があります。口腔内崩壊錠は，普通錠と口腔内崩壊錠の生物学的同等性試験や，水あり（水150mLとの服用），水なし（唾液のみでの嚥下）での服用時の薬物体内動態，口腔粘膜吸収試験を行っていますが，速崩壊錠はこうした試験を行っていません。

　したがって，速崩壊錠は必ず水で服用する必要があります。剤形および用法・用量を十分確認しておきましょう。

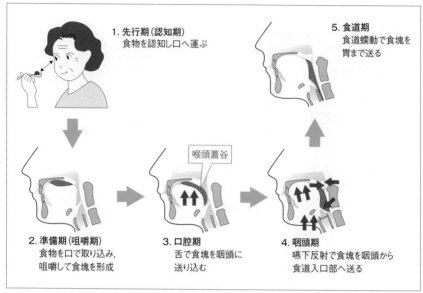

1. 先行期（認知期）
食物を認知し口へ運ぶ

5. 食道期
食道蠕動で食塊を胃まで送る

喉頭蓋谷

2. 準備期（咀嚼期）
食物を口で取り込み，咀嚼して食塊を形成

3. 口腔期
舌で食塊を咽頭に送り込む

4. 咽頭期
嚥下反射で食塊を咽頭から食道入口部へ送る

図2　嚥下ステージ

　口腔内崩壊錠や速崩壊錠は速やかに水に懸濁するため，簡易懸濁法を用いて経鼻胃管や胃ろう等から投与する際には最適な剤形といえます。

Q053　簡易懸濁法とは何ですか？

≫A

　簡易懸濁法（simple suspension method）は，経鼻胃管，胃ろう，腸ろうから薬を安全・確実に投与する方法として平成9年に考案された薬の経管投与法です。平成13年，医薬品ごとの簡易懸濁法の適否データが『内服薬経管投与ハンドブック』として出版され，全国の病院，施設，在宅医療に広く普及するようになりました。

　簡易懸濁法は，錠剤をつぶしたり，カプセル剤を開封したりせずに，投与時に錠剤やカプセル剤をそのまま約55℃のお湯に入れて崩壊懸濁させ，経管投

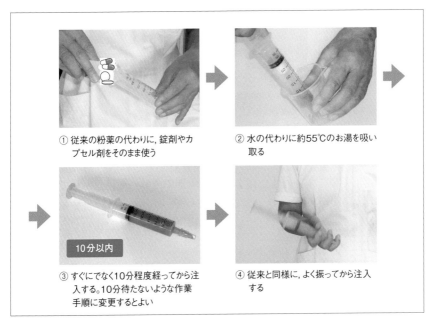

① 従来の粉薬の代わりに，錠剤やカプセル剤をそのまま使う

② 水の代わりに約55℃のお湯を吸い取る

10分以内

③ すぐにでなく10分程度経ってから注入する。10分待たないような作業手順に変更するとよい

④ 従来と同様に，よく振ってから注入する

図1　簡易懸濁法の手順

与する方法です。簡易懸濁法の実際を図1に示します。注入器に直接薬剤を入れていますが，今までと同じ容器などで構いません。つぶした粉薬の代わりに，錠剤やカプセル剤をそのまま使います。**そのままでは崩壊懸濁しない錠剤は，フィルムに軽く亀裂を入れて崩壊懸濁させます**（図2）。55℃のお湯は，ポットのお湯と水を2：1の比率で入れると約55℃になります。また，60℃，70℃に設定できる電気ポットや温度設定のできるポットを使えばすぐに冷めて，55℃くらいになります。温度は「約」55℃で構いません。錠剤は，消化管内で崩壊させるために崩壊剤が入っています。崩壊剤は消化液を吸って膨潤して錠剤を壊す働きをします。錠剤が壊れないとカプセル内視鏡と同じようにそのまま便から出てしまいます。つまり，徐放製剤などの特殊な錠剤を除き，多くの錠剤は水に入れれば壊れるようにできているのです。また，カプセルは，体温（37℃）10分間で溶けるように作られています。24℃の室温下で，10分間自然放冷しても37℃以下にならない最初の温度が55℃でした。カプセル全体が溶けなくても，一部が壊れれば薬は出てくるので「約」で構いません。ただし，薬（特に徐放性の錠剤）を水に長い時間入れておくと，安定性を損なっ

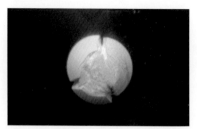

図2　錠剤表面に亀裂を入れた状態

たり配合変化を起こす可能性が高まります。そのため，簡易懸濁法では崩壊の時間は最長10分としています。錠剤を粉砕した場合は，粉砕してから投与するまでの保存期間が非常に長く，その危険性は簡易懸濁法に比べてはるかに高くなります。

従来の経管投薬法と簡易懸濁法

　経管投与の場合，錠剤のままチューブに入れることはできません。そのため水剤や散剤があれば優先して使い，それらの剤形がなければ錠剤粉砕，カプセル開封が慣例的に行われていました。

　しかし，錠剤を粉砕したりカプセルを開封したりすると，安定性の損失，体内動態の変化，薬品投与量のロス，チューブの閉塞，調剤者・投与者の健康被害などの問題が発生します。また，使用した細粒剤や顆粒剤が疎水性で水と混ざり合わないことによる投与量ロスなども起こっていました。たくさんの問題点がある"錠剤をつぶすこと"は避けるべき行為です。つぶしに代わる安全で有用な経管投与法が，簡易懸濁法です。平成18年には『調剤指針』に掲載されました。簡易懸濁法が可能な医薬品の例（抗血小板薬の場合）を表1に示します。また簡易懸濁法と錠剤粉砕の比較を表2に示しました。現在，簡易懸濁法は全国の多くの病院・施設で導入されています。

簡易懸濁法のメリット

　粉砕をしない簡易懸濁法では先に示した調剤時に発生する問題が解決し，また，1薬品ずつ独自の実験により検証しているため，**チューブ閉塞などの投与時問題点も回避**できます。配合変化の危険性に関しては，粉砕法では粉砕した何種類かの錠剤を混合した状態で保管するので，投与日数期間配合変化が生じる危険性がありますが，簡易懸濁法では錠剤のまま保管するのでその危険性はありません。しかし，両方法とも投与直前に水に入れた時の配合変化について

表1 抗血小板薬の崩壊・懸濁性，チューブ通過性

商品名	適否	経鼻胃管の最小通過サイズ	水 (55℃)[*1]		破壊→水[*2]	
			5分	10分	5分	10分
プレタール散20%	適1	8Fr	○			
プレタール錠OD50mg，100mg	適1	8Fr	○			
シロスレット内服ゼリー50mg，100mg	適1	8Fr	×	○		
プラビックス錠25mg，75mg	適2	8Fr	×	×	○	
パナルジン錠100mg	適2	8Fr	×	×	×	○
パナルジン細粒10%	不適[*3]					
バイアスピリン錠100mg	適3	8Fr	×	×	○ (投与直前に破壊)	
バファリン配合錠A81	適1	8Fr	○			
ワーファリン錠1mg，5mg	適1	8Fr	○			
エパデールS300，S600	適1	8Fr	○			
アンプラーグ錠50mg	適1	8Fr	×	○		
アンプラーグ錠100mg	適2	8Fr	×	×	○	

＊1 55℃の水に錠剤をそのまま入れる
＊2 錠剤表面に亀裂を入れてから55℃の水に入れる
＊3 「内服薬経管投与ハンドブック（第3版）」までは「条1」であったが，2019年12月から新たにISO80369-3対応のチューブや注入器が使用されるようになり，14Fr以上の太さのチューブを通過していた医薬品は注入器から出なくなるため，第4版では「不適」に変更した
適1：10分以内に崩壊懸濁し，8Frチューブ通過
適2：錠剤表面に亀裂を入れて10分以内に崩壊懸濁し，8Frチューブ通過
適3：投与直前に錠剤表面に亀裂を入れれば使用可能

は未知の問題ですので，十分に注意する必要があります。また，簡易懸濁法では錠剤やカプセル剤のまま調剤しているため，処方薬の中止・変更があってもその対応が容易ですが，粉砕法では粉砕して混合されたすべての薬剤を破棄して再調剤する必要があり，薬剤費とそれに関わる業務の人件費を含めると経済的ロスは無視できません。また，錠剤は安く，細粒剤やドライシロップ剤は高いので，簡易懸濁法では安い錠剤を使用する経済的効果もあります。さらに，実験を実施した錠剤・カプセル剤6,387薬品中，簡易懸濁法で投与できるのは5,880薬品（92%）ですが，粉砕法では5,340薬品（83.6%）でした。抗がん薬の一部も簡易懸濁法で投与できます。簡易懸濁法によって経管栄養患者の疾病に対する薬物治療の幅を広げることが可能になりました。簡易懸濁法はリスク

表2 調剤時の問題に対する粉砕法と簡易懸濁法との比較

調剤時の問題点			粉砕法	簡易懸濁法	
			錠剤粉砕 カプセル開封	錠剤のまま カプセルのまま	コーティング破壊 カプセル開封
1	物理化学的安定性への影響	1-1 光の影響	問題あり	問題なし	多少問題あり
		1-2 温度・湿度の影響	問題あり	問題なし	多少問題あり
		1-3 色調変化	問題あり	問題なし	多少問題あり
2	薬物動態，薬効・副作用への影響	2-1 腸溶性，徐放性の破壊[*1]	問題あり	問題あり	問題あり
		2-2 吸収・バイオアベイラビリティの変化[*1]	問題あり	多少問題あり	問題あり
3	感覚器への影響	3-1 味，臭いの影響[*2]	問題なし	問題なし	問題なし
		3-2 刺激感，しびれ感，収斂性[*2]	問題なし	問題なし	問題なし
4	調剤上の問題	4-1 粉砕，分割分包によるロス	問題あり	問題なし	問題なし
		4-2 混和，混合による配合変化	問題あり	多少問題あり	多少問題あり
		4-3 他患者薬へのコンタミネーション	問題あり	問題なし	問題なし
5	調剤者への影響	接触，吸入による健康被害	問題あり	問題なし	多少問題あり
6	調剤業務	6-1 煩雑化	問題あり	問題なし	多少問題あり
		6-2 調剤時間増大	問題あり	問題なし	多少問題あり
		6-3 調剤過誤の発見	問題あり	問題なし	多少問題あり

＊1 インタビューフォーム調査により，可能性のある薬品を除外することで回避可能
＊2 経口投与でないため影響はない

回避にも寄与し，投与時に印字された薬品コードで薬品確認ができますが，粉砕された粉薬では確認ができません。何よりも細いチューブを安心して使用できますので，患者QOLが向上します。さらにNST（nutrition support team）活動の1つとして簡易懸濁法を導入した結果，それ以外のことでも職種間の意見交換が活発にできるようになり，各部署の理解が深まったとの意見も多くあります。最近では，用量調整（1/2量など）への活用や，摂食嚥下機能が低下した患者への経口投与時での活用等も検討されています。
　このように簡易懸濁法は患者の安全性と投薬する看護師・介護者の安全や利

便性を追求した方法であり，多くの現場で簡易懸濁法が広がっています。

さらに，令和2年度診療報酬改定により，経管投薬が行われている患者が簡易懸濁法を開始する場合について，医師の求めなどに応じて薬局が必要な支援を行った場合，経管投薬支援料（100点，初回のみ）を算定できることになりました。

Q054 簡易懸濁法はどういう患者に適していますか？

» A

簡易懸濁法はチューブを詰まらせにくい経管投薬法ですから，鼻からチューブを入れている患者や胃ろう，腸ろうを造設した患者に適しています。また嚥下障害が軽度で食形態を工夫して口から食べている患者の服薬方法としても使われています。最近は小児などが半錠，半カプセルを服用する場合など，用量調節に活用されることもあります。

さまざまな経管栄養のアクセスルート

経管栄養法のアクセスルートはいろいろあります。短期間の場合一般的に行われるのは経鼻胃経管栄養法（鼻からチューブを入れる方法）です。チューブの先端は，食道，胃，十二指腸，空腸など患者の状態によりさまざまです。

嚥下障害が重度で，長期間経管栄養が必要な患者には胃ろう（gastrostomy）を造設します。内視鏡を使った胃ろう造設術をPEG（percutaneous endoscopic gastrostomy）といいます。鼻からのチューブを入れる際の上気道分泌物の増加がなくなるので，分泌物を誤嚥する危険性が減り，チューブが粘膜（鼻腔，咽頭，食道，胃など）を刺激することによる潰瘍形成なども避けることができます。胃ろうの造設が不可能，または困難な場合は，経皮経食道胃管挿入術PTEG（percutaneous trans-esophageal gastro-tubing）が行われることもあります。これは頸部食道ろう造設術で，わが国で開発された新しい低侵襲性外科治療の1つです。そのほかに，腸ろう（jejunostomy），PEGからの空腸ろう挿入（PEGJ），内視鏡下空腸ろう造設術（direct PEJ）などがあります。簡易懸濁法で投与可能な薬を選択すれば，これらすべてのアクセスルートから薬を投

服薬支援

与することができます。

チューブ先端の位置に注意

　簡易懸濁法に限らず粉砕した薬を投与する場合も同様ですが，**チューブの先端が胃にあるか腸にあるかで，投与できる薬が異なります**。腸溶錠の場合，チューブ先端が腸に達していれば使用できますが，胃までしか入っていない場合には薬効を損なう危険性があります。

　腸溶性にする理由はいくつかあり，胃酸により効果を損なう薬の場合，胃への刺激が強く副作用を起こしやすい薬の場合などです。前者の場合，チューブ先端が胃に入っていると，薬効を損なうので腸溶錠を使用することができません。後者の場合は，胃傷害に注意しながら投与することができます。従来，経管投与であれば錠剤を粉砕するという習慣がありますが，患者のチューブ先端がどこまで入っているかを確認しないと，処方薬が粉砕できるか否かは正確に判断できないのです。

　経管栄養法を行っていなくても嚥下障害があり食形態に工夫を要する患者は，誤嚥しやすいため水を服用できないことが多々あります。このような患者の服薬法として，簡易懸濁法で投与することがあります。1回に服用する薬を湯飲みなどに入れ，約55℃の温湯を入れて崩壊懸濁させ，とろみ調整剤を加えて服薬します。この場合，全部食べないと薬の全量が投与できませんので，食べられる量の水に懸濁させるように注意します。また，味やにおい，刺激にも十分な配慮が必要です。特にフィルムコート錠は，耐え難い苦みなどをフィルムで包んで隠している場合が多く，注意する必要があります。口腔内崩壊錠は，口腔内で崩壊するように製造されているので，味，においの心配をせずに投与できます。

Q 055　何度説明しても服用を忘れてしまいます。どのようにアプローチしたらよいでしょうか？

≫ A

　服薬方法が複雑な場合は，シンプルに組み立て直すのも対策の1つです。患者の生活習慣を確認し，いつのタイミングが服薬を忘れやすいのか，確実に服

薬できるタイミングはいつなのか把握します。主治医と連携し，薬剤の変更も
踏まえて効果的な服薬方法に変更するとよいでしょう。

　服薬確認を意識して記録を作成する習慣をつけるような指導を行うことも有
用です。患者自身が意識して薬を服用し，**服薬カレンダーに「◎」などの服薬**
確認マークをつけて服薬状況が常に目に入るような習慣づけを勧めます。

　確認の習慣が確立すれば，服薬行動も変化して服用忘れも改善できるように
なります。それでも改善が見られない場合は，お薬カレンダーなどを用いて，
いつも生活空間の目につくところに服薬状況が見えるように配置するよう勧め
てみましょう。1日ごとにセットした**「日めくり式お薬カレンダー」の活用も**
服用忘れ対策には効果的です（図）。

　また，服薬状況を家族や介護者も一緒に確認し，服薬できたことをともに喜
ぶことも励みになります。そして服薬を忘れている時は，家族や介護者から服
薬の声かけをして，服薬するように促します。それでも忘れる場合には，**服薬**
タイミングに合わせて目覚まし時計や携帯電話のアラームをセットするとよい
でしょう。アラーム音を自分で録音できるタイプの目覚まし時計を利用して，
「お薬の時間です」，「お薬飲みましたか？」などとメッセージアラームに設定
することも試みとして有用でしょう。

　近年，指定時刻に服用を促し，通信による見守り機能で服薬管理をサポートす
る機器やロボット，腕時計型モニター，服用通知オンラインシステムなどITを活
用した服薬支援機器が開発されています。服薬忘れに有用な機器が活用され，
コンプライアンスの改善が図られています。ただし，使い始めには効果的で
あっても，認知機能等の低下によって想定外の使い方に陥ってしまうケースも
あります。常に関係者と連携し使用状況を見守っておく必要があります。

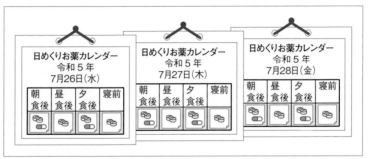

図　日めくり式お薬カレンダー

» A

　錠剤をうまく取り出すことができない理由として，年齢や疾患による手足の
しびれや振戦などさまざまな理由が考えられます。そんな中，近年はプッシュ
スルータイプやピールプッシュタイプなど乳幼児誤飲防止包装の薬剤が増えて
きており，薬剤師でもPTPシートから取り出すときには大変労力を使います。

　通常，このような場合には一包化調剤を勧めます。しかし，金銭面の負担や
薬に対しての意識低下の恐れがあるため本人，家族とよく話し合ったうえでよ
り良い方法を検討していく必要があります。家族の介助や自力によるPTPシー
トの取り出しがいくらかでも可能であれば，それを補助する器具があります。

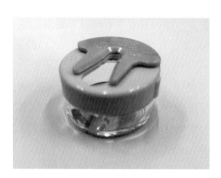

図1　おくすりポン

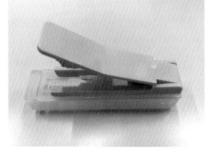

図2　錠剤出取（幅広タイプ）

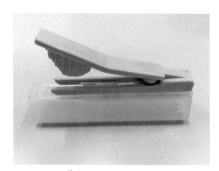

図3　錠剤出取（幅狭タイプ）

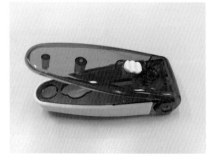

図4　おくすりダス

いくつかの服用補助器具を紹介します。

　まず「おくすりポン」（ポンプランニング）。これは小さい錠剤から大きい錠剤（10mm まで）や細長く小さな錠剤でも使用できます（図1）。ただし，指先の力が弱い場合には少し難しいでしょう。次に「錠剤出取」（スリーエー）。幅広タイプと幅狭タイプがありさまざまな大きさの錠剤やカプセルに対応でき，上から押すタイプなので指先が不自由な場合でも手のひらで押すことができるので使いやすいです（図2，3）。そして，「おくすりダス」（石丸合成樹脂）は，大小の穴があるので錠剤の大きさに合わせて使用できます（図4）。また，下には受け皿があるので，1回分をすべて取り出した後にまとめて服用することができます。

Q057　目薬をうまくさせないようです。何か良い方法はありますか？

》 A

　目薬をうまくさせない理由もさまざまあります。そんな中でもほとんどが，うまく固定してさすことができない場合や容器が硬くて押す力が必要であることが理由として挙げられます。目薬をうまく点眼するための手技をご紹介します。また，目薬をうまく点眼するための点眼補助具も市販されています。

目薬をうまくさす手技

　「げんこつ法」という方法があります。片手でげんこつをつくって，その手のひら側で下まぶたを下げます。もう片手に目薬を持って，げんこつに載せて点眼します。目薬を落とす位置を低くするとなお良いでしょう。それでも難しい場合には補助器具があります。

点眼補助器具

　「らくらく点眼」（川本産業）は上の青い部分に点眼液をセットするとてもシンプルな構造で容易にセットができ，使用可能な点眼薬が多く，ちゃんと固定されるので使用しやすいです（図1）。「らくらく点眼Ⅲ」（同）はセットするのに少々手間がかかりますが，片手で使用できます。使用可能な点眼液が多く，握力が弱い人でも使いやすいようです（図2）。

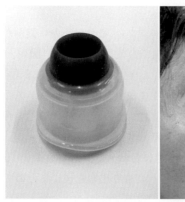
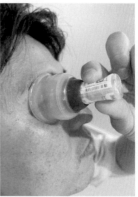

図1　らくらく点眼と使用例

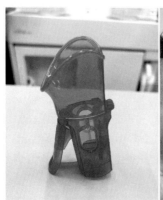
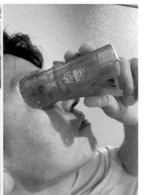

図2　らくらく点眼Ⅲと使用例

058 | 認知症で独居の場合，薬の管理について良い方法はありますか？

》A

　認知症で独居の場合，認知症の種類や進行具合によって支援内容は違ってきますが，支援策と支援者の2つの視点から考えられるものを挙げてみます。

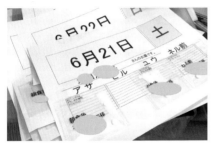

図1 日めくりカレンダーを作成した例

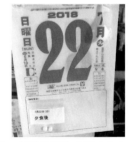

図2 市販の日めくりカレンダー
を利用した例

①服薬支援

・一包化（日付, 色分け）

・1週間あるいは日めくりカレンダーの利用（週間カレンダーがだめであって
　も, 日めくりカレンダーならうまくいく例も多々あります。図1, 2）

　これでも飲めなかったり, 飲み過ぎたりすることはあります。その場合, 支
援者が重要になります。

②支援者の見つけ方

　ケアマネジャーと薬剤師が相談し, 支援者を組み合わせて支援マネジメント
をすることが重要です。ケアプランの第1～3表を見れば, 何曜日の何時に何
のサービスがあるかがわかります。声かけすることが可能なフォーマルサービ
スと連携することを大切にしましょう。また, ケアマネジャーと相談し, イン
フォーマルサービスとして家族や近隣の人の支援も検討してみてください。

③支援者具体例

・近隣の友人・知人による服薬タイミングの声かけや管理の手助け

・同居する家族による毎日の服薬介助（声かけ）

・薬剤師や訪問看護師, ヘルパーなどによる定期訪問時の管理

・不定期訪問であるが, 子, 孫らによる服薬の声かけ

・デイサービス, デイケア参加時に服薬介助（声かけ）

服薬支援

コンプライアンス向上

Q059 多剤服用の高齢者の処方整理の考え方について教えてください。

≫ A

　高齢者は，多病に罹患し多剤処方になりやすいものです。多剤処方の問題点は，医療費の増大，服薬に伴うQOL低下はもとより，服薬の過誤，処方や調剤の過誤，薬物相互作用等による有害事象の増大があります。高齢入院患者で薬剤数と薬物有害事象の関係を解析した報告では6剤以上で有害事象は増加し，薬剤数と転倒の発生を解析したところ5剤以上で転倒発生頻度が増加したとの報告があります。一方，6種類以上の薬剤が必要な場合もあれば，たとえ3種類でも有害事象が発生する場合もあり，逆に過少医療が疑われる場合は処方追加も含めて一律に剤数のみにとらわれず，有効性，安全性を確保するよう処方内容を適正化する必要があります。

　これら多剤処方の問題点を解決するには，高齢者薬物療法の原則に従った定期的な処方の見直しが必要となります。多剤服用を避けるための基本的な考え方としては，①投与薬のエビデンスは妥当であるか，若年者で示された予防医学的エビデンスを後期高齢者に適応することは妥当であるか，②症状の改善が認められないのに漫然と投与していないか，③薬物療法以外の手段があるのに，薬物を漫然と投与していないか，④特に優先順を考慮した薬物療法であるか──。これらを常に念頭におくこととされています。

　そのためには，患者1人ひとりと向き合って病態や日常生活状況，服薬状況を把握し，患者の立場から見た優先順位を踏まえて，有害事象の危険性がある薬剤を見直しの対象とします（表1）。

表1　各薬剤の適応を再考するポイント

①予防薬のエビデンスは高齢者でも妥当か
②対症療法は有効か，薬物療法以外の手段はないか

　同時に，高齢者は加齢による薬物動態の変化により薬物感受性が増大し，薬効過多となりやすいため，まずは薬物動態から処方の見直しが必要となります。腎機能，肝機能を評価し，臓器機能に応じた適切な投与量の見直し，適切な薬剤への変更を行うのです。また，常に薬物療法をモニタリングし，検査値や薬物血中濃度測定結果を評価・解析し，投与量を減じたり増加させる，あるいは投与間隔を延長し服薬回数を減ずるなどの見直しが必要となります。

　ただし，高齢者では，検査値のみにとらわれることなく，患者の服薬能力，コンプライアンス，アドヒアランスを見極める必要があります。薬歴確認，相互作用の確認，副作用の未然回避などに加え，必ず，在宅での服薬状況を聞き取り，患者の薬識，服薬能力，家族や介護者の支援状況を評価するとともに，可能な限り自宅にある残薬をすべて確認し服薬の実態を把握するなど，総合的な評価に基づいて処方の見直しを行う必要があるのです。

　薬剤を変更する際には，一気に何種類も変更すると病状が変化した際にどの薬剤が関係したか判断が難しくなり，有害事象も出現しやすくなるため，少しずつ変更することが重要です。また，薬物を中止する場合も，一気に中止すると症状が変化した場合に薬剤の関連性判断が困難となるので，1種類ずつ行います。急な中断が有害事象の出現につながる場合もあるため，リバウンドにより症状の悪化しやすい薬剤には特に注意が必要となります。

　以上，多剤服用の高齢者の処方整理の考え方を整理してみました。「処方見直しのプロセス」と「薬剤師の役割」の要点を表2，3に集約しますが，最終目標は高齢患者のQOL向上にあり，最終目標の達成には，高齢者本人やご家族はもちろん，関係する地域の医療・福祉関係者はじめ地域住民とも情報共有して連携を図る必要があります。

　地域包括ケアシステムを進化させ，在宅医療を支えるために保険薬局と病院，診療所において患者情報や検査値などを共有するシステムが各地で実践さ

表2　処方見直しのためのプロセス

・病状，認知機能，ADL，栄養状態，生活環境，すべての薬剤（OTC医薬品なども含む）を把握し，総合的な評価を行う。
・ポリファーマシーに関連した問題点の評価に従って，医師をはじめ多職種と協議を行う。
・薬物療法の適正化（中止，変更，継続）を図るための支援を行う。
・服薬継続中の病状など（薬物有害事象，QOL含め）の経過観察を継続する。
・新たに薬物療法に関連した問題点が発生した場合は，薬物療法の適正化を支援する。

表3　多剤服用の高齢者の処方整理における薬剤師の役割

- 薬剤の特性に合わせた開始用量や継続投与量の調整を行う。
- 薬物代謝に関与する薬物相互作用に注意し薬物投与量の増減に注意する。
- 高齢者に漫然と投与されている薬を定期的に見直し，同種同効薬の重複，相互作用の回避により薬剤数の削減，有害事象や医療費の抑制につなげる。
- 高齢者の薬物体内動態をもとにした処方提案および検査値などモニタリングの継続により，過剰投与や過少投与を回避する。
- 疾患横断的に使用する薬剤について適切なタイミングで評価，漫然とした使用を回避する。
- OTC 医薬品（漢方製剤を含む）など，いわゆる健康食品（サプリメントを含む）を把握し，医薬品との重複を回避，重篤な副作用発現等に早期対応する。
- 精神運動機能の低下した高齢者では，服薬能力および在宅での服薬実態を確認し，コンプライアンス，アドヒアランスを見極め，用法用量の簡素化，一包化調剤，服薬能力に応じた剤形変更など薬学的ケアを実践する。
- 医師や歯科医師，看護師，管理栄養士，リハビリスタッフ，介護者などの多職種と連携し，高齢者薬物療法の適正化を図り，高齢患者の QOL 向上を図る。

れています。今後，この動きは急速に進展すると予想され，患者情報や検査値などの情報共有について早期実践，拡大のためのアクションが必須となるでしょう。

飲み忘れが多い場合や指示通り正しく服用できない場合の対応策を教えてください。

≫ **A**

　サービス付き高齢者向け住宅やグループホームでは，介護職や看護職などの専門職が服薬管理しているので，医師の指示通りに服用していることが多いと思われます。ところが，老老介護などでの高齢者世帯では残薬があったり，一方で不足薬があったりすることがしばしば見受けられます。

　そのような時は，服薬カレンダーの利用や一包化などが一般的ですが，なぜ指示通りに服薬できないか，その背景を正しく分析する必要があります。

　特に高齢者の場合は認知機能に問題がなくとも，薬は1日3回食後に服用するものであるとの固定概念によって，1日2回服用の薬物を3回服用していることもまれではありません。わかりやすく説明しても理解を得られないことも

ありますから，あえて1日3回投与できる薬物に変更する工夫も必要です。また，例えば昼食を抜く生活習慣があると，昼の薬を服用しなくなることもあります。生活リズムに応じて，1日2回服用とする対応もよいでしょう。

在宅高齢者は，基礎代謝の低下に加え，腎機能や肝機能低下，そして低栄養，脱水など，また，体重の減少などもあり，成人と比べて薬物の有害事象が出やすい状態です。したがって，成人に対する通常投与量の1/2〜1/3量でも，十分な効果が期待できると言われています。できるだけ，服薬回数を減らし，可能な限りシンプルな内容にすることがとても重要です。ただし，1日1回の長時間作用型の薬物は慎重に服薬しなくてはなりません。

そのほか，正しく服用できない原因には，認知症による記憶障害や理解力の低下だけでなく，視力障害によることもあります。一包化した薬袋を目立つように色分けするなど，高齢者特有の障害にきめの細かな対応が求められます。

現在，高齢者のポリファーマシーは大きな課題となっています。服薬コンプライアンスが悪くとも，健康状態が良好な症例と出合うことはまれではありません。これが服薬を中止する根拠となる場合もあるので，生活情報や服薬状況を主治医に報告しながら，減薬に努める姿勢も大切です。

コンプライアンス向上

Q061 過量服薬してしまう場合の対応策について教えてください。

》A

過量服薬は，薬剤師の日常的な薬学的管理業務（訪問時の残薬量の確認，処方間隔の不合理）や患者や家族などの介護者とのコミュニケーションにより見いだされることが多いでしょう。過量服薬が疑われる場合，まず事実の確認と具体的な服薬状況について客観的に把握する必要があります。過量服薬を確認した時点で有害作用や健康被害などが疑われる場合には，速やかに処方医師に情報提供し対処を依頼することが必要です。また，健康被害の有無にかかわらず，過量服薬状態の改善および未然防止の観点から，薬学的な関与を適切かつ能動的に実施することが求められます。

過量服薬の問題を解決するには，その原因や背景を適切に把握することが重

要なポイントとなります。その対応を検討するうえで，過量服薬を「意識的（故意）服薬」と「服薬過誤」に分けて考える必要があります。

患者の意識的な過量服薬の対応

　患者自身が意識的に行う過量服用の典型的な事例として，患者が自覚症状（例えば疼痛緩和や不眠など）の改善に満足できず，自己判断で増量したり同効薬（一般用医薬品も含む）の併用をしてしまうことが挙げられます。その背景には「患者が医師や薬剤師に自らの意思や要望を十分に伝えられない」，「医師や薬剤師を信頼できず自分の経験を優先する」，「過量服用のリスクを理解していない」，「リスクを知りつつ薬に依存している」などの状況が考えられます。

　患者の立場で考えれば，過量服薬をしている後ろめたさから真実を隠したいという心理になりがちです。そのため，薬剤師には，その問題を一緒に解決しようとする態度とコミュニケーションスキルが求められます。故意の過量服薬が明らかになった場合，薬剤師はその行為を叱責するのではなく，**「なぜそうする必要があったか」**の理由を丁寧に聞くことが解決の糸口をつかむ重要なポイントになります。過量服薬の原因を把握することができたら，その解決に向けて対応策を探ります。薬剤師が問題解決のための提案と過量服薬のリスクについて説明し，患者が理解と納得をすることでアドヒアランスを改善させられることも少なくありません。

　また，問題解決に向けたプロセスの中で，診療や処方内容に関わる判断が必要となる場合も少なくありません。このような場合，薬剤師が収集した情報を処方医師に的確に情報提供すると同時に処方提案を行うなど，過量服薬の問題を根本的に是正するための薬学的な関与を行う必要があります。

服薬過誤による過量服薬

　服薬過誤による過量服薬は，複数科受診，多剤併用，類似薬剤の併用，処方変更に伴う残薬，複雑な用法の服薬状況，高齢，認知力低下，視力低下などの身体的状況，高齢者世帯や独居などの生活環境の要因によりそのリスクが増大します。在宅療養の対象となる患者では，これらのリスク要因が組み合わさることが少なくありません。薬剤師は，個々の患者の療養状況を把握し，これらの**多様なリスクを予測・確認**して下記に示すような薬学的な関与を検討することが求められます。

①一包化

　多剤併用などによる服薬の複雑さによる服薬過誤を予防する観点から，一包

化は有効な対応です。複数医療機関（科）の処方も併せて一包化管理することがリスクを低減する重要なポイントとなりますが，処方日数の違いや処方変更によりかえって複雑化を招くこともあるので，その選択は処方内容などの状況に応じ患者と家族などの介助者に提案し理解を得ることが必要となります。

②服薬カレンダーなどを利用した医薬品管理

服薬過誤の防止に，服薬カレンダー（ボックス）などによる服薬管理は有効です。ただし，一様の管理方法を押しつけるのではなく，患者のADLや生活環境・介護支援力に応じた管理方法を提案することが必要です。例えば，日付や数に関する認知能力が低下した患者にとって，服薬カレンダーによる管理は目の前にある数日分の薬を一度に飲んでしまう重大なリスク要因となるため，服薬を介助する家族や介護者の理解のもと，患者の目と手が届かない場所に保管して管理をするなどの配慮も必要となります。

③用法に関する処方提案

身体や認知能力の低下により服薬介助が必要な患者では，家族や介護員の服薬介助者が関与できる環境に応じ，確実かつ継続的に服薬ができる管理計画を立てる必要があります。処方の用法（服薬回数）と介助環境の不合理は，服薬過誤の直接的なリスク要因となります。薬剤師が服薬介助の管理環境を踏まえ，適切な製剤選択や用法に関する処方提案を実施し，薬物治療における医療と介護の適切な連携に主体的な役割を担うことが求められます。

④残薬の管理

患者宅に残っている不必要な薬は，服薬過誤のリスク要因となります。特に一包化して分包紙に印字やシールで記載された残薬は，服用すべき包装との識別がつきにくく，重複服薬のリスクが増大します。残薬は患者の所有物ですので，勝手に廃棄することはできませんが，患者や服薬介助者に理由を説明し，不必要な残薬は適切に保管または廃棄をすることが必要です。また，残薬が利用可能な状況の場合，処方医に照会して処方削除や日数を調整するなど，安全性と費用軽減を併せた管理も求められます。

⑤ケアマネジャーとの連携

高齢者の単独・独居世帯の場合，訪問介護員に食事などの生活介助と併せ，薬剤師が計画した薬学的管理に基づいて服薬の介助を依頼する必要があります。訪問介護は常に同じ担当者が訪問できるとは限りません。また，複数の訪問介護員担当者の間で薬剤師から得た服薬情報を伝達して共有することは期待

コンプライアンス向上

109

できません。そのため，薬剤師が訪問介護員を管理するケアマネジャーと連携し，服薬介助に必要な情報提供，服薬状況や問題点の報告が実施できるような状況を整備することが求められます。

Q062 訪問薬剤管理指導を開始するにあたり患者宅を訪問したところ，大量の残薬があることがわかりました。薬剤師として，まず何から手をつけるべきでしょうか？

» A

残薬の内容を把握・整理するとともに，それらの薬剤が「なぜ服用・使用されずに残っているのか」について，その理由や背景などを確認することが重要です。

処方医の指示を受けて在宅患者の訪問薬剤管理指導を実施する場合，薬剤師は「薬学的管理指導計画」を策定し，これに基づいて実施していくことになります。当該計画は，処方医から提供された診療状況に関する情報や，訪問看護師などの関係職種間と情報を共有しながら，実施すべき指導内容・訪問回数・訪問間隔などについて，原則として訪問薬剤管理指導を開始する前に患者ごとに策定します。

訪問指導の開始にあたり，薬学的管理指導計画の策定に必要な情報収集のために患者宅を訪問した際に，服用もしくは使用されていない大量の薬剤（残薬）が見つかったという話は少なくありません。薬剤師としては，まず当該残薬の内容を把握するとともに，使用期限や患者宅での保管状況などを確認し，使用可能な薬剤とそれ以外を整理することが必要です。そのうえで，患者やその家族などから，これまでの服薬状況や服薬に際して困っていることがないかなど，できるだけ丁寧に話を聞いて，その際のやり取りや得られた情報の中から，残薬となっている理由や背景，原因などを探っていくことが重要です。

例えば，高齢になると複数の持病を有する人が増え，疾患の数だけ処方される薬剤も多くなります。そのため，複数診療科の処方により併用薬剤の種類数が多くなったり，服用時点・服用方法が複雑になることで正しく服用することが困難となり，結果として大量の残薬につながるケースがあります。また，患者本人が自覚症状がないことから服用の必要性を感じず，自己判断で服用をや

めてしまったり，服用時点や服薬方法を認識できていないため正しく服用できない場合など，患者の状態や服用している薬剤の内容の違いなどにより，さまざまなケースが考えられます。

薬剤師としては，個々のケースを踏まえたうえで，重複投薬の有無や相互作用の問題がないことなどを確認するとともに，もし薬剤の種類数が多いことで服薬コンプライアンスに影響しているようであれば，一包化による対応だけでなく，服用時点の工夫・変更の可能性などを含めて考慮することも必要です。また，患者が処方された薬剤の服用の必要性を感じていないようであれば，その薬剤は何のために必要なのか丁寧に説明し，理解・納得してもらえるよう努めることや，そもそも服用の必要性を理解できていないようであれば，認知症の疑いなども考慮して慎重に対応することが必要です。

そして，処方医に対しては，残薬の状況などについて情報提供を行うとともに，必要に応じて処方変更などを提案していくことも薬剤師の重要な役割です。薬剤師による訪問薬剤管理指導が行われることで，患者の服薬上のコンプライアンスもしくはアドヒアランスが向上することは言うまでもありませんが，残薬が見つかった場合は，処方変更や処方提案を検討する機会であるとも捉え，より質の高い薬物療養の提供となるよう努めることが必要です。

063 副作用が心配で自身の判断で休薬日を設けているようです。どうしたら納得して服薬してもらえるでしょうか？

》A

薬物の体内動態についてわかりやすく説明し，有効域と無効域，副作用発現域について理解を促すとよいでしょう。さらに，服薬しないとどんな状態になるか，具体的に例を挙げて疾病に対する影響を説明し，服薬の必要性を納得してもらうのも良い方法です。

例えば，血圧降下薬の中断は血圧の変動につながり脳出血などのリスクを高くする，胃潰瘍治療に用いる H_2 受容体拮抗薬は急激な中断で胃潰瘍の再発リスクが高くなる，抗菌薬の中断は感染症の増悪につながる可能性がある――など，自分勝手な休薬や中断は病気を悪化させる危険性があることを理解しても

コンプライアンス向上

らうとよいでしょう。

　ここで大切なことは，休薬の危険性について一方的な説明をするだけでなく，休薬に至った要因は何か，服薬に関してどんな不安を持っているのかをゆっくりと聞き取り，1つ1つの不安をどうすれば解消できるか，患者の不安な思いに寄り添い，一緒に考え，その不安を軽くすることではないでしょうか。

　気がかりな副作用については，どうすれば予知できるか，どうすれば副作用の軽減や重篤な副作用の未然回避対策が立てられるかなど，副作用の兆候なども説明し，気になる症状があれば早期対応が可能であることも伝えておくとよいでしょう。

　正しい薬の知識を持ったうえで不安を解消し，服薬の必要性を納得して初めて自発的に服薬できるものではないでしょうか。

 064 期限が切れた軟膏や目薬をいつまでも使っています。どのように説明したら新しい薬剤に交換できるでしょうか？

》A

　身近な食品に例えて「食品に鮮度や賞味期間があるように医薬品も一般的に使用期限が設定されています。賞味期限の切れた食品は廃棄するように，医薬品も使用期限を超過した時には使用しないのが原則です。医薬品は製造された後に卸から病院や薬局を経て患者の手元に届くため，調剤された時点である程度の月日が経過しています。必ず包装に記載されている期限を確認しましょう」など，身近な食品に例えて賞味期限，使用期限について説明してみるのもよいでしょう。

　また，「軟膏や目薬の包装には使用期限が記載されていますので，必ず確認してください。薬品によっては長期間安定を保つことができず，『7日以内に使用してください』など短期間の使用期限が定められている場合があります。必ず使用期間に関する注意を守って，期限内に使用してください」と記載されたラベルの実例を見てもらいましょう。

　期限が切れると効果が減弱するほか，薬剤によっては品質が低下して副作用やアレルギーなどが発現する危険性があること，軟膏や目薬などは期限内で

あっても，開封のたびに細菌汚染や品質低下が起きる可能性があるので，取り扱いに注意する必要があることなどの情報も添えて使用期間はしっかり守ることなどの説明もしましょう。

　このような患者の場合，目薬だけでなくほかの薬も期限を守らずに使用している可能性があります。薬剤師として，期待した治療効果を発揮するのと同時に，不幸な有害事象が発生することのないよう，薬の作用や副作用，使用上の注意，保管方法などの説明を行い，「ほかにもご家庭に気になる医薬品があれば何でもお気軽にご相談ください」とつけ加えておきましょう。

Q065

ステロイドは体に悪い，癖になると思い込んでいるようです。このような患者には，どうしたら服薬してもらえるでしょうか？

》》A

　ステロイド薬は，もともと体内で作られる重要なホルモンであることを理解してもらい，特徴や作用メカニズムをわかりやすく説明して納得してもらうのもよい方法です。

　例えば，「ステロイドは，もともと腎臓の上部にある副腎皮質という臓器で作られるホルモンです。いろいろなストレスに対処するなどとても重要な働きがあり，炎症を鎮める，免疫を抑制するといった作用があります」と，ステロイドの由来を説明し，理解してもらいます。「このステロイドが減少したり不足すると，炎症やアレルギー症状などが現れたりしますので，必要な期間に必要な量のステロイドを補う必要があるのです。本来，自己分泌されるステロイドは早朝に高く午後から低下することがわかっていますので，そのリズムに合わせて服用する方法がよく用いられます。1日1回なら朝に服用し，分けて服用している場合は朝の量を多くして午後の量を少なくするのが一般的です。定められた用法・用量を守ることで期待された効果が発現し病状が改善されます。しかし，服用量や服薬スケジュールを守らないと効果が期待できず症状が長引いたりします。また，急に服用をやめると体内のステロイドが急激に不足した状態になり，腎不全の症状が現れる場合もあります。効果が現れて症状が落ち着いても，急には中止できないのがこの薬の特徴です。気がかりな副作用に対

しても適切な予防と対処法を行うことで対応は可能です。主治医と薬剤師が一緒にモニタリングを継続し，副作用の未然回避に努めますので，ご自身の体調変化などについて気がかりなことは何でもお聞かせください。服用方法を守り安全に薬物療法を受けてみませんか？」などの説明で理解を促してみましょう。

お薬手帳

Q 066 在宅医療でお薬手帳を活用する場合，どのような例がありますか？

» A

患者および関係職種間での情報共有ツールとしての活用などが考えられます。

お薬手帳については，調剤の際に実施する薬剤情報提供のための手段として，これまで薬剤師・薬局により積極的に普及・活用されてきました。現在では，医療機関の受診時にも提示を求められることが当たり前となるなど，患者が医療を受けるうえで欠かせないツールになったと言えます。

お薬手帳には，調剤した薬剤に関する情報として，調剤日，薬剤の名称，用法・用量，服用に際して注意すべき事項などが，薬剤師によって経時的に記載（またはシールが貼付）されています。また，残薬がある場合にはその情報や，過去の副作用やアレルギーの有無，調剤を行った薬局・薬剤師の連絡先なども記載されています。さらには，患者自身により，薬剤を使用した際に気になったことや，購入・使用したOTC医薬品に関する情報などを記載しておくことで，当該患者にとってより安全な薬の使用が可能となります。最近では，従来の紙媒体の手帳に加えて電子版も普及しつつあります。

基本的にお薬手帳は，外来患者の調剤の際に活用することを中心に普及してきたことから，患者・医師・薬剤師による情報共有ツールとしての印象が強いかもしれません。一方，在宅医療では医療・介護関係職種間による幅広い連携（多職種間連携）が不可欠であることから，外来患者の調剤の場合とは少し異なる役割を有している，もしくは活用方法が求められると考えます。

例えば，在宅患者の場合，患者宅にお薬手帳を備えておくことで，当該患者の医療・介護に携わる関係職種間での情報共有ツールとしての役割が期待されます。複数診療科の診察を受ける場合には，それぞれの医師に当該手帳の情報を確認してもらうことで，処方の際に重複投薬の有無などを容易に確認できるのは言うまでもありません。また，患者が**ショートステイ**を利用する際には，

服用中の薬剤だけでなく，お薬手帳も併せて持参してもらうことで，ショートステイ先で急に医療が必要になった場合でも，現在服用中の薬剤やこれまで服用した薬剤を，容易かつ間違いなく確認できるため，いざという時に安心です。

　ほかにもさまざまな活用例が考えられますが，患者ごと，それに携わる関係職種（チーム）ごとに活用方法は異なります。最もふさわしい活用方法となるよう，その都度，適宜工夫して対応していくことが重要です。

第 6 章

多職種連携のポイント

- 多職種連携
- 連携の実際
- 訪問時のチェックポイント

多職種連携

Q 067 多職種連携とは何ですか？　連携する職種にはどのような
ものがありますか？

≫ A

　人間が生活していく中では，医療のみならずさまざまな要素が複雑に絡み
合っています。患者は医療を受けるためだけに生活しているのではなく，より
健やかに生活していく手段の1つとして医療を必要としていますが，**限られた
医療職のみでは生活全体を把握しながら支えていくことは非常に難しく，それ
ぞれの分野の専門職が関わり合いながら療養支援や生活支援を行っていくこと**
が必要になります。他職種の役割について理解しておきましょう。下の表は関
連する他職種の役割を一覧にしたものです（**表**）。

表　関連他職種の役割

職　種	役　割
看護師	医療処置，療養生活全体のサポート（症状観察・医師の指示による医療行為・排便管理・導尿・褥瘡処置・カテーテル管理・体位変換・入浴介助・服薬管理・家族指導など） ＊医療保険での介入と介護保険での介入の2通り
ホームヘルパー	身体介助・生活介助・介護相談 （食事・排泄・入浴・室内移動・調理・洗濯・買い物・通院など）
介護支援専門員 （ケアマネジャー）	ケアプラン作成・療養生活に関わる相談援助・関係職種との連絡調整・介護保険の給付管理
作業療法士 （Occupational therapist；OT）	作業療法によるリハビリテーション（趣味・仕事・日課・レクリエーションなど）
理学療法士 （Physical therapist；PT）	理学療法によるリハビリテーション（歩行・起き上がり・移乗など生活動作の訓練，福祉用具の使用に関する指導，住宅環境改善のアドバイス，マッサージなど）
ソーシャルワーカー	福祉全般に関する相談・援助（社会保障制度全般についての指導，申請手続など）
管理栄養士	療養に必要な栄養管理指導（栄養状態の評価に基づく献立作成や食事形態のアドバイスなど）

これらの職種のほかにも，臨床心理士や鍼灸師，ボランティアなどが関わっている場合もあります。また，必要に応じて歯科医や皮膚科医による訪問診療やコンサルタントを依頼することがあります。

さまざまな職種と連携することにより，薬剤師の業務にも良い影響や課題を与えてくれます。**薬剤師が把握している患者の姿は，患者の生活の中の限られた部分です。**それに比べると多くの場合，看護師やホームヘルパーは患者とともに過ごす時間が長く，それだけ患者についての情報を多く持っています。したがって食欲，嗜好や嚥下機能の変化，認知機能の変化，生活のリズム，患者や家族の本音，実際の服薬の状況といった患者の生活の様子は，これらの職種から多くの情報が得られます。また，作業療法士や理学療法士は患者の運動機能を継続的に観察しているので，その情報が得られれば，薬剤が運動機能に変化をもたらしている可能性にも気づきやすくなります。多職種の連携を円滑に進めるためには，ほかの職種が訪問している時間に合わせて訪問し，その仕事の様子を見ておくことは大変参考になります。

Q068 多職種との連携を上手に進める手段にはどのようなものがありますか？

》A

在宅医療の場ではそれぞれの職種が異なる医療機関や事業体に属しており，拠点としている場所が互いに離れていることも少なくありません。加えて業務形態も異なることから患者に関わるタイムラインにずれが生じ，連携が難しくなる局面もあり，どのように情報を共有していくかが連携のキーポイントとなります。

一般的には電話やファクシミリ，メールを活用して情報を共有していることが多いようです。メールについては，もしチームの中にサーバを備えている事業所があればこれを活用してメーリングリストを設けるという方法も効果的です（患者の個人情報をやりとりすることもあるため，一般向けに公開されているメーリングリストサービスの利用は避けるべきです）。

例えば薬剤師が患者宅を訪問して状態変化に気づき，その場で医師に電話で

報告して指示を仰いだとします。この場合，そのままでは薬剤師と医師の2者間でしか情報が共有されませんので，関連する他職種にも知らせるためにその内容をメーリングリストを利用すれば，同時に同じ情報を共有するため，同時に情報を得ることができるばかりか，確認やコメントがあればそのメーリングリストを利用して皆が同時に知ることができます。また，現在では携帯電話をはじめさまざまな通信機器が普及し，容易に利用できるので，外出先や訪問先でもメーリングリストなどを利用して情報を管理・共有することが可能になっています。

　一方，以前からよく用いられているものには，患者宅に連絡帳を設置して訪問のたびに連絡事項を書き留めたり，チェックするという方法があります。また，患者の処方内容や調剤履歴は多くの職種にとって有用な情報となります。かかりつけ医の往診を受けている場合でも，お薬手帳などに処方の内容をはじめ必要な情報を記入しておくのもよいでしょう。

　ただし，情報共有の手段がどれだけ発達しても，直接顔を合わせてのカンファレンスは的確な連携を進めるうえで大きな力となります。できるだけ定期的あるいは臨時に集まる機会を設け，職種間での意思疎通を図ることが望ましいと言えます。時間的，物理的にカンファレンスへの参加や開催が難しい場合は，文書やインターネットなどを介したコミュニケーションツールを利用する方法も効果的です。

　最近ではインターネット回線を通じた簡便な会議システムも普及しており，これを利用してカンファレンスを行うこともできます。

　また，地域で運用されている医療情報ネットワークなども活用してください。

 069 薬薬連携について，改めて教えてください。

>> **A**

　病院の薬剤師と薬局の薬剤師が，患者が使用する医薬品・医療機器などの情報や患者の体質などの情報を共有し，充実した医療に結びつけることが薬薬連携と言われてきました。薬薬連携は薬剤師職能としても重要ですが，さらなる推進が求められています。

　令和4年度診療報酬改定において，薬局薬剤師業務を対物中心から対人中心へと転換の推進が図られ，医療機関からの求めに応じて，入院予定の患者の服用薬に関する情報等の把握と持参薬の整理，医療機関への情報提供を行った場合の薬局への評価が新設されました。以前より疑義照会の窓口とは別に薬局薬剤師からの質問等を病院薬剤師が受け付ける窓口PCCP（pharmacist counseling center for pharmaceutical care）が設置されている病院もあります。PCCPでは患者情報を共有し，服薬指導等に役立てています。これは通常の疑義照会窓口とは異なり，薬局薬剤師からのさまざまな質問に病院薬剤師が応じる窓口の通称です。

　大学病院を中心に始まった取り組みは民間病院まで広がってきました。院外処方箋に検査値が記載され，それによる疑義照会が増えてきています。特に肝機能や腎機能といった代謝に関わる検査値は，保険薬局にとって安全な薬剤投与を行ううえで重要な指標となり，安心して投薬を行うことができます。また北海道大学病院では検査値は3カ月以内に測定したものが記載され，千葉大学医学部附属病院では，特に注意が必要な薬剤と検査値情報の組み合わせが記載されています。最近は多くの病院で検査値を処方箋とともに記載することが多くなっています。

　患者の情報の収集には，令和4年から導入が始まったマイナ保険証（マイナンバーカードの健康保険証利用）を用います。医療分野にもデジタルトランスフォーメーション（DX）を取り入れることで業務を効率化し，患者に質の高い医療を提供して効率化と医療費の無駄をなくし，適正な医療が受けられるようになります。その結果，より安全で安心な生活を送れることが目標です。マイナンバーで情報の承認をしてもらうことでと，患者の処方内容と特定検診の結果などが閲覧でき，いつどこで受診しどのような処方であったかや，薬の重複や適正使用の確認ができます。これにより薬剤師の役割は進化します。正しく調剤するだけではなく，得られた情報を吟味し，処方された薬剤が適切かどうかを検証し，問題があれば疑義照会をすることが重要な役目となります。患者が安全・安心に治療が受けられ，薬剤師は患者の健康を守り，さらには医療費の削減にも貢献していかなければなりません。ただ，マイナカードからの情報は社保・国保などのレセプトからのデータであり，請求されて初めて反映されますから，直近の受診データではないということに注意が必要です。今日クリニックに行って，近所の薬局で薬をもらい，その足で別のクリニックに行って処方箋を別の薬局に持ってきたなどの情報は反映していません。そのことを

多職種連携

121

薬剤師は十分に理解しておく必要があります。さらには電子処方箋が始まりますが，この運用には課題も多く，医療機関との連携が重要になります。なかでも病院薬剤師との連携は重要になると考えられます。

　多職種と情報の共有化をしていくうえで，**薬薬連携を取り，患者が使用してきた医薬品や医療用具，またその患者の薬剤に対する感受性などを提供することも薬剤師の役割です。**それには入院中からの薬剤の使用内容や投薬の方法などが病院薬剤師から提供され，それに基づいて薬局薬剤師が在宅や薬局の窓口で，連携された情報を有用に活用し，薬や医療用具などを渡していくこと，そしてその薬剤などの効果と副作用を検証し，それを他職種に情報提供していくことが役割となります。

　薬薬連携を進めるツールとして，お薬手帳も有用です。入院する際に持参することで，院内の診療に貢献できます。ただし，薬局薬剤師が手帳に情報の記載をきちんと行うことが大切で，患者のアレルギーや副作用，生活習慣などが記録されていないと，価値は半減してしまいます。また平成28年からはお薬手帳の電子化の対応が進み，スマートフォンにお薬手帳のアプリを入れる人も増えてきました。これによりお薬手帳の持参忘れが減り，かかりつけ薬剤師による薬の一元的な把握が進んでいくことでしょう。さらにはマイナカードで薬剤情報と特定検診の結果を確認できるようになりました。しかし患者のアレルギーや副作用，生活習慣などは確認できません。かかりつけ薬剤師として一元的に管理できる薬歴等の記載が薬局薬剤師の役割だと思います。

　ところで，薬薬連携の現状はどうかというと，医療行政の変化が大きな影響を与えています。診療報酬の評価として，病院薬剤師は病棟業務を主に行うことに重点が置かれるようになってきています。その成果がエビデンスとして示されるようになり，病院薬剤師の役割について多職種から評価を得ていることも明らかになってきています。ただ，今までの病院内業務に病棟業務が加わってきたことにより，退院時カンファレンスなど薬局薬剤師との情報共有の場への時間を確保することが困難な状況になりつつあります。

　しかし，そのような中でも薬薬連携が少しずつ行われてきています。それは薬薬連携がいかに重要であるかを理解している薬剤師が，少ない時間をやりくりして顔の見える関係を構築してきているからです。多く見られるケースとしては，病院薬剤部が主体となって，地域の薬剤師会などとともに研修会を開催していくものがあります。研修会に参加することで病院薬剤師や近隣の保険薬

剤師の顔が見える関係を構築していくことが可能です。

地域医療支援病院（基幹病院）との連携，地域包括ケアでの民間病院との薬薬連携

　各地で基幹病院と地域薬剤師会が共同して研修会が実施され，多くの薬局薬剤師が参加し，入退院時における情報の共有化が図られています。自宅に戻っても入院していた時の状況がわかることから，安心して在宅に移行できる体制ができてきました。そのような地域包括ケアが推し進められる中，中小の病院では，病院薬剤師と薬局薬剤師による地域包括ケアの単位での研修会が行われ始めています。薬局薬剤師が，身近な病院・クリニックの医師など多職種と膝を突き合わせて課題に取り組み，薬薬連携を考えていく研修です。地域に住む患者に一番近い，普段接している人たちとの顔の見える関係づくりを行います。国が示した地域包括ケアシステムの図に薬局は入っていることは多くありませんが，このような連携を構築していくことで薬剤師職能が発揮されることは間違いありません。

脳卒中の連携

　医療機関同士の連携として動いているものが脳卒中の領域です。脳卒中連携クリニカルパス作成に病院・薬局薬剤師も参加し，切れ目のない医療の中で薬剤の情報の共有化を図り，適切な薬剤管理が実施されています。ある地域の脳卒中連携研修会には薬剤師部会が設置され，病院薬剤師・薬局薬剤師が共同でシンポジウムを行い，連携のための意見交換を行っています。またそれに伴い，脳卒中連携クリニカルパスの中に薬剤シートを取り込み，薬剤情報を病院・薬局が共有のツールとして積極的に利用する仕組みを作る動きができ上がっています。この薬剤シートは脳卒中だけでなく，がんや糖尿病においても使用できます。

　ほかの領域でも，お薬手帳を活用し積極的に連携を図ろうとする事例が全国各地で見られています。各医療提供施設の機能分化が進展する中，各施設間，各職種間，そして同一職種間の連携を，今まで以上に深めていく必要があります。

　薬薬連携は患者を取り巻く医療連携の中の一環であり，患者中心の医療体制の中で重要な役割を果たすものです。連携がスムーズに行われることは患者の薬物療法に有効でかつ安全確保に役立つことは明らかです。

　そのために**最初に取り組むべきことは，病院薬剤師と薬局薬剤師の顔合わせ**

から始まり，お互いの業務を理解することが必要となります。つまり顔の見える関係こそが連携の第1歩です。

またさらに，薬剤師会・病院薬剤師会を中心に大学や行政などの薬剤師も含めたオール薬剤師の連携がされています。これも広い意味での薬薬連携と呼べるもので，少しですが動き出しています。

令和3年8月から認定薬局制度（地域連携薬局，専門医療機関連携薬局制度）が施行されました。専門医療機関連携薬局による薬薬連携は非常に緊密な関係を築けると思います。地域連携薬局も，入退院時や在宅医療への対応時に他医療提供施設と連携して対応できる薬局として機能することで，積極的な連携が期待できます。

しかし令和4年8月の調査では，全国で地域連携薬局は2,664，専門医療機関連携薬局は109と認定数は伸びていません。この制度の周知を薬剤師だけでなく，国民にも広げていく必要があります。

 070 医療系職種との連携について教えてください。

》A

在宅医療における患者（療養者）と家族への支援は，さまざまな職種との連携（多職種連携）が重要になってきます。病院のようにさまざまな職種が1つの施設内に常駐するのとは違い，診療所や訪問看護ステーション，薬局など，別々の事業所の専門職が1人の患者の在宅医療にあたるため，多職種間の連携が不可欠になってくるのは言うまでもありません。**多職種の連携によって実施されるチーム医療が，"街の大きな診療所"になるわけです。**

在宅医療を受けている患者に対し，医師が掲げた治療方針に基づいて，医師と相談するとともに，ほかの医療系職種の担当者との間で情報を共有しながら計画を立て，それぞれの役割分担を明確にして在宅業務にあたります。これは，患者と家族が安心して在宅療養生活を受けるうえで重要なことです。しかし職種が違い，しかも見知らぬ人と連携を取るのは容易なものではありません。**ほかの職種は在宅医療でどのような仕事をしているのか，どのように連携**

していけばよいのかを理解すること，そして薬剤師に何ができるのかを理解してもらうことが大切です。日頃から多職種合同のカンファレンスや研究会などに出席して，顔の見える連携を構築しておくことが必要です。

薬剤師が在宅医療の現場で関わりを持つ医療系職種は，医師，歯科医師，看護師，ケアマネジャー，医療ソーシャルワーカー（MSW），管理栄養士，理学療法士，作業療法士，言語聴覚士などが考えられます。

医師，歯科医師との連携

薬剤師による在宅患者訪問薬剤（居宅療養）管理指導は，医師の指示に基づいて実施しますが，在宅医療での薬物療法は処方箋の内容だけでは的確な薬の管理や薬学的管理は行えません。処方箋のほかに，現在までの診療の総括や経過，身体状況，今後の治療方針などを記載した診療情報提供書が必要不可欠です。この診療情報提供書をもとに薬学的管理指導計画を立て，薬剤師が在宅医療にどのように関わるかを医師にフィードバックすると，その後の連携もうまくいきます。最近は医師と薬剤師が協働で薬剤の選択や使用量を検討するなど，処方薬の提案や処方設計にも関わる連携も取られています。

処方箋と診療情報提供書に基づいて薬学的の管理指導計画を策定した後，在宅患者訪問薬剤（居宅療養）管理指導が開始されます。指導後は，管理指導の業務内容や薬に関する情報などを文書にて医師に報告しなければなりません。緊急時は，電話や直接医療機関に出向いて情報を伝えるなどの迅速な対応が求められます。その後は同様に報告書を提出しなければならず，診療報酬もしくは介護報酬の算定に必須事項となっています。

処方箋が発行された時だけ在宅訪問するという受け身な業務ではなく，薬剤師による定期的な訪問や定時処方箋発行前の訪問で，患者状態や服薬状況を前もって確認し，医師に情報提供するなど，先回りした積極的な対応が良い関係を築く一因になるでしょう。このような連携が医師，歯科医師からの信頼を得て，以降の在宅訪問指示の依頼につながるものです。

看護師との連携

在宅療養生活を送っている患者の多くは訪問看護サービスを利用しています。訪問看護師は，患者の病状や身体状況だけでなく生活環境や家族構成，キーパーソンなど，さまざまな情報を持っており，それらの情報を共有することでより患者に求められる薬剤管理指導が可能になります。病状の変化は，疾患によるものだけでなく，生活環境や家族の無関心などによって起こっている

ことも少なくありません。他職種から得た情報を共有することは，チームで実践する在宅ケアにおいて重要なことです。

　診療報酬もしくは介護報酬の算定要件では薬剤師から看護師への在宅訪問の報告義務はありませんが，服薬状況や薬の注意点などを提供することで，患者により良いサービスを提供することができます。**報告義務はなくても訪問薬剤管理指導を行った後は看護師への報告を行うべき**です。これにより，お互いの信頼関係も生まれてくるでしょう。

　また看護師には，薬剤師は薬を届けるだけではなく，薬の管理と効果や副作用，そしてADLやQOLに対し薬が与える影響などを薬学的知識に基づいて評価するなど，薬学的管理も行っていることを認識してもらうことも必要でしょう。患者宅の残薬がたくさんあって困っているとか，服薬できていないことがわかった場合や，効果が十分に出ていない，副作用のような症状があるなど変わったことがある場合に，気軽に薬剤師に連絡をもらえるような良い関係を構築しておきたいものです。

ケアマネジャーとの連携

　患者が介護保険の認定を受けている場合，ケアプランを作成してほかの介護サービス事業者との連絡・調整を取りまとめるケアマネジャーは，多職種連携に重要な役割を果たします。薬剤師とケアマネジャーの連携はあまりないと感じる人も多いと思いますが，最近は，「患者宅に残薬がたくさんあり整理できない」，「薬がうまく飲めていないようだ」など，**薬に関することで困っている療養者がいると，ケアマネジャーから薬局に連絡があり，薬剤師が医師に居宅療養管理指導の必要性を伝えてサービスが開始されるケースが増えてきています**。このようにうまく連携が取れている地域では，ケアマネジャーと合同の研修会を定期的に開催し，顔の見える関係づくりをしたり，居宅療養管理指導を行っている薬局がどこにあるのかわからないというケアマネジャーのために在宅医療受け入れ可能薬局マップを作成したり，工夫をしています。

　薬剤師が**居宅療養管理指導を行った場合，ケアマネジャーへの報告は義務**となっています。報告の方法に規定はなく，必ずしも文書でなくてもよいとされています。居宅療養管理指導を開始したこと，担当薬剤師の氏名，訪問の予定日，使用している薬剤で注意しなければいけない副作用情報などを伝えておくとよいでしょう。ほかの職種に薬剤師が定期的に管理指導を行っていることを知ってもらうためにも，ケアプランに居宅療養管理指導を行っていることを記

載するよう依頼してください。これによりほかの職種から，薬のことは気兼ねなく薬剤師に相談しようという新たな連携が始まるようにもなります。ケアプランが作成された際は薬剤師にも送付してもらうように伝えておくとよいでしょう。

MSWとの連携

MSW（医療ソーシャルワーカー）とは保健医療分野におけるソーシャルワーカーで病院等において，患者等が地域や家庭において自立した生活が送れるよう，社会福祉の立場で患者・家族の心理的・社会的な問題の解決・調整を援助する専門職です。

在宅医療においてMSWとの連携が特に必要となるのは，患者の退院時です。薬局ではどのような在宅業務ができるのかを前もってMSWに伝えておくことが大切です。これにより，患者の意向を聞き，病状を見て，どのような在宅業務が必要かを判断して患者・家族に適切な薬局を紹介してくれます。

また退院時共同指導への出席依頼の案内を知らせてくれるのもこのMSWです。薬剤師が退院前に患者情報を収集する一番の場は，この退院時共同指導です。多職種との連携を図るためにも，依頼があった場合はぜひ出席しておくべきです。

管理栄養士との連携

在宅医療において，患者の食事，栄養，水分の補給などは大変重要なことです。特に糖尿病や腎臓病などの患者に対する食事は十分注意しなければなりません。このような時，管理栄養士からの助言も必要になってきます。

その他の職種との連携

理学療法士，作業療法士，言語聴覚士などについては，薬剤師と直接の接点は少ないかもしれません。しかし，脳血管疾患等で在宅医療になりリハビリの必要な方は少なくありません。患者の寝たきり予防や現状を維持するために，薬剤師もこれらの職種と情報交換をして，連携を取っていくことが必要です。

このように治療方針に基づいて，いろいろな職種が連携を密にして，同じ方向で協働するシステムができていれば，患者と家族は，安心して在宅生活を継続できるでしょう。

また現在，団塊の世代が75歳以上となる2025年（令和7年）を目途に，高齢者で医療や介護が必要な状態になっても住み慣れた地域で自分らしい暮らし

多職種連携

を最後まで続けることができるよう，医療，介護，予防，住まい，生活支援が一体的に提供される地域包括ケアシステムの構築が各自治体で進められています。このような在宅医療介護の連携を推し進めていくためにも，薬剤師は積極的に地域包括ケアシステムに関わっていくべきです。

Q071 福祉系職種との連携について教えてください。

» A

　福祉系職種は多岐にわたり，すべて紹介することができないため，特に薬剤師が連携をしていく部分について記載します。表が主な連携先です。

各職種との連携

　薬剤師が訪問するうえで，主に連携を行うのは介護支援専門員（ケアマネジャー）になります。ケアマネジャーは介護・医療・福祉の各担当者との連絡・調整を行う職種であり，このケアマネジャーを中心に在宅サービスが行われます。

　介護福祉士，福祉用具専門相談員，訪問介護員などはケアマネジャーの作成したケアプランをもとに，患者サービスにあたります。実際に患者を介護するのは介護福祉士であったり訪問介護員であったりしますが，毎回訪問する人が同じではないこともあるため，介護福祉士，訪問介護員への連絡・依頼はケアマネジャーを通して行った方がよいでしょう。

　在宅で福祉系職種と連携する際に注意しなければならないこととしては，医療行為にあたることは実施できないということです。例えば，点眼薬の使用介

表　福祉系職種と連携先

職　種	施　設	公共機関
社会福祉士 介護福祉士 介護支援専門員（ケアマネジャー） 福祉用具専門相談員 訪問介護員	老人福祉施設 　老人デイサービスセンター 　老人短期入所施設 　養護老人ホーム 　特別養護老人ホーム 　軽費老人ホーム 　老人福祉センター 　老人介護支援センター	地域包括支援センター 社会福祉協議会 各市町村福祉課

助や坐薬の使用については，一定の条件下であれば実施できますが，実施でき
ないケースもありますので慎重に対応する必要があるでしょう〔医師法第17条，
歯科医師法第17条及び保健師助産師看護師法第31条の解釈について（通知），
平成17年7月26日医政発第0726005号〕。

福祉施設との連携

　福祉施設との連携には2つのケースが考えられます。1つは福祉施設への完
全入居の場合，もう1つはデイサービス，ショートステイなどの一時的な利用
の場合です。

　福祉施設の入居患者の場合は，ケアマネジャーを中心として施設職員への指
導・連携を行うようにします。この場合は施設と薬局との連携となります。

　デイサービス，ショートステイなどの一時的な利用の場合には，患者家族か
ら施設職員に連絡をしてもらうことが多いと思われます。しかし，胃ろう患者
に対する簡易懸濁法の実施や栄養剤の投与速度，嚥下困難患者に対する嚥下補
助等指導が難しい場合については，こちらから施設に連絡をし，施設職員への
指導が必要な場合があります。そのため，**施設の一時利用の有無について患者
家族より確認を取り，施設に一度連絡しておくと連携が進めやすいでしょう**。

公共機関との連携

　普段から直接連携を取ることは少ないと思いますが，ケアマネジャーがいな
い場合や公的援助が必要な場合などで連携を取ることがあります。特に，がん
末期患者で介護保険申請の直後などでは，ケアマネジャーがいない場合がよく
あり，市町村の福祉課や地域包括支援センターと連携を取る場合もあります。
ケアマネジャーがいる場合では，ケアマネジャーを通した連携が多く見受けら
れます。

　また，近年では，市町村の地域包括支援課や社会福祉協議会，地域包括支援
センターが中心となって，事例検討会や勉強会などを開いていることがあり，
このような場への出席は地域福祉との連携の足がかりとなりますので，普段か
ら連絡を取り，出席を心がけましょう。そうすることで，**事例検討会を通して
地域福祉に貢献できる薬剤師の存在意義を示すことができる**と思います。

Q072 地域包括支援センターの役割について教えてください。

　地域包括支援センターは平成17年6月の介護保険法改正から導入され，さらに総合確保方針に即した介護保険事業計画等の作成のため介護保険法が平成26年6月に公布，地域ケアシステムの構築と費用負担の公平化が規定されました。

　地域ケアシステムの構築では，在宅医療・介護連携の推進，認知症施設の推進，地域ケア会議の推進，生活支援サービスの充実・強化と全国一律の予防給付を市町村が取り組む地域支援事業に移行し，多様化することになり，地域包括支援センターの役割は大きくなっています。

　地域包括支援センターには主任ケアマネジャー，社会福祉士，保健師などの有資格者が在籍して互いに連携し，地域のネットワークを構築して高齢者が住み慣れた地域で安心して暮らせるようにチームとして支えています。そのシステムの構築は市町村の責務となっています。そのため地域包括支援センターの機能強化が規定され，効果的な実施を図るために，介護サービス事業者，医療機関，民生委員，ボランティアその他による連携が図られることになりました（介護保険法第115条の46第1項）。事業内容は介護保険法第115条の45に規定されており，包括的支援事業*として次の事業があります。

　　＊包括的支援事業：介護保険法第115条の45第1項第4号，同第2項第2号の中に虐待の防止，虐待の早期発見等に関する事業も含まれ，地域包括の役割がさらに強化されています。

①介護予防ケアマネジメント事業

　自立して生活できるように支援する事業です。介護保険申請で，要支援1，2と認定された人や支援や介護が必要となる可能性の高い人の介護予防のためのマネジメントを行います。

②総合相談・支援事業（福祉）

　個々の高齢者が介護以外の悩みも含め，そのような支援が必要かを把握し，介護保険だけではなく，それ以外のサービスを含め適切なサービスで関係機関や制度の利用につなげるなど，総合的な相談支援を行います。

③権利擁護事業

　高齢者の権利を守る事業です。お金の管理や契約に関することなど権利侵害

の予防や対応を専門的に行います。その中には成年後見人制度の利用や社会福祉協議会の自立支援事業などの紹介もあります。高齢者虐待に関しては防止・対応・早期発見を他の機関と連携して支援していきます。

④包括的・継続的ケアマネジメント支援事業

　ケアマネジャーの支援事業です。高齢者個々の状況に応じた対応ができるように地域のケアマネジャーの基盤整備と支援を行います。つまりケアマネのよろず相談所としての機能です。

　このほか，要支援1，2には指定介護予防支援事業（介護保険法第115条の22）があります。指定介護予防支援事業は，介護予防のための支援事業です。要介護状態になることを防ぎ，現在の状態を維持できるようにいろいろな予防事業を実施します。例えば，閉じこもり予防支援，認知症予防支援，うつ予防支援などで家庭を訪問したり，予防事業を開催しています。ほかに地域支援事業として介護予防・日常生活支援総合事業（介護保険法第115条の45第2項等関係）が創設されました。

　地域包括支援センターは高齢者がいつまでも健やかに住み慣れた地域で暮らしていけるようにあらゆるサポートを行う役割で，地域ネットワークを築くうえで要の組織です。市町村が設置できるとされており，人口や人材，業務量等に配慮し，担当圏域が設置されていますので，電話などでも相談に応じてくれます。担当している患者が要介護・要支援であればアドバイスをしてくれますし，虐待の疑いなどがあれば一緒に対応してくれます。またイベントや課題がある時には，支援センターが中心となって連携チームを組み，対応にあたっていきます。もちろん必要に応じその中に薬剤師も入って一緒に対応にあたることになります。

　薬局薬剤師の役目は，利用者・患者・顧客の健康と安全安心な生活を支援することですが，相談内容によっては，地域包括に情報提供相談をして，地域の人たちの安全安心に貢献できるよう行動することは，地域包括ケアシステムの1つの例となります。十分に地域包括ケアセンターを活用しましょう。

　なお，地域包括ケアセンターの名称が行政によって異なる場合がありますので，確認しましょう。例えば，千葉市では「千葉市あんしんケアセンター」，我孫子市は「高齢者なんでも相談室」，東京都葛飾区は「高齢者総合相談センター」，千代田区や北区は「高齢者あんしんセンター」，中央区は「おとしより

相談センター」などです。

Q073 | 地域包括支援センターの新しい役割について教えてください。地域ケア会議とは何ですか？

》A

2025年（令和7年）における地域包括ケアシステムの構築に向けて，第6期介護保険事業計画がスタートしています。**地域包括ケアシステムでは，高齢者が住み慣れた地域で生活を継続できるようにするため，介護・医療・生活支援・介護予防を充実させることが求められています。**地域包括ケアシステムを支えていく大きな要素として「地域ケア会議」の推進があります。**地域ケア会議とは，高齢者個人に対する支援の充実と，それを支える社会基盤の整備を同時に進めていく手法で，実務者レベルの運営は地域包括支援センター**などが主催して行います。

具体的には，医療，介護などの多職種協働により，高齢者の個別課題の解決を図るとともに，個別ケースの課題分析などを積み重ねて，地域の課題を明確にすることです。それにより，共有された地域課題の解決に必要な資源開発や地域づくり，事業計画への反映までの役目があります。

特に地域包括支援センターでの開催は，高齢者個々の課題の解決にあたり，主な構成員として，自治体職員，包括支援センター職員，ケアマネジャー，介護事業所，民生委員，OT，PT，ST，医師，歯科医師，薬剤師，看護師，管理栄養士，歯科衛生士，弁護士，警察，社協職員などが必要に応じて参加します。そこで多職種協働により困難事例などの個別ケースを検討して具体的な支援のための問題抽出と解決方法を討議します。さまざまな事例が検討され，実際に包括支援センターでどのように捉え，どのように解決していくことが的確なものなのかを話し合う会議は，専門職の捉え方によりさまざまなものが提案されます。特に精神科医の患者の診方，弁護士からの法律に基づく考え方などは，薬剤師からの見方とは異なりますので，薬剤師としてのスキルアップにもなります。

なお，現在，ネットでの協議会が増え，対面での開催が少なくなっています

が，それでも対面を重視した会をなるべく開催するような方向であり，これからはハイブリッドでの開催になっていくと思われます。

一方，急性期病院の入院日数の短縮や病床数の不足によって患者の退院が早まり，高度医療機器を装着したままで在宅に戻る例も増えてきました。在宅における医療機器の供給も薬剤師の役割であり，少しずつですが増えてきています。薬剤師が把握した情報を地域ケア会議の場で共有していくことが与えられた役目です。

コロナ禍が医療施設に影響を与え，入院期間の短縮や入院・手術が延期になり，在宅で療養される重度の方が増えています。末期の悪性腫瘍の患者も在宅に戻ってきます。そのような中，地域包括ケアセンターとの連携は大きなものと考えられます。

Q074 介護支援専門員（ケアマネジャー）の役割について教えてください。

» A

ケアマネジャー（以下，ケアマネ）は要介護認定を受けた利用者（介護保険では介護保険を利用する患者を利用者と呼ぶ）や家族からのどのような介護サービスを希望するのか相談に応じ（インテーク），どのようなサービスが必要か適切なサービスを利用できるように関わるもの（アセスメント）で，介護保険関連の手続きの代行や福祉・介護・医療の専門職と連携し，サービス計画（ケアプラン）を作成します。

サービス開始後，定期的に評価（モニタリング）を行い，利用者・介護者の状況に応じてアセスメントをして，ケアプランを練り直します。その際，利用者に関わる多職種の人たちにカンファレンスを呼びかけ，実施することも重要な役目です。このような連絡・調整を行う専門職です。要支援の利用者のケア計画は，本来地域包括支援センターの役割ですが，委託業務としてケアマネが行うことが認められています。

在宅療養における利用者との関わりの過程は，①退院前から実施される退院時カンファレンスの開催，各種手続き，②利用者・介護者と面談し，どのよう

な介護サービスが希望か聞き出し，問題点や必要な課題を明確にしていく（インテーク），③サービス計画（ケアプラン）作成のためのアセスメント，④ケアプランに組み込まれたサービス事業者や医療関係者などとの調整，⑤サービスの継続的なモニタリングと評価，さらに⑥サービス計画の見直し（在宅でのカンファレンス），そしてそのビルドアップです。その後，②〜⑥を繰り返して，利用者を支えていくことがケアマネの業務の流れとなります。また施設や医療機関などへの移行時には，在宅での情報を提供します。

　保険薬局の薬剤師は居宅療養管理指導でケアマネと一緒に患者を支えていくことになります。①の退院時カンファレンスからケアマネと同席していくことで医師や看護師，介護職の人たちと居宅療養の目標が共有化できますので，スムーズな薬学管理指導が可能となります。③のサービス計画に組み込まれ，その目標は短期，長期と分類され計画されます。

　居宅療養管理指導は利用者の同意と在宅担当主治医の在宅指示の処方箋があればスタートできますが，ケアマネが関わっている場合には連携は必須の条件です。訪問終了後に報告書を提出することは算定の条件です。またサービス計画に居宅療養管理指導が記載される必要があります。⑤にあるようにケアマネは在宅で療養される利用者を支えるチームの要であり，ケアマネの立てた計画に沿って療養は進められます。そのことを勘案すると，**在宅で訪問する薬剤師はケアマネと連携し，利用者（患者）のADLを考慮しながら服薬管理・指導を実施する必要が出てきます。そのためにも薬剤管理計画書や服薬管理報告書は医師だけでなく，ケアマネにも報告する**ことが義務づけられています。最近は地域でITを利用した情報共有システムができており，そこで報告することも可能です。計画書・報告書はほかの関係者にもケアマネを通して伝えられ，利用者を取り囲んでいるチームが共有の情報を持つことができるのです。

　また計画の見直しが図られる際に開催されるカンファレンスは，通常利用者本人と家族を交えて，関わっている職種すべてのスタッフが一堂に顔を合わせて行われますが，その際も訪問薬剤師として参加し，利用者（患者）の薬剤に関する要点を伝達し，ほかの職種からの情報を把握して，これからの管理指導に活かしていくことが薬剤師の役目となります。このように利用者を中心に各職種が関わって在宅を支えていく中で，ケアマネとの連携は欠かせない要素です。

　ケアマネは，医療だけでなく介護・福祉のスペシャリストであり，利用者の

表 居宅サービス計画書

利用者名　　　　　　　　　殿　　　　　　　　　　　　　　　作成年月日　令和〇〇年〇月〇日

生活全般の解決すべき課題（ニーズ）	援助目標				援助内容					
	長期目標	（期間）	短期目標	（期間）	サービス内容	※1	サービス種別	※2	頻度	期間
②病状が安定し、在宅で療養生活を送りたい	病状を安定させ、療養生活を続けられる	R4.10.1～ R5.03.31	病状の管理と病状の変化の早期発見	R4.10.1～ R4.12.31	訪問医による診察	○	居宅療養管理「住診医」		1回/1～2週	R4.10.1～ R4.12.31
			疼痛管理が行え、痛みがやわらぎ在宅生活を送れる	R4.10.1～ R4.12.31	訪問医による疼痛管理	○	居宅療養管理「住診医」			R4.10.1～ R4.12.31
					薬のお届け、服薬の管理	○	居宅療養管理「薬局」	○○薬局		R4.10.1～ R4.12.31
			受け入れ病院の確保により安心して在宅生活を送れる	R4.10.1～ R4.12.31	入院できる病院の確保			○○病院		R4.10.1～ R4.12.31

※1「保険給付対象かどうかの区分」について、保険給付対象内サービスについては○印を付す。
※2「当該サービス提供を行う事業所」について記入する。

希望を取り入れ寄り添いながら，安全で安心できる在宅生活を送れるようにコーディネートする役目があります。

ケアプランとは

　要介護者・要支援者の心身の状況，その置かれている環境，本人・家族の希望などを勘案し，どのような介護サービスをいつ，どれだけ利用するかを書面にまとめたものです。ケアプランはサービスを開始する前にサービス事業者・医療・福祉関係者と調整が図られてから作成され，その計画に沿ってケアが行われます（表）。利用者は介護度別に利用限度額が設定されているので，それを考慮して作成されますが，**薬剤師が実施する居宅療養管理指導料は限度額の枠外であるので，その規定からは外れるものです**。このことは薬剤師も覚えておく必要があります（ただし一部負担金はかかります）。

　またケアプランには居宅療養管理指導が位置づけられていますので，その長期目標・短期目標はケアマネと話し合い，確認しておく必要があります。

075 歯科医師との連携について教えてください。

》A

　在宅療養となった患者の場合，以前は歯科に定期通院していたが，受診できなくなってしまう場合が多々あります。口腔状況は，服薬や食事に影響します。薬剤師として，居宅訪問時は服薬状況に合わせて嚥下や口腔内の状態に注意を払う必要があります。その際に問題が認められれば，患者にかかりつけの歯科医師を確認し，当該医師に必要な対応や指示を仰ぐことも必要です。訪問診療を行っている歯科医師であれば，その時点で当該患者と相談し訪問診療を行うこともあります。特別養護老人ホームなどの施設入居者の場合は，訪問歯科医師が対応していることがほとんどですので，担当歯科医に嚥下状態を確認することにより，剤形変更などのヒントを得られる場合もあります。

　これらの連携を行うためにも，地域の薬剤師会を通した歯科医師会とのつながりは不可欠です。地域の医療関係のイベントや学校薬剤師を通した歯科医師との関わりの中で顔の見える関係を構築しておくことが重要です（図）。歯科

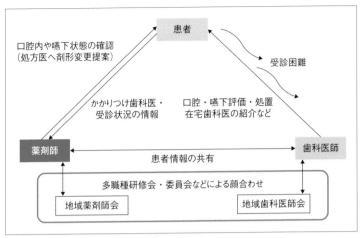

図　歯科医師と薬剤師の連携に関する概略図

医師は，日々の診療で抗菌薬や鎮痛薬などを処方していますが，それぞれの患者の疾患に用いられている治療薬をすべて把握しているとは限りません。薬剤師として，処置時の出血リスクに関連する抗凝固薬や顎骨壊死などに関連すると言われているビスホスホネート製剤などの服用歴に留意することが大切です。普段の外来における服薬指導時も，歯科医師にその内容を伝えること，お薬手帳を歯科医師に提示することを患者にアドバイスしておくことが重要です。

　在宅患者がそのような薬を服薬している場合は，前もって担当歯科医に伝えておくことも大切です。また，患者の嚥下状態によっては剤形変更を薬剤師から処方医に提案するケースもあり，重要な医療従事者間での連携となります。これらの課題をスムーズに進めていくため，地域の歯科医師会主催の研修会などで薬剤師の役割や連携，薬のことを紹介しておく機会を得ておくことが，より顔の見える関係を深めることにつながります。決して難しい内容でなくて構いませんので，依頼があれば，積極的にそのような場づくりに努めるべきです。

　このように，薬剤師と歯科医師が密接に連携することにより，患者にとってより安全で効果的な薬物治療を行えるだけでなく，居宅療養中の患者の栄養状態・運動機能の改善にも役立つことにつながるのです。

Q076 患者・利用者の居宅での連携について教えてください。

» A

　在宅医療において，患者・利用者の居宅で多職種と連携を取るためには，さまざまな工夫が必要です。在宅医療が開始されると各事業所の専門職（スタッフ）が別々の時間で訪問するため，スタッフ全員が一堂に会して打ち合わせをするのは難しくなります。そこで活用したいのが，退院時共同指導，サービス提供者会議，多職種連絡帳（電子連絡帳）です。

退院時共同指導

　退院から居宅療養になる場合には，できるだけ退院時共同指導に出席しましょう。ここでは患者（療養者）が在宅医療になってからの治療方針や各職種の役割分担などが話し合われます。患者家族（患者が同席することもある）と多職種が一堂に会してのカンファレンスのため，居宅での各職種の役割分担が明確になり，初めて在宅医療チームを組む人との顔合わせもできるため，在宅医療になってからの報告や情報伝達，依頼なども容易になります。薬剤師にとっては，初回の在宅訪問をする前に患者やその家族と面識を持つことができるため，在宅医療に入りやすくなるのもメリットの1つです。薬剤師と多職種の良好な連携構築だけでなく，患者やその家族との良好な関係（連携）を構築する意味でも絶好の機会です。

サービス担当者会議

　サービス担当者会議とはケアマネジャーが主催する会議で，ケアプランを作成するための話し合いです。多職種間で利用者や家族に関しての情報や意見を交換し共有することによって連携と協働を促すための会議と，問題が発生した場合の対応を多職種で検討するための会議の2通りのサービス担当者会議が考えられます。

　この会議には利用者やその家族，サービスに関わる多職種の担当者が出席します。薬剤師にもサービス担当者会議への出席依頼が来るよう，日頃からケアマネジャーとは密に連絡を取り合って情報交換をしておくとよいでしょう。

多職種連絡帳（電子連絡帳）

　患者・利用者宅での多職種間の情報伝達は，よく「在宅訪問連絡帳」が使わ

れます。それぞれが訪問した時に連絡事項や病状や問題点などを書き込み，ほかの職種の担当者に報告するわけです。安定している患者・利用者であればこの連絡帳はよい方法なのですが，急変時や，病状の変化が目まぐるしい患者の場合には適していません。そこで，最近ではICTを利用して情報共有している地域が多くなってきました。関わっているいろいろな職種の担当者が，1人の患者の「電子連絡帳」をリアルタイムで見ることができるシステムです。緊急時や急変時の迅速な対応はもとより，画像の送信など，より質の高い在宅医療が実践できるメリットがあります。しかし，セキュリティの問題や運用の問題など，十分注意しなければなりません。

患者・利用者の居宅での多職種連携に，在宅訪問連絡帳を使用するにしてもICTを活用するにしても，**地域でのネットワークの基盤がしっかりしていなければうまく機能はしません。多職種間の顔の見える関係，腹を割って話ができる関係を構築することが大切です。**

077 介護施設・福祉施設・医療施設での連携について教えてください。

》 A

介護・福祉・医療施設との連携と地域包括ケア

日本では2025年（令和7年）には，団塊の世代が75歳以上となり，3人に1人が65歳以上となるなど，高齢化が急速に進行しています。高齢者では，複数の疾患を持ち，多種類の薬物治療を受けている場合も多いため，薬の重複や相互作用，飲み忘れによる残薬，疾病の悪化などがしばしば医療上の問題となります。さらに，年齢とともに，理解力不足や嚥下能力，歩行など日常生活能力（ADL）が低下し，在宅での服薬管理が困難となりやすく，1人暮らしに不安や医療上の問題も生じています。

そこで**重度な要介護状態になっても住み慣れた地域で自分らしい暮らしを人生の最後まで続けることができるよう，医療，介護，予防，住まい，生活支援が一体的に提供される地域包括ケアシステムを，地域の特性に応じて構築していくことが必要とされています。**

そのためには，従来の医療・介護サービスの提供体制を改革し，地域の医療，介護，福祉に関連する多職種（医師，歯科医師，看護師，薬剤師，栄養士，ケアマネジャー，MSW，介護士，作業療法士など）が連携・協働し，地域のチーム医療を推進していくことが重要となります（図）。

　薬局は，医療法第1条の2において「医療提供施設」として位置づけられており，医薬品・医療材料の供給拠点，休日夜間を含む24時間調剤応需体制，緩和ケア，在宅医療・介護などを通じて，地域包括ケアに参画し，地域医療の担い手としての役割を発揮することが求められています。

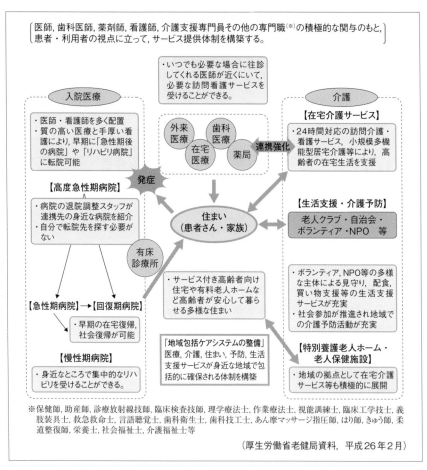

図　医療・介護サービスの提供体制改革後の姿（サービス提供体制から）

140

　令和3年8月から地域連携薬局の認定が始まり，在宅医療の実績，地域包括ケアの研修，医療機関や介護関係者との連携などが必要要件となっています。

地域包括ケアにおける介護・福祉・医療施設での連携と情報共有

　高齢者ができるだけ住み慣れた家庭や地域で療養生活を送れるように終末期医療を含む在宅医療と連携体制の確立は，大きな課題となっています。起き上がりや歩行などADLが低下し，要介護度が重度になるほど，排泄介助，食事介助などの介護が生活の中で繰り返し必要とされ，往診や訪問看護，訪問薬剤管理指導などの在宅医療の関わりが大きくなり，複数の医療，介護，福祉サービスを適切に組み合わせてサービスを提供することが必要となります。

　脳卒中などでは，各地域で病診連携を図り，その情報の共有や連携方法を効率化，標準化するために，急性期，回復期への連携パスの構築が進みつつありますが，維持期へも切れ目のない連携を図ることが課題となっています。維持期では，介護ニーズも高いことから，介護との連携が重要であり，さらに高齢で複数の疾患や多種類の薬物治療を受けている状況が高いことから，疾患ごとの連携パスの構築のみならず，疾患の枠や施設の枠を超えて，患者情報の共有が図れるような医療と介護の連携（パス）の具体的な運用を各地域で検討する必要が出てきています。特に，在宅医療では，多様化する医療，介護，福祉サービスに対応するため，病診連携をする医師以外の看護師，薬剤師，管理栄養士，ケアマネジャー，MSW，介護士，作業療法士など多職種との連携が重要です。

　地域の他職種連携による患者情報の共有手段としてインターネットを使った多職種連携の活用事例なども報告されています。が，セキュリティには十分注意しましょう。以下のような医療，生活，介護情報の共有チェック項目を用いて情報を確認すると，漏れがありません。

(1) 医療情報（疾病名，治療経過，経管栄養，在宅酸素，疼痛管理，褥瘡，インスリンなどの特別な医療，介護上の留意点など）のほか，薬の内容と服薬の自立，服薬状況，保管状況の確認，副作用の確認，併用薬，健康食品のチェックなど

(2) 生活情報

　① 食事の摂取，嚥下，栄養状態

　② 排泄の自立度

　③ 清潔（入浴など）

④着脱の自立など

⑤移動（歩行など）

⑥睡眠など

(3)患者の基本情報として，連絡先や医療保険，福祉制度の利用のほか，主介護者が誰か，介護保険情報（要介護度や認知症高齢者の日常生活自立度など）

どこの薬局でも可能な医療と介護，福祉との情報連携手段としては，地域での顔の見える連携づくりです。退院時カンファレンスなどで顔を合わせた病院と地域の在宅ケアチームメンバー間で，ファクシミリやメールなどの手段で情報を共有することから始めてみましょう。薬剤師が行った訪問指導の報告書を医師や看護師のみならず，入院先の地域連携室や退院後のケアプランを立てるケアマネジャーなどに，まずはファクシミリから始め，やがてメールでの情報提供ができれば，病院や診療所などの電子カルテに貼ることができ，入院時→退院時→再入院時への患者情報の共有，連携がスムーズになります。

 078 患者・利用者の生活や暮らしを見て行う連携とはどういうことですか？

》A

薬剤師とほかの医療・介護職との連携にはどのようなものがあるでしょうか。まず，薬剤情報の共有，服用状況改善への取り組み，患者の体調チェック結果の伝達などが挙げられます。この時薬剤師が持つべき着眼点が「患者・利用者の生活や暮らし」です。以下に，もう少し具体的に説明しましょう。

薬剤情報の共有

薬効や副作用が羅列されたものを渡しただけでは，他職種にはポイントがはっきりしません。薬によってADLやQOLが低下する可能性がある場合，そのことを明記しておけば，特に介護職などはそのポイントに注意しながら観察を行うことができます。

服用状況改善への連携した取り組み

処方通りに服用できていない場合，なぜ服用できていないのか，その理由を

明確化することが先決です。そして，理由に応じた解決策を考える必要があります。患者の服薬管理に関する自立度や理解度はさまざまですから，個々の生活や暮らしの状態も踏まえた管理方法が必要となります。

患者情報の共有

　患者の体調は血液検査や血圧測定のみですべてが把握されるわけではありません。数値の共有だけでは患者の生活や暮らしがどうなっているのかは見えないので，薬剤師による観察あるいは聞き取りのポイントを「食事・排泄・睡眠・運動機能・認知機能」などを中心にしてみてください。そこで得られた情報に薬剤の影響がないかをアセスメントし，その内容を医師，看護師，ケアマネジャーらと共有します。

ICFの考え方を持つ

　ICF（国際生活機能分類）においては「個人因子」と「環境因子」の分析が重要です（図）。薬に関しても，個人の問題なのか，周りの環境を変えれば服用状況が改善するのかなどの因子をしっかり踏まえたうえで多職種と連携することが求められます。

　生活機能については，薬効が出ることで良くなっているのか，副作用が出ることで悪くなっているのかをアセスメントしましょう。

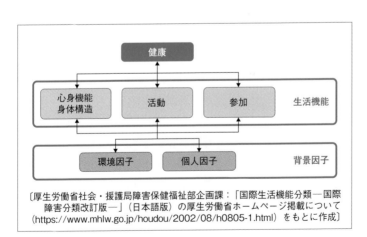

〔厚生労働省社会・援護局障害保健福祉部企画課：「国際生活機能分類―国際障害分類改訂版―」（日本語版）の厚生労働省ホームページ掲載について（https://www.mhlw.go.jp/houdou/2002/08/h0805-1.html）をもとに作成〕

図　ICF（国際生活機能分類）

多職種連携

079 入院患者の在宅移行に関連する連携について教えてください。

» A

病院から在宅に移行する際の連携において重要な観点としては，まず服薬支援に関しての情報が考えられます。

病院での服薬管理の状況から，在宅で患者自身での服薬管理が可能かどうかの判断や困難な場合の支援体制（家族，ヘルパー，訪問看護師など），支援資材（服薬ボックスや服薬カレンダーなど）の導入など，さまざまなことの検討が必要となります。アドヒアランス低下に剤形や用法などが関連している場合には，処方医に相談し，用法の見直しも有用です。

インスリンが必要な患者の場合，身体機能的に自己注射が可能かどうか確かめる必要があります。具体的には投与量（メモリ）を自分で確認できるか，インスリン注入手技が正確にできるかなどチェック項目を作成して指導します（図）。片麻痺がある場合，自己注射の工夫が必要となり，看護師，作業療法士，薬剤師による注射方法の提案と評価，自己手技の確認，身体機能に合ったインスリン注射器の選択などカンファレンスが有効な場合があります。

退院後，開業医などが患者をフォローする場合は，血糖測定器や採用しているインスリンのタイプを薬局の担当薬剤師とも確認しておく必要があり，退院指導に活かすべき事項の1つです。

TPNなどで在宅移行する場合，高カロリー輸液の処方を引き受けてくれる薬局と調整し，ミキシングが必要な場合はその環境があるかどうか確認する必要があります。また，医療材料の調達も重要であり，年末年始，ゴールデンウイークの対応も含めたきめ細かな対応が肝要です。

高齢の患者が在宅に移行する場合，住み慣れた地域で必ずしも24時間対応可能な在宅訪問医療が十分に整備されているとは言い難く，家庭の介護力そのものの低下や訪問診療できる医師の少なさ，訪問介護サービスのヘルパーには医療行為ができないなど，さまざまな要因が絡み合っています。移行できる施設が見つからないまま，退院して在宅に移行する患者や一時的に介護施設に入所する患者が増えているのが現状です。

急性期の病院では入院期間の短縮が迫られ，急性期の治療が終わった患者を

インスリン導入チェックリスト

使用しているインスリンの名前（　　　　　　　　　　　　　　　　　　）

氏名（　　　　　　　　　）

注射について		はい	いいえ
準備	・インスリン製剤の名前を知っていますか？		
	・自分のインスリン製剤の注入ボタンの色を知っていますか？		
	・自分の指示された単位数を知っていますか？		
	・注射するタイミング（例：食事の15分前）を知っていますか？		
	・インスリン製剤を均一に混ぜましたか？		
空打ち	・空打ちは毎回実施していますか？		
	・先端のゴム栓を消毒しましたか？		
	・注射針はまっすぐ取り付け，曲がっていませんか？		
	・2単位に設定しましたか？		
	・3～4回はじいて，空気を上に集めましたか？		
	・針先を上に向けたまま注入ボタンを最後まで押しましたか？		
	・インスリンが出ることを確認しましたか？		
	・空打ちの後，単位のメモリは0になっていますか？		
単位設定	・ダイアルを回して主治医に指示された単位数が表示されていますか？		
	・ダイアルを回しすぎた時の対処法を知ってますか？		
注射の仕方	・注射部位を消毒しましたか？		
	・注入ボタンはダイアルが止まるまで押しましたか？		
	・注入ボタンを押したまま，10秒以上おいてから針を抜きましたか？		
	・注射後，注射針は直ちに取り外しましたか？		
	・外した注射針は主治医の指示に従って廃棄しましたか？		
その他	・注射針は毎回，新しいものを使っていますか？		
	・使用中のインスリン製剤を室温で保存していますか？		

治療に対するお気持ち		はい	いいえ
生活	・インスリン治療について，将来不安に思うことはありますか？		
環境	・インスリン注射をしていることを知ってほしい人はいますか？		
	・低血糖時のサポートをしてくれる身近な人はいますか？		

（名古屋市立大学病院）

図　インスリン自己注射導入時のチェックリスト

多職種連携

一刻でも早く退院誘導せざるを得ません。退院後の介護力や療養環境を考慮して，継続できる医療や生活状態についての病院側からの十分な説明，在宅で対応する患者本人の自覚を持たせるなど，取り組めることを最大限行うことが重要です。

Q080 退院時カンファレンスではどのようなことが行われるのですか？

» A

退院後の在宅生活で問題となりそうなポイントを，（可能であれば）本人，家族，ケアマネジャー，訪問看護師，医師，看護師，薬剤師，セラピスト，管理栄養士，医療ソーシャルワーカーなどと多角的に検討します。各担当者はできるだけ事前に情報収集を行い，問題点を把握しておきます。退院時カンファレンスの記録は論点のみを明確に記載します（図）。

介護保険などのサービス利用がある場合，サービス担当者が可能な限り患者の個性を活かし，効率的に動けるように退院時カンファレンスで役割と分担を明らかにします。

薬剤師は，患者の薬物療法に関する情報や課題をカンファレンスで共有します。禁忌薬，副作用歴，一包化の必要性の有無，屯服薬の使用状況など細やかな薬の情報は医療・介護スタッフにとって有益です。

退院後に継続する課題について，どう対応するかあるいは継続して観察評価が必要かどうか，誰が中心となって確認していくか，さらに情報発信・連絡手段などを検討します。そして，状態の変化・悪化が予測された場合の相談先や情報共有の手段などを確認しておきましょう。

近年，コロナ禍でウェブ会議があらゆる分野で活用されています。退院時カンファレンスにおいても，ウェブ会議のツールを利用すれば急な退院でも開催することが可能になります。今後，各施設においてウェブ会議ができる環境を整えておくことが大事だと思われます。

令和　　年　　月　　日

退院時カンファレンス記録

カルテ番号：	患者氏名：

開催日時　　：	開催場所：

テーマ　　□ 身体抑制　　□ 退院支援　　□ 倫理　　□ DNAR　　□ 意向
　　　　　□ 終末期
　　　　　□ その他（　　　　　　　　　　　　　　　　　　　　　　　）

参加者：　□ 医師　　　　　：
　　　　　□ 看護師　　　　：
　　　　　□ 薬剤師　　　　：　　　　　□OT，PT：
　　　　　□ 栄養士　　　　：　　　　　□MSW　　：
　　　　　□ 臨床心理士：　　　　　　　□その他　：
　　　　　□ 院外
　　　　　　　□ 医師　　　　　　：
　　　　　　　□ 訪問看護師　　　：
　　　　　　　□ ケアマネジャー：
　　　　　　　□ その他　　　　　：

検討内容

図　退院時カンファレンス記録様式例

Q081 他職種から見た薬剤師の連携とは？

» A

在宅医療ではいろいろな職種間の連携が重要となります。では他職種は，薬剤師との連携についてどう考えているのでしょうか。実際に現場で聞かれる他職種の意見を挙げてみましょう。

医 師

・普段の診療では使い慣れていない薬剤を処方しなければならない場合など，どのような所見をとる必要があるのか，あらかじめ薬剤師と話しておくと診療のヒントを得られることがある。**患者とよく接していて，家での生活の様子なども知っている薬剤師であれば医師も安心して相談を持ちかけられるし，貴重な選択肢をもたらしてくれることもある。**

・処方箋の鑑査は大変心強いが，希望を言えば，通り一遍の相互作用や重複処方だけでなく，**個別の患者において副作用発現リスクや相互作用の可能性を考慮して教えて欲しい。**そのために採血結果や診療情報を薬剤師と共有したいと考えている。

・医師や看護師には薬剤は「使うもの」という既成概念がある。薬剤師に中止や減量を提案されてハッとさせられることが少なくない。例えば，何らかの症状が発現した高齢者に対してどの薬剤を選択しようか，腎機能低下や副作用の発現リスクがあるような場合に薬剤師に相談すると「まずは外用薬で様子を見ませんか」とか「非薬物療法には選択肢はないですか」など視点をがらりと変えてくれることがある。

・在宅医療では患者に安心してもらい，安全な医療を施す必要がある。往診は月に1～2回，訪問看護が週に2回程度だと，何かあった時に医療者が気付くのが遅れることになる。医療者として薬剤師にも関わってもらえれば，その分だけ患者を観察する機会が増えることになる。

・残薬の状況などを把握してもらい不要な薬剤を整理することも必要だが，**「なぜ服用しなかったのか，服用できなかったのか」の評価も実施して欲しい。**薬物治療に対する患者のアドヒアランスを知ることにつながる。

訪問看護師

- 患者の症状変化や薬に関する希望などについて，直接主治医に相談しにくいことも多い。それは私たちは「薬の専門家」ではないから。先に薬剤師に相談したり主治医と検討してもらうよう依頼すると，ケアがスムーズに運ぶことが多い。

- 訪問看護の業務の中には「服薬管理」も含まれてはいるけれど，難儀することが多い。そんな時に薬剤師に相談してみるとやっぱり違うのだと気付かされる。だから**患者の薬のことを薬剤師が考えてくれたり家での様子に気を遣ってくれるようになると，安心してほかの看護業務に取り組むことができる。**

- 患者や家族だけでなく看護師にも薬剤のことをいろいろ教えて欲しい。看護観察や業務がより充実したものになると思う。

- 外来の窓口で患者や家族がもらってきた薬剤を看護師が改めて1回分ずつに分けたり管理したりしている。家での生活の様子を薬剤師も知ることができれば，いい服薬管理ができると思う。

ケアマネジャー

- 利用者の使用薬剤を記録したりしているけど，「薬剤情報提供書」にはちょっとしたことしか書いていないので薬剤師にいろいろ聞きたいと思うことがある。身近に相談しやすい薬剤師がいたらいいのになと思う。

- 訪問薬剤管理指導が行われていない場合，調剤した薬局に問い合わせることを遠慮してしまいがちになる。

- 利用者の残薬や服薬の問題点を見るたび，薬局ではこの状態に気づいているのかどうか心配になる。

作業療法士

- リハビリテーションを行うのに，運動機能の変化に薬剤の影響があるのかどうか判断しづらいことがある。薬剤師と話し合うことができれば，そのアセスメントもうまくいくのではないかと思う。

Q082 退院時共同指導のポイントについて教えてください。

　退院時共同指導料は，保険医療機関に入院していた患者が退院後，訪問薬剤管理指導を行う保険薬局の保険薬剤師が医療機関に赴き，患者の同意のもと退院後の療養に必要な薬剤などの説明・指導を入院先の医師または看護師などと行ったうえで，文書で情報提供した場合算定できるものです。ただし，退院後，ほかの医療機関，社会福祉施設，介護老人保健施設（老健），介護老人福祉施設（特養）に入院もしくは入所した場合や死亡退院の場合は算定できません。

　つまり，患者が入院している病院に保険薬剤師が出向き，在宅担当する医師または看護師と共同で在宅に戻った時に，どのように薬や医療用具などを使用して在宅療養生活を安全に安心して過ごせるかを説明・指導し，そのことを記録として薬歴に残し，その内容を文書で患者に提供して算定できるので，在宅に戻ってから算定することになります。そして在宅訪問が始まります。

　上記は調剤報酬点数表に記載されている薬剤師に関わるものですが，医科の診療報酬にも同様の文言の点数があります。退院時共同指導料1は在宅支援診療所が算定でき，退院時共同指導料2（その他）は在宅に訪問する医師または看護師（訪問看護ステーションも可）と共同で指導した際，入院先の病院が算定できる点数です。

　さらに入院先の医師が訪問を担う医師，看護師，訪問看護ステーションの看護師，歯科医師（歯科衛生士も可）PT，OT，ST，薬剤師，ケアマネジャーのうち3者以上と共同で行った場合，4者共同加算を入院先の医療機関が算定できます。そのため，保険薬局の薬剤師は退院時カンファレンスに呼ばれる機会が増えてきています。訪問看護ステーションは退院時共同指導加算2が算定できます（条件あり）。

　病院の薬剤師も退院時共同指導に参加する職種として位置づけられています。薬局薬剤師がカンファレンスに参加する前に，入院中の薬剤に関する情報を収集しておくことは必須です。また入院中に使用できたが在宅では使用できない薬剤や医療機器もあるので，事前に打ち合わせをしておくことで，退院時カンファレンスがスムーズにいきます。退院時共同指導は在宅療養生活を安心

して安全に過ごすためのものです。在宅訪問をする薬剤師として，呼ばれたら必ず出席することが，薬剤師の価値を高めることにもなります。近年のDX化は医療の進化をもたらしていますが，診療報酬でもビデオ通話が可能な機器を用いて共同指導をすることが認められました。退院先の医療機関が遠い場合，ビデオ通話は非常に助かる方法だと思います。ネットワークでの参加も認められています。安全管理をしっかり行ってネットワークに参加することで，時間の節約にもなり参加することのハードルも下がります。ただし，厚生労働省「医療情報システムの安全管理に関するガイドライン」に対応することが条件です。

　また近年は薬薬連携が進み，病院の薬剤師と地域の薬局薬剤師が一緒に研修会などを開催して，顔の見える関係づくりをしています。これが機能することで，退院時だけでなく在宅での療養生活を支援することができ，再入院の時も在宅での情報が共有できます。

多職種連携

連携の実際

Q 083 認知症患者に対する在宅医療の連携について教えてください。

》A

　認知症患者へのアプローチとして，まずは中核症状と行動・心理症状（Behavioral and Psychological Symptoms of Dementia ; BPSD）の状態把握をしっかり行ってください。認知症のタイプ，記憶障害の程度，BPSDの有無，そしてBPSDがある場合は陽性症状，陰性症状の何が顕在化しているのかといった内容の把握が大切です。BPSDと判断されていても，抗認知症薬による中核症状の改善に伴い，落ち着くこともあります。また，薬剤の影響によりアパシーが起こることもあれば，興奮が強まることもあります。そのアセスメントも行ってください。

　認知機能低下だけでなく，他の疾患に関する病状の安定のためには服用状況をいかに安定させるかも大変重要です。多くの場合，**薬剤師単独支援は非常に難しいので，医療介護職，家族や親戚，そして近隣の住民との協働が必要です**。この作業には時間がかかりますが，**ケアマネジャーやソーシャルワーカーと相談をしながら支援策を練ってみてください**。

　そのためには，まず生活環境を把握することが大切です。一口に「独居」や「同居」といってもいろいろなケースがあります。日中は独居でも，朝と夜は家族が仕事から帰る人や週末だけは娘が帰ってくるといった人もいます。つまり家族による支援が可能な曜日や時間帯の把握は必須です。そして介護サービスの内容や時間帯，曜日もケアマネジャーから情報をもらい把握します。

　いずれの場合でも服用する薬の量が多くなるほど服用状況は悪くなりがちなので，処方段階で服用時点をできるだけ少なくまとめるような工夫が大切です。この時，支援者（家族，ヘルパーなど）がフォローできる時間帯に重要な薬の服用時点がくるような処方提案も大切です。認知症に対する在宅医療の連携の第一歩とも言えます。

　また複数の医療機関から処方がなされている場合，すべての薬を1カ所の薬局で調剤し，できる限りまとめて一包化するなどしつつ，一元的な管理支援を行うことが服用状況改善のためには極めて重要です。

　ただし，服用状況を良くすることだけで終わるのではなく，薬効評価と副作用モニタリングも行い，それらの情報も多職種と共有しつつ連携しましょう。

Q084 糖尿病の在宅医療の連携について教えてください。

» A

　近年，糖尿病の有病率は各国で増加傾向にあり，日本においても，糖尿病が強く疑われる人と糖尿病の可能性が否定できない人を合わせると2,210万人と推計され，4年間で約250万人増加しています。増え続ける糖尿病患者の重症化を早期から防ぐためには，患者を中心とした医師，看護師，管理栄養士，薬剤師など病院内のチーム医療の中で役割分担と連携を図ることが重要です。しかし糖尿病の療養は長期にわたるため，退院後の在宅療養でも患者自身の自己管理が重要となります。一方で，糖尿病専門医は約4,000人と少ないため，**糖尿病の地域連携による療養支援が重視され，第5次医療法において糖尿病の地域連携体制を構築すること**が求められています。

　糖尿病連携手帳第4版では，糖尿病連携の輪が示され，かかりつけ医，ケアマネジャーのほかに薬剤師も明記されています。第4版からは，かかりつけ薬剤師制度に伴い，かかりつけ薬局からかかりつけ薬剤師に変更され，これからはかかりつけ薬剤師として糖尿病の専門性も重要となってきます（図1）。また医薬分業が約70％に進んだ現在，薬局でも糖尿病患者への服薬指導の機会が増えているので，病院とかかりつけ医の連携のみならず，退院後のフォローアップ，その後の継続的な服薬管理，問題の発見と情報提供（トレーシングレポート）に関わる薬薬連携，介護関係者も含めた糖尿病の地域連携が求められています。

　特に超高齢化社会となっている日本では，糖尿病患者の高齢化とともに病状の重症化や合併症が進行することで，通院困難な在宅治療の適応となる糖尿病

連携の実際

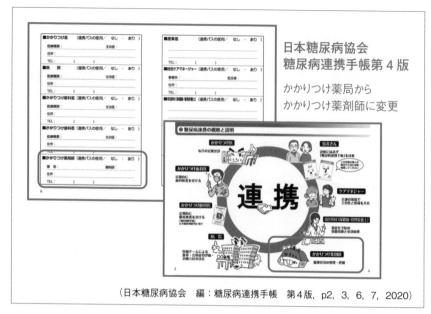

(日本糖尿病協会　編：糖尿病連携手帳　第4版, p2, 3, 6, 7, 2020)

図1　糖尿病連携手帳

患者も増加しています。例えば糖尿病の合併症である腎症が進行すると，透析療法を受ける糖尿病患者が増加し，現在では透析患者の原因疾患の第1位が糖尿病となっています。また網膜症が進行することにより，視力低下や失明状態にあり，薬の識別や自己管理が困難な在宅患者が増えています。さらに，神経障害や足の壊疽などが原因で歩行が困難となったり，大血管障害のため心筋梗塞や脳梗塞の後遺症により，服薬や食事，排泄の介助が必要な寝たきりとなるなど，在宅での要介護度や医療依存度も高く，地域ごとの多職種での連携（情報共有）を必要とする糖尿病患者が多くなっています。糖尿病薬は，食直前と食後の多剤併用で服用回数が多く，また，糖尿病患者は認知症の合併率も高いため，より飲み忘れやインスリン注射の打ち忘れによる残薬が生じやすい背景があります。特に，食事せずにSU薬の内服や注射をすることで低血糖の危険性が増すため，認知症やADL低下では目標値を緩め，下限値を定めた高齢者の治療目標が糖尿病学会と老年医学会の合同委員会で定められました。

　糖尿病が進行しADLの低下状態にある在宅患者は，服薬状況の確認のみならずインスリンの家庭での保管状態や手技，針など医療廃棄物の処理，インク

糖尿病患者管理シート

期日：令和　　年　　月　　日

ID（　　　　　　　　）　氏名（　　　　　　　　　　　）様　男・女

大正 ・ 昭和 ・ 平成　　年　　月　　日生

薬学的管理項目	項目		質問内容	初回	投薬後フォロー /	/	/
基本データ（糖尿病連携手帳確認）	体重(kg)						
	血圧(mmHg)						
	血糖値（空腹時，食後 分）						
	HbA1c(%)						
	TC/LDL-C						
	TG/HDL-C						
	AST/ALT/γ-GTP						
	Cr/eGFR/UA						
	尿アルブミン指数(mg/gCr)						
	尿蛋白						
	その他						
投薬前の処方監査	種類と適応症						
	禁忌と慎重投与						
	用法・用量						
	体内動態						
投薬中〜投薬後の確認事項	病気の理解		1型あるいは2型など，先生からどのような病態だと言われていますか？				
	薬の理解		今回処方された薬の名前と働きは，ご存知ですか？				
	服薬状況		お薬の服用方法，服用時間を無理なく守れますか？				
	残薬		残っている薬は，ありますか？あればその理由はわかりますか？（災害時の予備薬除いた残薬，持参or在宅の場合は，残薬実物確認）				
	副作用	低血糖	低血糖症状には，どのようなものがあるかわかりますか？				
			低血糖症状は，どのような時に現れましたか？				
			低血糖症状が出た時は，どのように対処していますか？				
		その他	服用後の体調変化や薬の副作用はありますか？				
	他科受診		他の診療科にかかっていますか？				
	相互作用	併用薬	他に飲んでいるお薬はありますか？（OTC含む）				
		サプリメント	他に服用しているサプリメント・健康食品はありますか？				
	シックデイ		発熱，風邪，下痢の時の糖尿病のお薬の対処はわかりますか？				
	合併症	腎機能	腎機能に関して，医師から何か言われていますか？（糖尿病連携手帳確認）				
		網膜症	眼科には，定期的におかかりですか？（糖尿病連携手帳確認）				
		末梢神経障害	しびれなどは，ありますか？（糖尿病連携手帳確認）				
		その他	心臓病など他の合併症は，ありますか？（糖尿病連携手帳確認）				
	インスリン	組み立て	注射の操作，空打ち，組み立て，針の廃棄，保管などは，正しく自分でできますか？				
		空打ち					
		廃棄					
		保管					
		その他	注射を同じ場所に打っていませんか？その他気になることはございますか？				
	血糖自己測定(SMBG)	手技	自分で血糖を測ることがことができますか？				
		針の廃棄他	血糖測定中のメンテナンスはどのようにしていますか？				
	食事		1日3回バランス良く食事をとれていますか？食事療法について，指示エネルギーや指導受けている点はありますか？1日　　kcal/日，塩分　g/日，たんぱく質　g/日，炭水化物　g/日（糖尿病連携手帳確認）				
	運動		運動を心がけていますか？				
	嗜好品	禁煙	タバコはお吸いになりますか？　本/日				
		禁酒	アルコールはお飲みになりますか？1日　　mL，　回/週				
	ADL		薬を取り出したり，注射を打つ時に，手先の不自由はありませんか？				
	介護度		介護サービスは，受けていますか？介護はいくつですか？				
	その他		外出時，旅行時の糖尿病のお薬はどうされていますか？				

備　考

日本くすりと糖尿病学会（2021.01）

（日本くすりと糖尿病学会：在宅医療における糖尿病患者の継続管理）

図2　糖尿病患者管理シート

連携の実際

レチン製剤など新薬の作用や低血糖の副作用など高度な管理を必要とし，シックデイのチェック，合併疾患のための多くの併用薬や健康食品，サプリメントなどとの相互作用のチェックなど，薬学的な安全管理を必要とします。在宅の糖尿病患者にとって，薬の専門家である薬剤師の関わりが重要となります。こうした観点から，糖尿病薬のインスリンやSU薬など低血糖リスクのある薬剤の投与後のフォローアップが必要として，令和2年4月より薬剤服用歴管理指導料に「調剤後薬剤管理指導加算」が設けられています。

　在宅でのこうした糖尿病薬の継続管理の手引きがくすりと糖尿病学会から公表されていますので参考にしましょう（図2）。

糖尿病連携手帳とお薬手帳を連携ツールとして活用した地域連携パス

　糖尿病連携手帳は，毎月のHbA1cや血糖値，体重，血圧などの検査値のほか，眼科や歯科医からの情報記載欄も設けられています。教育入院時の内容や退院時の指導事項など，連携に必要な情報も集約されているので，チェックすべき療養指導事項をお薬手帳とくすりと糖尿病学会から出されている糖尿病患者管理シートとセットにして，地域連携ツールとして活用すれば，地域での役割分担と情報の共有に役立ちます。

085 　進行がんの場合の在宅医療の連携について教えてください。

» A

　進行がん患者の在宅医療では，病状の進行に伴って症状も日々変化していくことがあります。**症状の変化を予測してあらかじめ対策をイメージし，病状の変化を逐次把握することに努め，患者と家族が安心して療養生活を送れるように配慮することが重要です。**一例としてがん患者（独居）の症状変化への対応を例にとり，どのような連携が必要とされるか考えてみます。

> **患者プロフィール**
> 70 歳代女性，乳がん (原発)，肺転移，多発性骨転移，退院し在宅療養へ移行
> 告知済み，在宅での最期を希望
> 独居，PS 2 (Performance Status, ECOG)
> 主症状は疼痛 (前胸部〜左上肢)
> 収入源は年金のみ

がん性疼痛の増悪

　左前胸部の腫瘍は徐々に拡大しており，肋骨や鎖骨への浸潤も進行している。また腕神経叢への浸潤も認め，左上肢のしびれや痛みを訴えている。これらの疼痛は徐々に増強するものと予想され，鎮痛薬の増量や追加に備える必要がある。また，骨転移巣で脊椎損傷を起こすことが予想される。その場合にも一時的かつ急激な痛みが発現し，QOLを著しく損なう可能性がある。観察を絶やさないように医師や看護師と申し合わせ，互いの訪問スケジュール，観察項目，観察指標の統一化などの確認と調整を行う。また症状急変時の各職種の動き方や連絡体制，情報共有の方法などを確認しておく。

呼吸器障害進行に伴う症状発現 (酸素量低下，呼吸困難感発現)

　肺組織への転移巣の拡大・浸潤などによる器質的な換気機能低下による血中酸素分圧の低下や呼吸困難感が発現することが予想される。対処としては在宅酸素療法の導入，薬剤による呼吸困難感の緩和，理学療法士や看護師による呼吸リハビリテーションの導入が考えられる。薬剤師においては呼吸困難感の緩和に用いられる薬剤とその適応・病態を把握し適切な薬剤の選択と服薬支援が求められる。

不安感や精神症状の発現

　上記のような苦痛症状の発現が考えられること，また独居であることからも症状や生活に対する不安が表出されることは十分に予想される。介入する医療者や介護者が患者の信頼を得ておくことがまず第1の対策となる。

　例えば訪問のない日，処方の追加や変更があった翌日に電話で声をかけるなどの配慮だけでも患者の孤独感は軽減されることがある。それぞれの職種が訪問した際の情報を共有し，皆でサポートしていることを患者に実感として持ってもらうことも重要と考えられる。

経済環境の確保

　独居であることから，ADLの低下などにより生活の中で介護介入の占める

割合が次第に多くなり，介護保険の利用限度枠を超えるサービスが必要になることも予想される。医療費も含めると患者本人の年金収入だけでは生活が成り立たない可能性もあり，利用できる社会保障制度や介入の内容・頻度などについてケアマネジャーを中心に検討する必要がある。

Q086 看取りの連携について教えてください。

》A

現代では人の死に立ち会った経験を持つ日本人は少ないといわれており，そのことが在宅で看取ることは難しいのではないかというイメージの一因とも言えます。医療者と介護者が患者と家族を適切にサポートして穏やかな時間を過ごしていただく配慮が必要です。

終末期においては，原疾患の治療に占める医療介入の度合いをどのように減じていくかという問題が程度の差はあるものの生じてきます。**治療を施すことである程度の回復やQOLの向上が期待できる場合と，逆に身体的負担だけを増やしてしまう場合とがあるため，医療者と患者家族とで十分に相談しながら治療方針を決定していきます。**

また，臨死期が近づくにつれて疾患の有無や程度にかかわらず身体機能が徐々に（あるいは急激に）低下していきます。中でも嚥下機能，循環機能，消化管機能，代謝能，排泄能，血中アルブミンの低下などは薬物動態に大きな影響をもたらす要素であり，これまで使い慣れてきた薬剤であってもこの時期には身体的負担を増やす可能性があるため，減量や中止を考慮していきます。

これらの要素について医師の身体所見や検査所見，看護観察，服薬状況などを総合的に考慮しながら，なるべく苦痛の少ない時間を過ごしていけるように調整を図るとよいでしょう。

患者の身体状態の低下に伴い，身の回りのさまざまな介助が増加していきます。穏やかに状態が低下していく場合にはケアに占める医療の割合が少なくなり，逆に介護の必要性が増していきます。在宅での看取りを行う場合にはその場は患者と家族が密に時間を過ごせる場所でもありますが，家族の介護負担が

増加することで在宅療養が限界に達してしまうことが少なくありません。その
ため介護サービスの利用を増やすなどして対処せざるを得なくなりますが，医
療の役割が相対的に少なくなったとしても，状態観察と家族や介護スタッフへ
の支援や配慮は引き続き継続していくのがよいでしょう。

087 在宅医療と感染予防の連携について教えてください。

» A

　在宅医療で注意すべき問題点の1つとして挙げられるのが，この感染症予防
の連携です。感染症予防は軽度のものから重度のものまで多岐にわたってお
り，対応方法も個別に異なるため，より多職種との連携・共通認識が重要とな
ります。病院では薬剤師が中心となって感染症対策委員会等が設けられていた
り，感染制御専門薬剤師という専門資格があったりと，感染症対策は薬剤師が
得意とする分野の1つと考えます。また，感染症予防では医療従事者が感染症
の媒介となってしまうという認識のもと行う必要があります。

　感染症予防については，医療・介護の関係職種のみならず，患者本人・家族
への指導も重要となります。そのため，各職種での対応が異なったり，指導内
容が異なったりすると患者やその家族が混乱を来し，きちんとした対応が取れ
なくなることがありますので，事前に各職種と対策について話し合いをする必
要があります。特に気管切開をした患者や自己導尿，HPN（在宅中心静脈栄
養療法）などの医療処置を受けている患者では，入院中に消毒薬の種類や処置
法などの指導を受けてから退院するのが一般的ですが，その方法と在宅での主
治医の方法とが異なる場合も見受けられるため，病院との連携も重要です。

　感染症対策の詳細については割愛しますが，一般的な感染症予防のための連
携の道筋をまとめてみました。

連携の実際

①現在患者自身が感染症に罹患していないかを確認する（MRSA，B型肝炎，C型肝炎，HIV等）。

②感染症に注意しなければならない医療処置（気管カニューレ，膀胱カテーテル，HPN等）を行っているか確認する。

③①や②がある場合，入院中にどのような感染症対策の指導を受けているのかを確認する（消毒薬の種類や消毒法の手技等）。この確認は患者や家族のみならず入院していた病院へも確認を行う。これは患者・家族が指導をきちんと理解しているかの確認にもなる。特に消毒薬の希釈倍率（部位により希釈倍率が異なる）の確認や消毒薬ごとの使用部位（部位によっては使用できない薬剤がある）の確認が必要となる。

④在宅患者へ介入している職種に対し，感染症対策について確認を行う。必要に応じカンファレンスを行うとよい（医療職種・介護職種ともに）。

⑤病院の方策と在宅主治医の方策が異なるときには，再度確認を行い各職種が共通の方策で対応する。

⑥感染症対策に必要な消毒薬・物品の確認を行う（滅菌ガーゼやドレッシングフィルム材等）。感染症対策の消毒薬（機器の消毒に使用分等）は処方薬として処方できないので注意する。場合によっては医療機関からの支給対象であることもあるので，主治医と確認を行う。

⑦定期的に感染症予防対策の確認を行う。

上記のような特殊な状態の患者でなくとも，**高齢者は免疫機能が低下しているため十分な注意が必要となります**。特に冬場のかぜ症候群やインフルエンザ・ウイルス性胃腸炎には注意が必要であり，医療・介護従事者，患者，家族を含めて，うがいや手洗いの徹底，必要に応じてマスク，手袋をつけるなどの処置が必要となります。また，年間を通して，尿路感染症，褥瘡感染症にも注意が必要です。**感染症から敗血症に至るケースもあるので注意しましょう。**

訪問時に発熱や咳，下痢・嘔吐，腹痛といった感染症の兆候が見られた時には，すぐに主治医へ連絡をし，各職種と対策について確認を取るようにしましょう。しかしながら，高齢者は発熱などの感染症を疑わせる症状が出にくいということを普段から念頭に置き，注意する必要があります。

感染症対策については，1つの職種だけで対応することは不可能であり，より密な連携が必要とされていますので，普段から感染症対策の準備を行う必要があると思われます。また抗生物質の適正使用の点からも，薬剤師に対し期待が高まっており，安易な処方への指摘や処方の必要性の有無の提案など，職能を発揮できるようにしなければなりません。

新型コロナウイルス感染症

新型コロナウイルス感染症（COVID-19）は，われわれ医療従事者も十分注

意しなければなりません。COVID-19の症状（咳，発熱，倦怠感など）は在宅療養している高齢患者によく見られる症状でもあり，その原因を十分に把握・確認する必要があります。また患者が感染していなくても，その家族や介護者，連携する医療・介護スタッフなど，感染のリスクがある関係者の症状も確認する必要があります。少しでも疑わしい症状が見られた場合には，関係職種と連携を取り，感染予防に努める必要があります。

緊急時にも対応できるよう，普段から個人防護具を携帯するようにすることも必要となります。訪問時には患者との距離を取り，必要最小限の訪問時間となるように心がけることが重要となります。

Q088 認知症ケアパスとは何ですか？

» A

認知症発症予防から人生の最終段階まで，認知症の容態に応じ，相談先や，いつ，どこで，どのような医療・介護サービスを受ければいいのか，これらの流れをあらかじめ標準的に示したものです（認知症施策推進大綱「用語集」より引用）。

平成24年6月18日に厚生労働省認知症施策検討プロジェクトチームが取りまとめた「今後の認知症施策の方向性について」では，標準的な認知症ケアパスとは「認知症の人が認知症を発症したときから，生活機能障害が進行していく中で，その進行状況に合わせていつ，どこで，どのような医療・介護サービスを受ければよいのかをあらかじめ標準的に決めておくもの」と説明しています（図）。

市町村による「認知症ケアパス」の作成・点検にあたっては，認知症地域支援推進員が中心となり，地域住民の活動（インフォーマルサポート）を盛り込み，地域共生社会の実現を目指すこと，また，医療・介護関係者間の情報共有のツールとして，地域の実情に応じた認知症情報連携シートの効果的な活用を推進することが求められています。

認知症施策推進大綱では，KPI／目標として「市町村における『認知症ケア

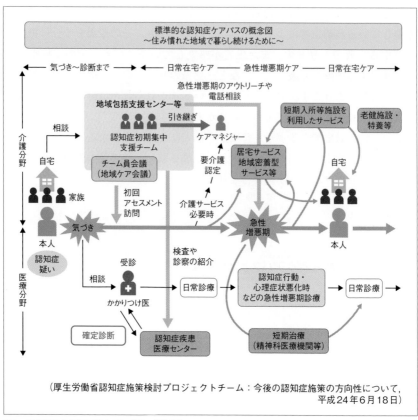

図　標準的な認知症ケアパス（概念）

パス』作成率100%」と掲げられています。

訪問時のチェックポイント

Q089　高齢特有の生理機能の変化に対して，どのように対応したらよいのでしょうか？

» A

　WHOでは65歳以上を高齢者と定義していますが，日本では65〜74歳を前期高齢者，75歳〜を後期高齢者と区別しています。平成29年，日本老年医学会と日本老年学会は，高齢者の定義を75歳以上に引き上げるべきと提言しました。そうなると，65〜74歳を准高齢者，75〜89歳を高齢者，90歳以上を超高齢者と呼ぶこととなります。

　さて，年を重ねることで，身体的にも精神的にもさまざまな変化が訪れます。これらの変化は互いに関連し合うこともあって，老年症候群として捉えています。例えば，転倒しやすくなるのは，脊椎や関節の変形によるだけでなく，筋力の低下や視力や視野の障害，神経反射の影響や，時には薬物の有害事象に基づくこともあります。

　脳神経細胞レベルでは，加齢に基づきアミロイドβによりタウ蛋白が神経原線維に沈着します。これらの変化によってアルツハイマー型認知症が発症すると考えられていますが，加齢を生理的な変化と見なすと，病気として捉えにくいという考え方も出てきました。患者と言わないで，「認知症の人」と表現するのはそのためです。

　年齢を重ねることによって，あらゆる生理機能が低下します。肺活量も腎血流量も糸球体ろ過率も神経伝道速度も，細胞内の水分率も低下します。それに伴い，息切れ，排尿障害，歩行障害，免疫力低下，摂食嚥下障害，精神機能低下，認知症など，さまざまな兆候が生活の妨げとなってきます。

　したがって，1つの臓器や1つの病気だけに着目して治療を行うと，肺炎は治ったが，認知症が悪くなったとか，骨折の手術で，骨は癒合したものの筋力が低下して歩けなくなったとか，標準的治療でも，病態が複雑化し，新たな生活機能に障害が生じることもあります。また安易な薬物療法が，別の兆候を悪

化させることもあり，特にベンゾジアゼピン系薬や抗コリン系薬の投与は慎重に行わなければなりません。

わが国は，おびただしい数の超高齢者が暮らす社会となりました。世界一のスピードで訪れた超高齢社会ですから，その歴史は浅く，超高齢者に対する薬物療法の安全性や有効性に関するエビデンスはほとんどないと言わざるを得ません。サルコペニアやフレイルに対しては，食事や運動療法が最も有効とされているように，加齢に伴う生理機能の低下に対して薬物療法で対処できないことも多く，生きがいを支えるという社会的な視点も大切です。

フレイル，ロコモティブ症候群，サルコペニアについて教えてください。

» A

フレイルとは

虚弱を意味する英語のfrailtyをもとにした言葉で，**加齢に伴って患者の心身の活力（予備能力）が低下した状態**のことです。特に要介護状態に至る前の段階のことを言います。フレイルには，移動能力の低下，栄養状態の低下，活動性の低下，易疲労感，認知機能の低下，意欲の低下など，広範な要素が含まれます。

社会的な背景

高齢者は例えば，脳卒中を発症して突然要介護状態になることもありますが，多くの場合には，健常な状態から，このフレイルの時期を経て要介護状態になります（図1）。これまで，こうした虚弱な状態は，年齢に伴う仕方のないもの，不可逆的なものと考えられがちでしたが，最近の研究で，**フレイルの段階で介入すれば，フレイルから脱することが可能である**ことがわかってきました。さらに，フレイルは，年齢とは別に，健康障害や死亡の予測因子になることも明らかになっています。

こうしたフレイルの概念を，医療・介護の専門職のみならず，広く国民が理解し，その予防を図ったり，早期発見・早期介入をしたりすることが重要であるとして，平成26年5月に日本老年医学会が「フレイルに関する日本老年医学会

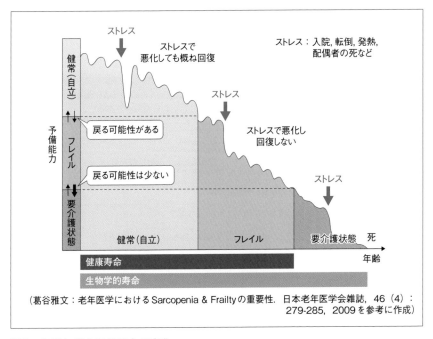

（葛谷雅文：老年医学におけるSarcopenia & Frailtyの重要性．日本老年医学会雑誌，46（4）：
279-285，2009を参考に作成）

図1 加齢に伴う予備能力の変化

からのステートメント」を発表し，フレイルが特に知られるようになりました。

フレイルの基準とフレイルサイクル

　フレイルの評価方法には統一した基準はありませんが，国内では，国立長寿医療研究センターが示した日本語版フレイル基準（J-CHS基準）（表1）が，身体的フレイルの代表的な診断基準として用いられています。

　この基準は，該当者の早期発見を意識して，医療機関で特別な検査を行わなくても評価できるものとなっています。専門職だけでなく，対象者自身で，自分の健康状態をチェックすることもできます。また，厚生労働省が介護予防のために作成した25項目の質問票（基本チェックリスト（表2）：市町村が，介護予防・日常生活支援総合事業の対象となる高齢者を早期に把握するために使用される）が取り入れられていることも特徴です。例えば，体重減少や疲労感の項目は，基本チェックリストに挙がっている項目が該当します。

　フレイルになると活動量が落ち，エネルギー消費が減るために食欲がわかず，栄養摂取量が減って，低栄養になりがちとなります。すると，さらに筋肉

表1 改訂日本版フレイル基準（J-CHS基準）

以下の，5つの評価基準のうち，
- ・3項目以上に該当　　　フレイル　　　（フレイルの診断）
- ・1項目または2項目に該当　プレフレイル　（フレイルの前段階）
- ・いずれも該当しない　　健常　　　　（フレイルではない）

項目	評価基準
1．体重減少	6カ月間で2kg以上の（意図しない）体重減少があること （基本チェックリストのNo.11にて，「はい」と回答した場合）
2．筋力低下	握力：男性＜28kg，女性＜18kg
3．疲労感	（ここ2週間）わけもなく疲れたような感じがする （基本チェックリストのNo.25にて，「はい」と回答した場合）
4．歩行速度	通常歩行速度＜1.0m/秒
5．身体活動	①軽い運動・体操をしていますか？ ②定期的な運動・スポーツをしていますか？ 上記の2つのいずれも「週に1回もしていない」と回答

〔Satake S and Arai H：The revised Japanese version of the Cardiovascular Health Study criteria（revised J-CHS criteria）. Geriatr Gerontol Int, 20（10）：992-993, 2020 を参考に作成〕

量や筋力の低下，体重の減少が起き，さらにフレイルが進みやすくなります。こうした悪循環をフレイルサイクルと呼び，要介護状態になりやすくなるので，悪循環にならないような支援が重要です（図2）。

ロコモティブ症候群（ロコモティブシンドローム）とは

　加齢に伴って，運動器（骨，筋肉，関節，軟骨，椎間板）に障害が起こり，日常生活に支障を来すこと，そしてそれが悪化して要介護状態になるという一連の現象を，ロコモティブ症候群（略称：ロコモ）と言います。フレイルと同様に，その予防，早期発見・早期介入が重要であることを，広く認識されることが必要として，平成19年に日本整形外科学会が提唱した概念です。フレイルと重複する概念ですが，特に運動器の障害によって引き起こされる現象に注目していること，フレイルよりも前の段階から拾い上げることが意識されていることなどが特徴です。

　例えば，加齢性の疾患である変形性膝関節症や脊柱管狭窄症，関節リウマチなどによって，痛みや関節可動域の制限があると，活動量は減少しがちになります。すると，筋肉量の減少や，さらなる関節の拘縮を来してしまい，こうした状態が続くと，さらに運動したくない（運動量が減少する）という悪循環に入ります。また，筋肉量が減少していると，ふらついて転倒しやすくなり，骨

表2　基本チェックリスト

No.	質問項目	回答（いずれかに○をお付け下さい）	
1	バスや電車で1人で外出していますか	0. はい	1. いいえ
2	日用品の買物をしていますか	0. はい	1. いいえ
3	預貯金の出し入れをしていますか	0. はい	1. いいえ
4	友人の家を訪ねていますか	0. はい	1. いいえ
5	家族や友人の相談にのっていますか	0. はい	1. いいえ
6	階段を手すりや壁をつたわらずに昇っていますか	0. はい	1. いいえ
7	椅子に座った状態から何もつかまらずに立ち上がっていますか	0. はい	1. いいえ
8	15分位続けて歩いていますか	0. はい	1. いいえ
9	この1年間に転んだことがありますか	1. はい	0. いいえ
10	転倒に対する不安は大きいですか	1. はい	0. いいえ
11	6ヵ月間で2〜3kg以上の体重減少がありましたか	1. はい	0. いいえ
12	身長　　　cm　体重　　　kg（BMI＝　　　）（注）		
13	半年前に比べて固いものが食べにくくなりましたか	1. はい	0. いいえ
14	お茶や汁物等でむせることがありますか	1. はい	0. いいえ
15	口の渇きが気になりますか	1. はい	0. いいえ
16	週に1回以上は外出していますか	0. はい	1. いいえ
17	昨年と比べて外出の回数が減っていますか	1. はい	0. いいえ
18	周りの人から「いつも同じ事を聞く」などの物忘れがあると言われますか	1. はい	0. いいえ
19	自分で電話番号を調べて，電話をかけることをしていますか	0. はい	1. いいえ
20	今日が何月何日かわからない時がありますか	1. はい	0. いいえ
21	（ここ2週間）毎日の生活に充実感がない	1. はい	0. いいえ
22	（ここ2週間）これまで楽しんでやれていたことが楽しめなくなった	1. はい	0. いいえ
23	（ここ2週間）以前は楽にできていたことが今ではおっくうに感じられる	1. はい	0. いいえ
24	（ここ2週間）自分が役に立つ人間だと思えない	1. はい	0. いいえ
25	（ここ2週間）わけもなく疲れたような感じがする	1. はい	0. いいえ

（注）BMI（＝体重（kg）÷身長（m）÷身長（m））が18.5未満の場合に該当とする。
（エビデンスを踏まえた介護予防マニュアル改訂委員会：介護予防マニュアル第4版，p9，厚生労働省，令和4年3月，https://www.mhlw.go.jp/content/12300000/000931684.pdf）

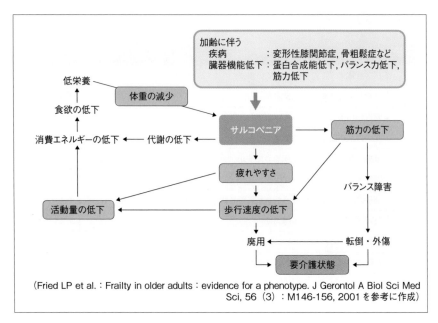

図2　フレイルサイクル

折のリスクも高くなります。そしていったん骨折すると，治療中の運動量の減少から，さらに筋肉量の低下を招き，悪循環を加速することになります。このため，ロコモの悪循環に入らないようにするための，筋肉量の維持・増加が重要というわけです。

　ロコモティブ症候群の指標として，ロコモ度テストが提唱されています。これは，下肢の筋力を調べる「立ち上がりテスト」，歩いた歩幅を調べる「2ステップテスト」，問診票にて普段の身体の状態を調べる「ロコモ25」の，3つのテストで構成されます。結果を年代別平均値と比較することで，年齢相応の移動能力を維持しているかを判定する方法です。

サルコペニアとは

　加齢に伴って，筋肉量が減少することと，それに伴って引き起こされる現象を，サルコペニアと言います。フレイルやロコモティブ症候群の中で，特に重要な概念です。

　筋肉は，運動による筋肉への負荷や，蛋白質やアミノ酸などの摂取によって，維持・増加されています。しかし，高齢者の場合には，筋肉の合成の機能

が低下しているうえに，運動量が減ったり（活動量の減少），食事の量が減ったり（低栄養）するため，筋肉量が減少しやすくなります。サルコペニアとは，こうした筋肉量の減少を予防するために，運動や栄養の重要性を提唱する概念です。

フレイル，ロコモティブ症候群，サルコペニアへの対応

フレイル，ロコモティブ症候群，サルコペニアの3つの概念は重複するものですから，対策も共通します。

十分な栄養（蛋白質，ビタミン，ミネラルなど）を取ること，十分な運動を行うこと，社会的な関わり・役割を持つことなどが挙げられます。ただし，いずれも患者に無理をさせると，かえって転倒したり，拒絶から意欲の低下を来したりする可能性もあります。患者のペースに合わせて行うようにします。

また，これらの状態にある人は，健康な人に比べて，心身へのストレスに弱いという特徴があります。例えば，発熱という身体ストレスがかかった場合，ふらついて転倒したり，意識混濁を来しやすかったりします。また，入院した場合，環境の変化という心理的ストレスに対応できずに，せん妄を起こしたり，食欲・意欲の低下を来しやすかったりします。そのため，**日頃からの健康管理（ワクチン接種，手洗いなど）がより重要です。**

フレイルを意識した服薬管理指導

高齢者の服薬を管理・指導する際には，フレイルを意識します。**高齢者は，臓器機能が低下し，ストレスに弱い状態にあるため，若年者とは異なった見方をする必要があります。**例えば，高血圧のあるフレイルの患者で，血圧値はガイドラインによる目標を達成しているはずなのに，活気がなくなったり，転倒しやすくなったりすることもあります。**フレイルの原因に，薬剤の効き過ぎや相互作用などが影響している可能性を考える必要があるのです。**フレイルに薬剤が関与していると疑われる場合には，医師へ報告をしましょう。医師は，疾病の治療や管理において，薬という手段に頼る傾向がありますが，高齢者の場合には，フレイルの予防，あるいはフレイルから脱するために，薬を用いない方法も考えるようにします。

フレイルの予防や脱却のための支援は薬剤師にも求められます。食事や運動などの生活上の助言を患者にしたり，服薬の状況を確認したり，できることはたくさんあります。また，服薬の状況や注意点を，患者を支えるほかの専門職に報告することで，よりフレイルを意識したケアにつなげることができます。

患者や医師との関わりだけでなく，訪問看護師，リハビリテーション専門職，管理栄養士，ケアマネジャーなどと連携して，患者がより良い状態で過ごせるよう支援していきましょう。

Q091 オーラルフレイルとは何ですか？

» A

　オーラルフレイルとは，加齢に伴う口腔機能の低下のことです。oral（口腔），frail（虚弱）の2つの単語から構成されています。食事の時むせやすくなった，滑舌が悪くなったなどささいなことや，軟らかいものしか食べられなくなったなど食事の偏りも含みます。このような1つ1つのささいな口腔機能の衰えが複数積み重なる（重複する）ことをオーラルフレイルは示しており，要介護や死亡のリスクになり得ます。この概念は飯島勝矢氏（東京大学高齢社会総合研究機構）らが厚生労働科学研究により実施した大規模健康調査によって最近提唱されています。フレイルという言葉に可逆性という意味が含まれるように，このオーラルフレイルに関しても疾病と捉えるのではなく，適切な介入によって機能改善が期待できるという意味を含んでいます（図1，2）。

　オーラルフレイルに対する明確な定義については，日本歯科医師会と研究者の協働，さらなる研究調査からの知見により，令和元年に報告されています。しかし，このオーラルフレイルは歯科医師だけの課題ではないのです。食という視点に立つと管理栄養士や医師も，嚥下機能となると言語聴覚士も，そして口から薬を飲むことでは薬剤師にとっても，高齢者ケアに関わる多職種にとって重要な概念となっています。

　また，高齢者が置かれている社会にも目を向ける必要が出てきます。独居の生活や，家族がいても1人で食事をする孤食など社会との関連が重視されています。すでに，社会性のレベルが健康課題に強く関与することは明らかとなっていますが，特に高齢者においては顕著です。中でも口腔機能は人間の尊厳と深く関わり，オーラルフレイルは全身のフレイルと密接に関連しています。しかも早期に見られる要素であることもわかってきました。歯磨きなど日頃の自

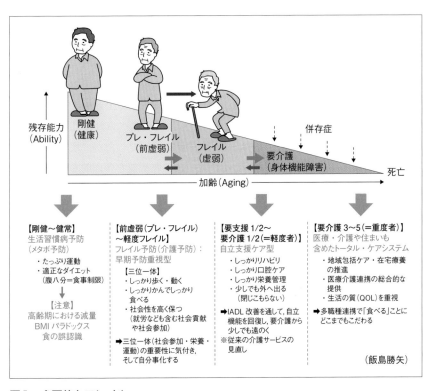

図1　多面的なフレイル

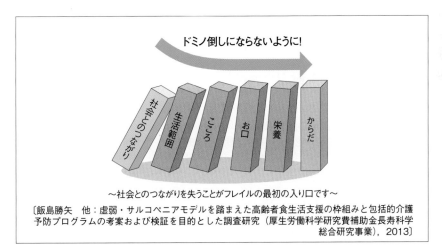

図2　フレイル・ドミノ

己管理が大切なのは言うまでもありませんが，歯周病やむし歯などで歯を失った時には放置せずに適切な処置が必要です。義歯の人でも，定期的に歯や口の健康状態を歯科医師に管理してもらい，かかりつけ医と同じように，かかりつけ歯科医師を持つことが健やかな老後に特に重要となってきます。

厚生労働省と日本歯科医師会では，平成元年から，「8020運動」を展開しています。80歳で20本以上の歯を保ち，何でもかんで食べられることを目指して推進されています。20数年前は8020達成者は数％でしたが，現在では50％を超えています。そして，時代の変遷に従い，口腔機能を多面的な機能論で物語っていくために，新概念「オーラルフレイル」を加えた健康長寿の支援が始まっています。

Q092 食事に関連するチェックポイントは何でしょうか？

》A

食欲の有無をチェックし，おいしく食べられているならひとまず安心です。問題がある場合，その状態を招く原因を探っていきますが，その中に薬剤が原因となっているものがないかをチェックするのが薬剤師の役割です。問題の原因をさまざまな角度から考えていきましょう（表）。心身の疾患，摂食・嚥下状態，食事の形状，住環境など多くのことが原因となります。これらの情報を多職種で共有し，連携して解決していくことが大切です。

食事や水分摂取時にむせ込みが見られる場合，嚥下機能低下が疑われます。

表　食欲低下を招く薬剤の副作用例

分　類	症　状
消化管障害	胃炎・胃潰瘍，逆流性食道炎，嘔吐，下痢，便秘
味覚，口腔状態異常	口腔乾燥，口内の炎症，口腔カンジダ，舌苔，味覚障害，口苦，歯肉炎，歯肉肥厚，嚥下機能低下
精神神経障害	抑うつ，パーキンソニズム（舌のこわばり，手指振戦ではしや食器が持てない），ジスキネジア（舌や顎が勝手に動く）
その他	全身倦怠感

ミキサー食，ゼリー食，きざみ食などの形状，とろみ調整剤の使用有無などを把握しておきます。栄養士が関わっている場合はほとんど個々に対応しています。

嚥下機能低下者には，薬を服用する際の水分摂取によるむせ込みの有無，そして飲み込める剤形であるかをチェックします。また，薬剤が原因で嚥下機能が落ちていないかもアセスメントが必要です。

薬をチューブに通す必要がある場合，管内への詰まりが起こらないように注意してください。粉砕や簡易懸濁法に関する知識も持っておくとよいでしょう。

Q093 食欲がありません。まずはどうやってアプローチしたらよいでしょうか。

» A

患者の「食べたくない」，「食べられない」という訴えの原因はさまざまです（表）。食欲不振の原因疾患の治療，薬剤の副作用の解決，食事の形状を変える，摂食嚥下訓練などにより口から食事が取れるようになることを目指すことが大切です。

疾患が原因である場合，医師の迅速な診断と対処が必要であることは言うまでもありません。薬剤師として考えるべきことは，表のような状態の原因が薬剤ではないかと疑い，アセスメントすることです。例えば薬の影響で口腔や胃腸状態が悪化し，食欲不振につながっていませんか。また副作用として錐体外

表　食欲不振の原因例

原　因	主な症状
疾患や体調不良が原因	・暑さ，高熱，水分摂取過多などによる脱水 ・悩み，ストレス，脳血管疾患などが原因となる抑うつ状態 ・がん，嘔吐下痢症，胃炎・胃潰瘍，逆流性食道炎，味覚障害，感冒，シェーグレン症候群など口腔乾燥，歯槽膿漏，歯肉炎
間接的な原因	・(手の) 振戦 ・全身倦怠感 ・義歯不具合 ・舌機能低下 ・口腔ケア不足による口内の炎症，口腔カンジダ，舌苔，嚥下機能低下 ・住環境の問題，食事の形状の問題

訪問時のチェックポイント

路症状が出て，手指振戦やジスキネジアで舌の動きが悪くなり，食事が取りづらくなっていませんか。というふうに状態と薬を結びつけてアセスメントするのが薬剤師の役割と考えておきましょう。

食欲不振者へのアプローチポイント

　食欲が低下する原因は疾患や身体因子だけではありません。精神因子や環境因子も大きく影響します。医師，歯科医師，看護師そして歯科衛生士，栄養士，言語聴覚士，介護福祉士，家族らとの協力で解決していくことをイメージしてください。またこれらの職をつなぐ，ケアマネジャーやMSW（医療ソーシャルワーカー）との情報共有も不可欠です。その中で薬剤師はまず，**薬剤の副作用に関するアセスメントを行い，多職種に対しての情報提供をすること**が大切な役割です。

Q094 　排泄に関連するチェックポイントは何でしょうか？

» A

　排泄に関しては尿・便・汗の3領域に分けてチェックします（**表1**）。いずれ

表1　チェック項目とポイント

領　域	チェック項目	ポイント
排　尿	・排尿回数と量（夜間，昼間） ・蓄尿障害 ・尿意切迫感，切迫性尿失禁，腹圧性尿失禁，溢尿性尿失禁 ・排尿困難 ・尿閉	・日中の血圧コントロールは大丈夫か （日中カテコールアミン上昇状態で腎抵抗上昇し腎血流量低下。夜間カテコールアミン低下した後，逆に腎血流量が増加し日中蓄積されていた尿が大量排出） ・日中水分を過剰摂取していないか （日中，希釈された尿が体内から排出されず，夜間に大量排出）
排　便	・大便の回数，出具合 ・下痢（1日3回以上），軟便 ・便秘（2～3日に1回） ・便塊，コロコロ便（兎糞），出にくい（便排出困難），便の色	・水分摂取量が適当か ・繊維質のある食事と量は適当か ・適度な運動はできているか（腹部マッサージだけでもしているか）
汗	・汗が出る（自汗） ・汗をかかない（無汗） ・冷や汗（冷汗）	・甲状腺機能障害，更年期障害，脱水，低血糖などが原因になっていないか

表2 重大な副作用

重大な副作用	症 状	報告のある薬品分類	処 置
悪性症候群 (Syndrome malin)	・無動緘黙，強度の筋強剛，嚥下困難，頻脈，血圧の変動，発汗等が発現し，それに引き続く発熱 ・高熱が持続し，意識障害，呼吸困難，循環虚脱，脱水症状，急性腎不全へと移行し，死亡した例あり	精神神経用薬, 抗うつ薬, メトクロプラミド, スルピリド, 抗パーキンソン病薬など	これらの症状が出現した場合には投与を中止し，水分補給等の全身管理とともに適切な処置を行う
セロトニン症候群	不安，焦燥，せん妄，興奮，発熱，発汗，頻脈，振戦，ミオクローヌス，反射亢進，下痢等	SSRI，抗うつ薬（ミルナシプラン，トラゾドン，クロミプラミン）など	

も順調で問題がなければ，良い状態であったことを記録しておきましょう。問題がある場合は，多職種で連携して解決していきます。特に**睡眠不足を招く夜間頻尿やQOLを著しく下げる失禁は重要**です。排便については，薬を選択する前に日常の生活状況を見直すことが先決です。

また，汗に関してもさまざまな疾患のサインや副作用症状の1つとなっていることがあるので，見落とすことのないように注意しておきましょう。

薬剤の副作用による排泄の問題をチェック

これらをきちんとアセスメントして，多職種と情報共有することが非常に大切です。

- ・抗コリン作用：膀胱平滑筋弛緩による尿の排出障害（尿閉），便秘，無汗
- ・コリン作動薬，アセチルコリンエステラーゼ阻害薬：過活動膀胱による頻尿，軟便，多汗
- ・ノルアドレナリン再取り込み阻害薬：尿道の閉塞で尿閉
- ・悪性症候群，セロトニン症候群：発汗（表2）

Q095 睡眠に関連するチェックポイントは何でしょうか？

》A

睡眠に関するチェックは，生活面と薬との両面から行います。まず生活リズ

ムをつくっていくことがポイントとなります。朝陽を浴びて日中活動することで夜間の正常な睡眠が確保されることは言うまでもありません。

何らかの原因で睡眠障害が起こっている場合，睡眠薬の使用も必要となるでしょう。ここで薬剤師は，適正かつ安全な睡眠薬使用に関わる必要があります。また，使用している薬全体を見て，不眠や興奮をもたらす副作用がないかをチェックしておくことが大切です。

不眠のタイプと睡眠薬の適合をチェック

何らかの睡眠障害がある場合，その不眠タイプを把握し，睡眠薬が適合しているかどうかをチェックします（実際にはこれらの混合型が多くあります。表）。

さまざまな角度から，**不眠の原因となる要素をチェックしてみましょう。**

・布団に入る時間や睡眠薬を服用する時間が早過ぎないか

・睡眠薬服用後，速やかに布団に入っているか

・布団に入った後，電気やテレビ，携帯電話，スマートフォンを速やかに消しているか

・起床は何時か，また朝陽を浴びているか

・昼寝を長時間し過ぎて，夜間不眠になっていないか（昼夜逆転）

・薬剤の副作用で日中傾眠または夜間不眠になっていないか

・「睡眠障害対処12の指針」と照らし合わせてみる

表　不眠のタイプと主な原因

不眠の種類	症　状	主な原因
入眠障害	床についてもなかなか眠りにつけない	不安や緊張が強い，神経質で睡眠へのこだわりが強い身体疾患 　例：睡眠時無呼吸症候群：あえぐようないびきをかく 　　　ミオクローヌス症候群：足などにぴくんとした痙攣が起こる 　　　乾皮症，パーキンソン病による周期性四肢運動障害，むずむず脚症候群
中途覚醒	夜中に何度も目が覚め，その後眠れない	身体疾患（頻尿，疼痛，かゆみ，睡眠時無呼吸症候群，ミオクローヌス症候群），精神疾患（うつなど），ストレス，環境の変化，アルコール摂取，加齢
早朝覚醒	普段より早く目が覚めてしまい，それから眠れない	うつ，加齢，体質
熟眠障害	眠りが浅くて，睡眠時間のわりに熟睡した感じがない	うつ，加齢

BZ系薬の見直し

　高齢者へのBZ系薬の連用は，転倒や認知機能低下のリスクを高めます。これまで大丈夫でも，この先大丈夫とは言えません。医師とともに見直しを検討することも忘れないようにしましょう。

Q096 運動に関連するチェックポイントは何でしょうか？

》A

　運動機能に関しては，転倒，歩行障害，ふるえなど日常生活に影響の大きい症状を注意してチェックしましょう。表のチェック項目を参考にしてください。

　寝たきりの原因の上位には転倒による骨折が入っています。運動機能の維持や転倒・骨折の防止は，寝たきり防止のためにも非常に大切です。

薬剤の副作用で起こる要注意症状

　薬剤の副作用で起こる注意すべき症状として，次のような症状が挙げられます。

- ・錐体外路症状：動作緩慢，歩行障害，ふるえ
- ・筋弛緩作用：ふらつき，脱力感，握力低下
- ・起立性低血圧：急な立ちくらみ
- ・睡眠導入薬の急な効果発現：急な眠気と脱力による転倒

パーキンソン病と薬剤性パーキンソニズムの鑑別

　薬剤性パーキンソニズムの患者では次のような特徴が見られます。パーキン

表　運動のチェック項目

領　域	チェック項目
運　動	ふらつき・転倒 歩行状態 めまい ふるえ すくみ足 手指の状態 麻痺

訪問時のチェックポイント

ソン病と薬剤性パーキンソニズムの鑑別に役立ててください。

　　・進行が速い　　　・突進現象が少ない
　　・左右差は少なく対称性のことが多い
　　・姿勢時・動作時振戦が出現しやすい
　　・ジスキネジア，アカシジアを伴うことが多い
　　・抗パーキンソン病薬の効果が少ない

Q097 誤嚥のメカニズムと対処法を教えてください。

》A

　口から物を食べるということは，まず食べ物であることを脳が認識します。口に入れると唾液が出てかむことで，唾液と食べ物が交じり合って食塊が形成されます。その食塊や水分を飲み込む動作を嚥下と言います。嚥下によって食塊や水は食道を通過し，胃に送られます。食塊が通過する咽頭部は，食物や水が通過するだけでなく，空気の通り道でもあります。呼吸のために鼻や口から吸い込まれた空気は，咽頭から喉頭へ，そして気管から肺へと流れますが，食塊や水が喉頭から気管に入ってしまうことを誤嚥と言います。なお，その逆に空気が食道から胃に入ってしまう病気は呑気症（空気嚥下症）と言います。

　誤嚥は，嚥下反射が何らかの原因で起こらなかったり，麻痺や廃用によって嚥下に使う筋力が弱ったり，腫瘍などで食塊や水分が食道を通過できない時に起こります。

　嚥下反射とは，食べ物が通過する時に気管の入り口が閉じて食道に送り込む仕組みのことです。このメカニズムは元気な人でも時々上手に機能しないことがあります。慌てて水やお茶を飲んだ時に，むせたり咳込んだりするのは誤嚥のためです。この咳反射が大切で，誤って気道（空気の通り道）に入り込んだ食物や水分を外に排出する作用となります。

　ところが高齢になると，嚥下反射や咳反射の力が低下します。さらに，嚥下に関わる筋力も低下し，誤嚥しやすく，また誤嚥したものを排出しにくくなるのです。ところで嚥下に関与する筋肉は，舌や口の周りの筋肉だけではありま

せん。実は脊柱起立筋など，歩行したり姿勢を維持したりする筋肉も大きく関わっています。つまり，歩行が不安定となり，背もたれがないいすに座れなくなると，嚥下の力は弱くなり誤嚥しやすくなるのです。

　誤嚥しやすいと，いつのまにか食事量が減少して脱水傾向となり栄養状態が悪化，免疫力も低下します。そして，寝ている間に唾液などが気道に流れ込んで，口腔内の雑菌が肺炎などの気道感染を引き起こします。肺炎は現在高齢者の死因の第1位ですから，**誤嚥のメカニズムをしっかりと理解して誤嚥を予防することが寿命の延伸につながります**。嚥下に関わる筋肉を強くし，嚥下機能を高める嚥下リハビリテーションが盛んに行われ，誤嚥しにくい食形態（テクスチャー）の食材の開発も進んでいます。

Q098 薬剤師の行うフィジカルアセスメントの目的は何ですか？

» A

　バイタルサインとフィジカルアセスメントの位置づけをきちんと整理できていない人が多いようですので，図に示しました。バイタルサインとは生命に関わるサインのことで，血圧，体温，脈拍，呼吸音，そして動脈血酸素飽和度（SpO_2），意識レベルを指します。これらはフィジカルアセスメントの構成要素です。バイタルサインのチェックをすれば薬効評価や副作用モニタリングができるというものではないことは一目瞭然だと思います。

　ではフィジカルアセスメントをすればよいかと言うとそれも早計です。医療に関わる者は職種を問わず，**健康に関わるすべてのアセスメントをする必要が**あります。これは**ヘルスアセスメント**と呼ばれ，身体，精神，社会の3つの因子で考えられています。

　では薬剤師がヘルスアセスメントを意識しつつフィジカルアセスメントを行う場合，何が目的になるのでしょうか。それは**「薬効評価と副作用モニタリング」**です。決して診断ではありません。手順としてはまず五感を使ったチェック（図の視診にあたる部分），次に5領域（食事，排泄，睡眠，運動，認知機能）の質問をお勧めします。これらが先であり，いきなりバイタルサインのチェッ

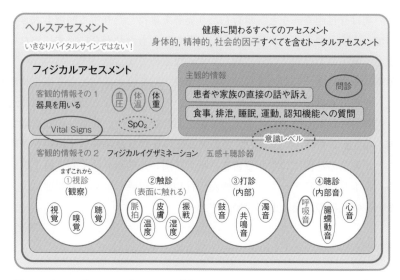

ヘルスアセスメント　健康に関わるすべてのアセスメント
いきなりバイタルサインではない！　身体的，精神的，社会的因子すべてを含むトータルアセスメント

フィジカルアセスメント

客観的情報その1　血圧　体温　体重
器具を用いる
Vital Signs　SpO₂

主観的情報
患者や家族の直接の話や訴え　問診
食事，排泄，睡眠，運動，認知機能への質問
意識レベル

客観的情報その2　フィジカルイグザミネーション　五感＋聴診器

まずこれから
①視診（観察）
視覚　嗅覚　聴覚

②触診（表面に触れる）
脈拍　皮膚　振戦　温度　湿度

③打診（内部）
鼓音　濁音　共鳴音

④聴診（内部音）
呼吸音　腸蠕動音　心音

図　ヘルスアセスメント，フィジカルアセスメント，フィジカルイグザミネーション，バイタルサインの関係

クではないということは，医師や看護師教育でも語られています。

　フィジカルアセスメントを行う具体的な場面を挙げてみます。

・ドネペジル，ガランタミン，リバスチグミンなどの増量時→徐脈チェック

　理由：アセチルコリンの増加に伴う徐脈の発現

・降圧薬増量時，あるいは服用状況改善時→血圧チェック

　理由：薬効評価と副作用（低血圧）モニタリング

　ほかにも多くありますが，医師と連携し，何のために何を評価するために何を行うのかを明確にしておきましょう。

転倒を起こしやすい疾患や薬について教えてください。

» A

　転倒を起こしやすい疾患は，パーキンソン病，脳梗塞後遺症，心疾患などが

表1 転倒に対するリスク因子

米国メリーランド州ナーシングホームの調査（N＝2,015人）

リスク因子	相対リスク	有意性（P-値）
認知症	1.74	＜0.001
不安定歩行	1.44	＜0.001
徘徊	1.93	＜0.001
最近の転倒歴	1.84	＜0.001
パーキンソン病	2.16	＜0.001
PGDRS行動スコア*	1.21	＜0.001
抗精神薬	1.83	＜0.001
環境の質スコア	1.18	＜0.001
うつ病・状態	1.44	＝0.001
女性	1.34	＝0.001
抗うつ薬	1.44	＝0.012
抗不安薬	1.32	＝0.033

＊Psychogeriatric Dependency Rating Scales
（Van Doorn C et al.：Dementia as a risk factor for falls and fall injuries among nursing home residents. J Am Geriatr Soc, 51（9）：1213-1218, 2003をもとに作成）

ありますが，高齢者における転倒リスクは，認知症や不安定歩行，徘徊，最近の転倒歴などに高いとされています（表1）。また，認知症の患者では，不安定歩行，薬剤，環境，心血管障害などに転倒リスクが高いとされています（図）。

転倒のリスクが高い医薬品を一覧表に示しますが（表2），転倒を招きやすい医薬品は，副作用として，筋力低下，錐体外路症状（薬剤性パーキンソニズム），横紋筋融解症，偽アルドステロン症などを有しています。これらの転倒のリスクが高い医薬品の使用に際しては，常に使用に関する再評価および転倒・転落事故を最小限にとどめるための薬学的ケアと看護・介護の連携が必要になります。

睡眠導入剤の場合は長時間作用型の薬は持ち越し効果に注意が必要ですが，作用時間にかかわらずいずれの睡眠導入剤も最高血中濃度到達時間が短い薬は，就寝直前に服用するよう特に注意する必要があります。

また，抗精神病薬（フェノチアジン系）など受容体との親和性が高い薬剤は転倒リスクが高いので，高齢者では特に注意する必要があります。意外な盲点となるのが，甘草を含む漢方薬です。偽アルドステロン症による低カリウム血症を来すと，筋力低下により転倒しやすくなります。薬剤による転倒を防止す

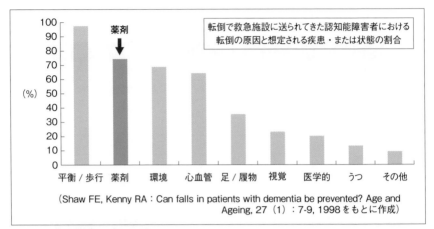

(Shaw FE, Kenny RA：Can falls in patients with dementia be prevented? Age and Ageing, 27（1）：7-9, 1998 をもとに作成)

図　認知能障害者の転倒の原因

表2　転倒の危険性に注意する薬剤

薬効区分	主な副作用	備　考
睡眠導入剤	・眠気 ・筋力低下 ・注意力低下 ・錐体外路症状	・長時間作用型の薬剤は持ち越し効果に注意する ・最高血中濃度到達時間が短い薬剤は就寝直前に服用する
向精神病薬 （フェノチアジン系）	・眠気 ・筋力低下 ・注意力低下 ・錐体外路症状	・レセプターとの親和性が高い薬剤は注意が必要（グラマリール，ドグマチールなど）
降圧薬	・めまい ・起立性低血圧	・特にα遮断薬，中枢性降圧薬は食後などに注意
非ステロイド系消炎鎮痛薬	・低血圧（特に脱水が重なる場合）	・特に坐薬（注射と変わらない血中濃度上昇となる）
抗不整脈薬	・失神	・意識消失などの危険性があり注意が必要（ベラパミル，βブロッカーなど）
糖尿病薬	・低血糖	・めまい，ふらつきに注意
麻薬 ベンゾジアゼピン系抗不安薬	・浮遊感せん妄	・せん妄状態を招く
抗ヒスタミン薬 （H₂受容体拮抗薬含む）	・浮遊感 ・せん妄	・せん妄状態を招く
パーキンソン病治療薬（抗コリン薬）	・錐体外路症状	・ドパミン受容体D_2が過度に刺激される
認知症治療薬 メマンチン	・めまい ・失神	・腎排泄型薬剤は腎機能低下に注意
漢方薬 （甘草を含む）	・偽アルドステロン症	・低カリウム血症による筋力低下に注意

るには，転倒リスク要因を評価し，転倒リスクを増幅させる薬剤の適正使用と薬学的指導，医療従事者や介護者，家族などによる日頃の見守りや観察力が必要になります。

Q100 転倒スコアについて教えてください。

» A

　高齢者の転倒によるけがの頻度は50～70%程度，このうち骨折に至る症例は10%前後で，その1/4程度が大腿骨頸部・転子部骨折であると報告されています。転倒・骨折は，高齢者が要介護となる原因疾患として重要であり，転倒・骨折による要介護状態を回避するには，転倒・転落の防止を図る必要があります。

　この転倒・転落に関するリスク要因を総合的に評価するアセスメントシートを作成し，各項目についてスコア化し，それぞれリスクに応じた対処法を設定し，実際にアセスメントシートを用いたチェックを行い，個々の患者の時々の状態に応じたきめ細かい対策を徹底した結果，骨折発生件数は大幅に減少したとの報告があります。

　1例として鳴門山上病院で使用している転倒アセスメント票を図1に示します。リスク要因を「A表　転倒危険度チェックシート（基本的な危険因子）」，「B表　認知度」，「C表　ADL（日常生活動作）」項目に3分類し，それぞれの項目ごとにスコア化して入院時および状況に変化があった時など随時アセスメントを繰り返し，危険度に応じたケアの方向性を決定し転倒防止に活用しています。このアセスメント評価点数と実際に発生した転倒・転落の関係には高い相関が確認されています（図2）。これらの実績から転倒予測率に応じて，危険度をⅠ，Ⅱ，Ⅲ，Ⅳに分類し，できる限り危険因子を除き，なお危険度の高い場合はケアを強化する方針とし，関わる職員全員で情報共有して統一したケアを提供しています。個々の患者の時々の状態に応じたきめ細かな対応が可能となり，転倒事故を漸減できました（図3）。また，患者家族にも転倒，転落の危険性が高いこと，ケアを強化することについて文書で説明を行い，同意を得ています（図4）。図らずも事故が発生した場合にも家族の了承を得やすくなりました。

転倒アセスメント票（カンファレンス用）

病棟名		氏名		性別		年齢	

A表　転倒危険度チェックシート

チェック項目	1点	2点	点数		
			1回	2回	3回
性別	男性	女性			
年齢	85才未満	85才以上			
転倒の既往	なし	あり			
睡眠の状態	良	不良			
眠剤の服用	なし	あり			
筋力低下	なし	あり			
麻痺	なし	あり			
拘縮（下肢）	なし	あり			
変形（円背も含む）	なし	あり			
しびれ	なし	あり			
徘徊	なし	あり			
点　数　合　計					

B表　認知度

1点	認知症なし
2点	認知機能低下あるが日常生活ほぼ自立
3点	日常生活を行うのに見守りが必要
4点	日常生活に介護が必要
5点	常に目が離せない

	1回	2回	3回
点　数			

転倒危険度点数表

危険度	色	点数	転倒予測率
I	青	18～22点	25%未満
II	緑	23～26点	25～50
III	黄	27～30点	50～75
IV	赤	31～37点	75以上

C表　ADL

	1点	2点	3点	4点	点数		
					1回	2回	3回
移動動作	全介助	車椅子の自力操作	歩行可能				
移行動作	全介助	一部介助	自立（見守りで可能）				
排泄動作	おむつ	ポータブルトイレ トイレ全介助	ポータブルトイレ トイレ一部介助	ポータブルトイレ トイレ自立			
入浴	特殊浴槽	一般浴槽，リフト	一般浴槽に一部介助	一般浴槽に自立			
合　計　点　数							

	年　　　月　　　日	年　　　月　　　日	年　　　月　　　日
合計点数（A＋B＋C）	点	点	点
危険度	I　II　III　IV	I　II　III　IV	I　II　III　IV

平成27年8月1日　改訂
（鳴門山上病院）

図1　転倒アセスメント票

　平成16年度の久仁会転倒防止委員会における検討によれば，アセスメント評価点数と転倒・転落との関係には下のグラフのような，高い正の相関が確認されており，アセスメント点数が高いほど，転倒・転落が多くみられている。アセスメントから1年以内に転倒・転落が起こる確率は評価点数により，右表のように予測される（平成15年度アセスメント票集計のべ517例の結果から検討）。

　これらの結果から，予測転倒確率25%未満を危険度Ⅰ，25%以上50%未満を危険度Ⅱ，50%以上75%未満を危険度Ⅲ，そして75%以上を危険度Ⅳと分類する。

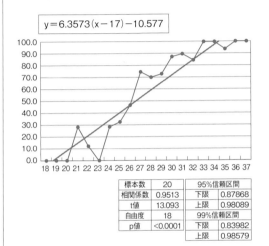

$$y=6.3573(x-17)-10.577$$

評価点数	転倒確率 (%)	危険度
18	0 (−4.2)	Ⅰ
19	2.1	
20	8.5	
21	14.9	
22	21.2	
23	27.6	Ⅱ
24	33.9	
25	40.3	
26	46.6	
27	53.0	Ⅲ
28	59.4	
29	65.7	
30	72.1	
31	78.4	Ⅳ
32	84.8	
33	91.1	
34	97.5	
35	100 (103.9)	
36	100 (110.2)	
37	100 (116.6)	

標本数	20	95%信頼区間	
相関係数	0.9513	下限	0.87868
t値	13.093	上限	0.98089
自由度	18	99%信頼区間	
p値	<0.0001	下限	0.83982
		上限	0.98579

（鳴門山上病院）

図2　危険度の予測

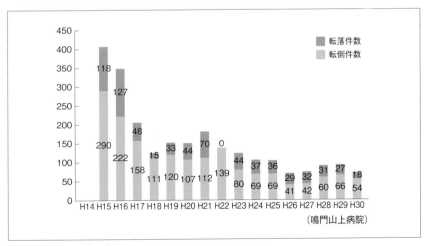

（鳴門山上病院）

図3　転倒・転落件数

転倒防止のためのマーキングについての説明・同意書

　医療法人久仁会では，安全な入院・入所生活を送っていただくために，種々の取り組みをさせていただいております。その一環として，_____様について医療法人久仁会転倒・転落防止委員会のマニュアルに沿って危険度評価をさせていただきましたところ，以下のような結果が得られました。

　転倒・転落アセスメント（令和　　年　　月　　日実施）
　　A．転倒背景因子_____点　　B．認知度_____点　　C．ADL_____点
　　　　　　　　　　　　総合点数（A＋B＋C）_____点

　　総合点数と転倒・転落には下図のような関係があることがわかっており，平均 29.15 点，標準偏差（SD）3.43 点（N＝399，最頻値 29）の正規分布をとっています。このことから，平均値 ± 1SD すなわち 26－33 点の者を危険度 3（最危険群），±1SD と 2SD の間の群，すなわち 22－25 点，および 34－36 点の者を危険度 2（危険群），それ以外，すなわち 21 点以下および 37 点以上を危険度 1（転倒予備群）と評価しています。

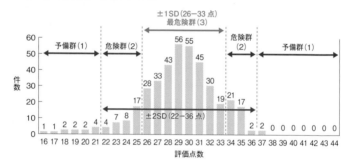

　　現時点での転倒・転落危険度は_____と推定されました。

　私たちは，転倒の可能性がある方につきましては，見守り・付添いなどによりできる限り危険をさける努力を行っておりますが，特に危険度2以上の方につきましては、どの部署の職員でもお見かけしたらすぐに対応できるようにする目的で上着の肩部分にフェルトで作成したマークを付けさせていただくようお願い致しております。
　上記をよくご理解いただいた上で，転倒防止対応マーキングにご協力いただけますようお願い申し上げます。

　　令和　　年　　月　　日
　　　　　　　　　　　　　　　　　　　　　　　　　説明者　　　　　　　　　　印

同　意　書

　上記の説明を理解し，転倒防止対応マークを付けることに，

　　　　　　　　　　　　同意します　　　　　　　同意しません

　　令和　　年　　月　　日
　　　　　　　　　　　　御氏名（続柄　　　　　　　）　　　　　　　印

（鳴門山上病院）

図4　転倒防止のためのマーキングについての説明・同意書

在宅に訪問した際，ネグレクトなど虐待を発見することが
あります。その際にどうしたらよいのでしょうか？

» A

　虐待を発見した時には，被害者の安全を確保することが最優先になります。
そして，ケアマネジャーや市町村（地域包括支援センター）などに連絡をし
て，虐待の被害拡大を防ぎ，安全に安心して患者が療養できる体制を整えま
す。この体制を整えるための調整は，必ずしも薬剤師が中心になって行うこと
ではありませんが，患者に身近に接している薬剤師は，発見者になる可能性が
あります。どのようなケースに虐待が多いのかといった特徴を認識したり，ど
のようなことに注意して患者を観察したらよいのか把握したりして，意識的に
接することで，早期発見につなげましょう。また，ケアマネジャーや市町村に
情報提供をするのに，どのような情報が必要なのか，虐待への対応はどのよう
な流れになるのかを理解して，円滑な連携につなげましょう。

虐待の背景

　厚生労働省がまとめた調査によると，令和3年度に市町村に寄せられた高齢者
虐待の相談・通報の件数は，3万6,378件，虐待と判断された件数は1万7,624件
で，徐々に増加の傾向にあります。しかし，実際には，潜在的な虐待がもっと
多くあると推測されます。虐待は，配偶者や子などの家族によって行われてい
ることが多く，密室性が高いうえ，虐待する側もされる側も体裁を保つために
事実を隠そうとする傾向が強いためです。また，認知機能障害や構語障害など
がある場合には，患者が自分で訴えることができないということもあります。
そうした，虐待が隠れやすい特徴を意識して観察することが重要です。

　高齢者の虐待に目立つ傾向は，男性の介護者による虐待が多いということで
す。男性介護者の割合は34.0%（図1）とされるのに，高齢者虐待の加害者の
およそ3人に2人が男性です（図2）。

虐待の種類

　虐待の種類には，主に以下の5つがあります（図3）。これに，患者自身が自
暴自棄になって，健全な生活を送らない「自虐」を虐待の分類に入れることも
あります。

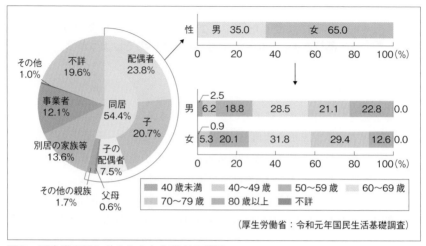

図1　要介護者等からみた主な介護者の続柄

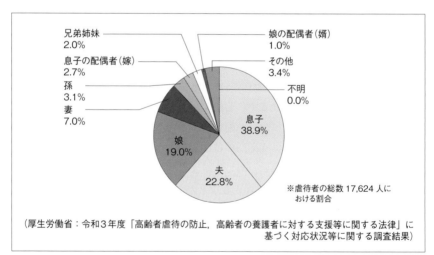

図2　被虐待者からみた虐待者の続柄

① 身体的虐待

　暴力行為や行動を制限する行為。

　　例：殴る，蹴る，無理やり食事を口に入れる，ベッドに縛りつけて身体を
　　　　拘束する，閉じ込めるなど

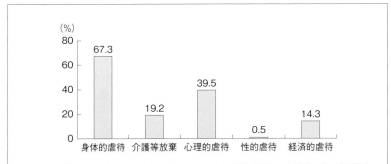

※被虐待高齢者の総数1万6,809人において，被虐待高齢者ごとの虐待種別を複数回答形式で集計。

（厚生労働省：令和3年度「高齢者虐待の防止，高齢者の養護者に対する支援等に関する
法律」に基づく対応状況等に関する調査結果）

図3　虐待の種別の割合

②心理的虐待

　脅迫や侮辱，無視など，言葉や態度，嫌がらせによって，心理的苦痛を与えること。

　　例：怒鳴る，ののしる，子供のように扱う，意図的に無視するなど

③性的虐待

　本人の同意がないのに性的関わりを持ったり，強要したりすること。

　　例：無理やり身体を触る，性交渉をするなど

④経済的虐待

　本人の同意なしに金銭を使用したり，財産を処分したりすること。本人の金銭の使用を理由なく制限すること。

　　例：現金や年金を本人に断わらずに使い込む，土地や家を本人の同意なく
　　　売却する

⑤介護・世話の放置・放任（ネグレクト）

　本来必要な介護を行わない，あるいは介護サービスを利用させないなどによって，高齢者の身体的・精神的状態，生活環境を悪化させること。

　　例：長期にわたって入浴させない，おむつ交換をしない，必要な食事や水
　　　分を与えない，病気があるのに医療機関を受診させない

　種別ごとの虐待の頻度では，身体的虐待，心理的虐待が多く，1件の事例に

訪問時のチェックポイント

189

対し，複数の虐待が同時に見られることが少なくありません。

虐待の要因

　高齢者の虐待は，介護疲れや介護者の疾病，被介護者の認知症症状，もともとの家族関係，経済的状況など，さまざまな要因が重なり合って発生します。十分な虐待防止の対策を取るために，背景にある要因を把握することが大切です。以下に主な要因を挙げます。

① 介護疲れ
- 介護が長期間にわたり，その負担感が介護者の大きなストレスとなっている場合
- 介護者が介護を抱え込んでしまい，他者の援助や助言を得ることをしない傾向がある場合
- 介護の愚痴をこぼしたり，相談したりする相手がいない場合

② 介護者の疾病や障害
- 介護者が高齢だったり，疾病や障害（身体的疾患だけでなく，精神疾患も含む）があったりするために，介護ができる状態にない場合

③ 被介護者の病状
- 被介護者の病状が不安定であるために，介護から離れられない場合
- 被介護者が，精神障害や構音障害等により，自分の要望をうまく伝えられない場合
- 被介護者の認知症症状に，介護者がストレスを感じたり，介護者の生活が障害されたりする場合

④ 家庭内の経済的困窮
- 経済的困窮から，サービスを利用しにくい場合

⑤ 虐待以前の介護者・被介護者の家族関係
- 介護者と被介護者の関係が希薄であったり，反発的感情を持っていたりする場合
- それまで介護者が被介護者に精神的・経済的に依存していたのに，介護を要するようになって，それが適わなくなった場合

⑥ 介護を取り巻く環境
- 近所とのつき合いが少ない場合
- ほかの家族からの介護の協力が得られず，自分だけ負担を負っているという被害意識がある場合

・介護者のニーズに合った介護支援が行われていない場合

虐待に自覚がない（悪意がなく，介護者にすれば善意で行った行為である）ことも

　例えば，ふらついて転倒しやすい被介護者に対して，トイレへの移動の負担を軽減しようと，水分を控えさせるというケースがあります。介護者にすれば被介護者を思って善意で行ったことですが，結果として脱水から生命の危機に陥ってしまうと，虐待に準じた状態になってしまいます。これは，適切な介護方法を知らなかったということが原因です。

　また，被介護者の認知症の症状に，介護者が愚痴を言い続けたり，失望の態度を見せたりすると，被介護者にとっては心理的苦痛を感じます。怒鳴ったり，罵声を浴びせたりという形でなくても，ささいなことの積み重ねが，被介護者にとっては虐待と感じることもあります。

虐待を疑うきっかけ

　実際には，殴る・蹴るといった身体的虐待の場を目にすることはあまりなく，被介護者の身体的・心理的状況，環境などから虐待の可能性を疑うということが多いものです。

　しばしば次のようなことをきっかけに疑われます。

① 被介護者に見られるサイン

　・不自然なあざや傷がある

　・何かにおびえている様子がある

　・（デイサービスやショートステイから）家に帰りたがらない

　・無気力だったり，投げやりな態度が見られたりする

　・介護サービスを受けたり，生活必需品を購入したりすることを避ける

　・栄養状態が悪い

　・居住する部屋，住居が不衛生

　・汚れたまま，濡れたままの衣服，寝具を利用している

　・しばらく入浴していないようだ

　・病気があるのに，医療機関を受診していない

② 介護者に見られるサイン

　・（ケアマネジャーや地域包括支援センター職員などが）被介護者に会いたいと言っても会わせない

　・介護疲れの様子が著しい

・アルコール依存・薬物依存

・患者の所有物（金銭）に興味を示す

虐待を疑った時

　虐待を発見した場合には，高齢者虐待防止法により，市町村に設けられている高齢者虐待対応窓口へ通報する義務が生じます。また，「虐待かもしれない」，「このままでは，虐待になってしまうかもしれない」という段階でも，高齢者虐待対応窓口へ相談することが可能です。通報や相談の際に，虐待が起きているという証拠がある必要はありません。また，市町村へ通報や相談することは，患者情報に関する守秘義務違反から除外され，通報・相談者の匿名は守られます。

高齢者虐待防止法（平成18年4月1日施行，法律第124号）

（養護者による高齢者虐待に係る通報等）

第7条　養護者による高齢者虐待を受けたと思われる高齢者を発見した者は，当該高齢者の生命又は身体に重大な危険が生じている場合は，速やかに，これを市町村に通報しなければならない。

　2　前項に定める場合のほか，養護者による高齢者虐待を受けたと思われる高齢者を発見した者は，速やかに，これを市町村に通報するよう努めなければならない。

　3　刑法（明治40年法律第45号）の秘密漏示罪の規定その他の守秘義務に関する法律の規定は，前2項の規定による通報をすることを妨げるものと解釈してはならない。

第8条　市町村が前条第1項若しくは第2項の規定による通報又は次条第1項に規定する届出を受けた場合においては，当該通報又は届出を受けた市町村の職員は，その職務上知り得た事項であって当該通報又は届出をした者を特定させるものを漏らしてはならない。

高齢者虐待対応窓口で受理された後の流れ

　市町村（地域包括支援センター）が高齢者の安全確認や，虐待の事実確認をします。仮に，こうした市町村の介入が介護者に拒否されたとしても，市町村には立ち入り調査を行う権限があるので確実です。

　そして，まずは介護者がなぜ虐待をしてしまうのか，その原因を探り，少しでもそうした原因を少なくできるよう，介護保険のサービスや地域の仕組みを利用して，支援の体制を整えます。

　一方で，あらゆる手段を講じても虐待の防止が見込めない場合には，被虐待者の安全を確保するために，措置によってショートステイを利用したり入所させたりして，虐待者から被虐待者を離す方法も取られます。経済的虐待の場合

には，成年後見制度を市町村長申し立てによって申請し，介護者が勝手に被介護者の財産を処分できないようにすることもできます。

第 7 章

緩和ケアの知識

- 緩和ケア
- 麻薬の取り扱い
- 終末期

緩和ケア

Q 102 緩和ケアとは何ですか？

» A

　世界保健機関（WHO）は平成14年，緩和ケアの定義を次のように改定しました。

　　緩和ケアとは，生命を脅かす疾患による問題に直面している患者とその家族に対して，疾患の早期より痛み，身体的問題，心理社会的問題，スピリチュアルな（霊的な・魂の）問題に関して正しく評価を行い，それが障害とならないように予防したり対処したりすることで，クオリティ・オブ・ライフ（生活の質，生命の質）を改善するためのアプローチである。

　この改定により，緩和ケアは従来からの治癒を目指した治療が有効でなくなった患者に対する身体的苦痛，精神的苦痛，社会的苦痛，スピリチュアルペインなどの全人的な苦痛に対するケア，すなわち，「終末期の全人的な苦痛に対する医療や福祉」から「病気の診断から全過程における全人的な苦痛の医療や福祉」へと変わりました（図）。

緩和ケアの要件
①痛みやその他の苦痛な症状を緩和する
②生を肯定し，死の過程を正常なものと尊重する
③死を早めることも遅らせることもしない
④患者ケアにおいて，心理社会的側面とスピリチュアルな側面を一体化させる
⑤患者が可能な限り前向きに生活できるように支援体制を提供する
⑥患者の療養中から死別後まで家族が対処できるように支援体制を提供する
⑦患者・家族の必要性に対してチームで対応する
⑧QOLの向上に心がけ，疾病経過に好ましい影響を与えることを目指す

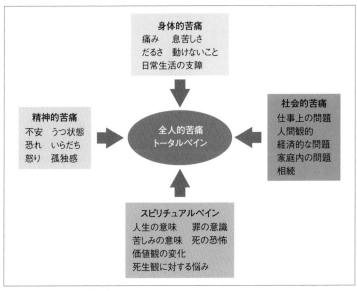

図　全人的苦痛の概念

⑨治療期間を含め早期から実践する

Q103　緩和ケアはいつから行うのですか？

》A

　海外において，診断後早期の緩和ケア導入によりQOL，抑うつ状態の改善に加え，生存期間が延長することが証明されています。現在の日本では，早期からの緩和ケアが義務づけられ，がんと診断された時からの緩和ケアが推進されています（図）。

　平成22年のNew England Journal of Medicineに以下の報告があります。新たに転移性非小細胞肺がんと診断された患者151人を対象とした「早期緩和ケア（＋標準治療）群」と「標準治療（単独）群」のランダム化比較試験において，12週間におけるQOL（生活の質）の評価（Functional Assessment of Cancer Therapy-

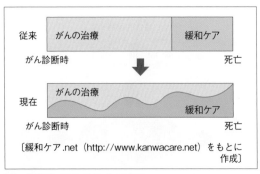

〔緩和ケア.net（http://www.kanwacare.net）をもとに作成〕

図　緩和ケアの考え方の変化

Lung：FACT-L）およびうつ症状の評価（Hospital Anxiety and Depression Scale）を実施した。主要評価項目はQOLの変化とし，電子カルテから生存期間も調査した。その結果，「早期緩和ケア群」は「標準治療群」と比較してQOLが改善すること（98.0 vs. 91.5，P=0.03），うつ症状の訴えが少ないこと（16% vs. 38%，P=0.01）が明らかになった。さらに，生存期間の中央値は「早期緩和ケア群」，「標準治療群」でそれぞれ11.6カ月，8.9カ月であり「早期緩和ケア群」の生存期間が有意に長いことが明らかになった（P=0.02）。このように，早期からの緩和ケアの重要性が証明されています。

　日本では2007年4月にがん対策基本法が施行され，その基本的施策の1つである「がん医療の均てん化」において，「がん患者の状況に応じて疼痛等の緩和を目的とする医療が早期から適切に行われるようにすること」という条文が盛り込まれ，早期からの緩和ケアが義務づけられました。さらに2012年度から5年間のがん対策推進基本計画では，重点的に取り組むべき課題として「がんと診断された時からの緩和ケアの推進」が明記されました。2014年からはがん診療連携拠点病院の指定要件のうち，緩和ケアの提供体制に関して，①緩和ケアチームを整備し，当該緩和ケアチームを組織上明確に位置づけるとともに，がん患者に対し適切な緩和ケアを提供すること，②緩和ケアががんと診断された時から提供されるよう，がん診療に携わるすべての診療従事者により，緩和ケアが提供される体制を整備すること，③緩和ケアががんと診断された時から提供されるよう，緩和ケアチームによる緩和ケアが提供される体制を整備すること――などの項目があり，令和元年には「緩和ケアの専門チームにつなぐ体制の構築」ほかが加わり，項目ごとに具体的方策が指定されていま

す。このように，現在の日本ではがんと診断された時からの緩和ケア（Q102）が推奨されています。

104 疼痛コントロールの原則を教えてください。

》**A**

がんの痛みは薬物療法により軽減できますが，一気に無痛状態になるのは困難な場合があります。また，痛みの程度を測る生化学検査などはなく，受診時に治療効果を客観的に評価するのは難しいことです。そこで，治療効果を確認できるように，**病状に応じた治療目標をあらかじめ設定すること**が重要になります。

受診時に，設定した治療目標の達成度合を確認することにより，医療者は治療方針を決定するうえで重要な情報が得られ，患者は治療効果を自覚できるため不安やいらだちなどの精神的苦痛の軽減にもつながります。

以下に治療目標とWHO方式がん疼痛治療法における鎮痛薬使用の4原則を示します。

治療目標

第1目標 「**夜間の睡眠の確保**」：痛みに妨げられない夜間の睡眠時間が確保できること

第2目標 「**安静時の除痛**」：日中の安静時に痛みがない状態で過ごせること

第3目標 「**体動時の除痛**」：起立時や体動時の痛みが消失すること

最終目標 痛みの消失が維持され，平常の日常生活に近づけること

鎮痛薬使用の原則（WHO成人および青年期におけるがん性疼痛ガイドライン：2019）

1. **経口的に**（by mouth）
   ・可能な限り，経口投与で行う
2. **時刻を決めて規則正しく**（by the clock）
   ・適正な決まった時刻に投与する
   ・痛みが取れるまで段階的に増量する
   ・薬の効果がなくなる前に次回分を投与する

- 鎮痛効果が持続するように投与時間を決め，原則，1日3回であれば8時間おき，1日2回であれば12時間おきに投与する
- 等間隔にしなくてもよく，患者に合った投与スケジュールを決めて，規則正しく投与する

3. 患者ごとの**個別の量**で（for the individual）
    - 上記の2つの事項とともに，痛みの種類（侵害受容体性痛，侵害受容内臓痛，神経障害性疼痛など），痛みの場所，最適な治療法などについて，注意深く評価する
    - 適切な投与量とは，患者が納得するレベルまで痛みが取れる量である

4. そのうえで**細かい配慮**を（with attention to detail）
    - 1日の最初と最後の投与は，患者が起きている時間に行う
    - 患者と家族が使用できるように投与設計（薬品名，使用理由，投与量，投与間隔）と可能性のある副作用について，理解させる

　なお，旧ガイドラインにあった項目「除痛ラダーに沿って効力の順に（by the ladder）」は「患者個別の量で」に含まれるとされ，削除されました（Q105）。

Q105　WHO方式の3段階除痛ラダー（by the ladder）について教えてください。

» A

　3段階除痛ラダーは，疼痛に対する薬物療法の教育ツールとして，また疼痛の重症度に基づく薬物選択の一般的な指針として有用な概念です（図）。第1段階から治療を開始し，痛みの残存または増強により次の段階へ移行しますが，第2段階は有効限界があるため省略してもよいとされています。また，痛みの程度に応じ，**初めから第2段階または第3段階から治療を開始する**ことが推奨されており，鎮痛補助薬は必要に応じて，すべての段階において追加することを示しています（Q111）。ただし，**疼痛管理の一般的な指針に過ぎず，使用薬剤は個々の患者の痛みの種類などを慎重に評価して，選択する必要があります。**

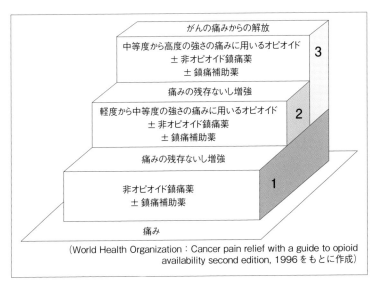

（World Health Organization：Cancer pain relief with a guide to opioid availability second edition, 1996 をもとに作成）

図　WHO方式3段階除痛ラダー

第1段階（軽度の痛み）

非オピオイド鎮痛薬±鎮痛補助薬

【非オピオイド鎮痛薬】

例（NSAIDs）：アスピリン類，アセトアミノフェン，イブプロフェン，インドメタシンなど

【鎮痛補助薬】

例：プレガバリン，ガバペンチン，カルバマゼピン，メキシレチン，フレカイニド，イフェンプロジル，アミトリプチリン，イミプラミン，マプロチリンなど

第2段階（軽度から中等度の痛み）

麻薬性鎮痛薬（弱オピオイド）±非オピオイド鎮痛薬±鎮痛補助薬

【軽度から中等度の麻薬性鎮痛薬（コデイン類）】

例：リン酸コデイン，オキシコドン，トラマドール

第3段階（中等度から強度の痛み）

麻薬性鎮痛薬（強オピオイド）±非オピオイド鎮痛薬±鎮痛補助薬

【中等度から強度の麻薬性鎮痛薬（モルヒネ類）】

例：モルヒネ，フェンタニル，オキシコドン，ヒドロモルフォン

緩和ケア

Q106 麻薬の使用を嫌がる患者に対する説明を教えてください。

» A

　麻薬の使用は医療者にとってはあまり抵抗のないことですが，一般の人にとって「麻薬」は日常から遠く離れた薬であり，使うことにためらいや不安を感じたとしても，それはごく自然なことでしょう。「麻薬」という言葉そのものに恐怖や嫌悪感を持つ人もいます。そのような気持ちを理解したうえで，使用を嫌がる患者には「なぜ嫌なのですか」，「何か心配なことがありますか」などと問いかけ，嫌がる理由を確認し，それに応じた説明をしていきます。一方で，"医療用麻薬は痛み止めとしてとてもいい薬。上手に使う方が得"と医療者が自信を持って勧める姿勢も大切です。

麻薬に対して，医学的事実と一致しない誤解がある場合

　誤解がある場合には，亡くなった家族や友人の経験から，また人から聞いた話として，あるいは医師からの説明によって，そのように認識していることがあると言われています。特に経験に基づく誤解の場合は，誤解を修正するのに時間や丁寧な説明が必要となります。なぜそのように認識しているのか，それぞれの背景をよく把握して説明することが大切です。

・「麻薬中毒になる」（精神依存）

　麻薬中毒とは医学的には精神依存と言われ，がん患者では麻薬中毒（精神依存）を生じることはめったに起こらないことが確かめられています。医療用麻薬を使用したがん患者550人の調査では，精神依存を生じたのは1人（0.2%）でした（Hojsted J）。医療用麻薬による中毒は"痛みのない人が，医師の指導なく"乱用した時に生じます。「医療用麻薬を使っても中毒にはなりません」とはっきり伝えます。

・「寿命が縮まる」

　痛みに対して医療用麻薬を使った多くの患者の調査では，医療用麻薬の使用量が大量であった人とそうでなかった人との間で，寿命の長さに変わりはなかったことがわかっています。WHO方式がん疼痛治療が普及する以前は医療用麻薬の開始が遅く，痛みが耐えられなくなってから全身状態が悪化している患者にモルヒネ注射を使用することが多く，そのため急激に血中濃度が上昇

し，呼吸抑制など重大な副作用を生じる場合もあったと推測され，このことが
「モルヒネが死を早める」という印象を与えたのではないかと考えられていま
す。症状が出てきたら少量から開始し症状に合わせて漸増していくのが適切な
使い方です。また，医療用麻薬の使用開始と病状の進行による全身状態の悪化
（意識レベルの低下，呼吸状態の悪化）の時期がたまたま重なってしまった結
果，麻薬を使ったから具合が悪くなったと家族が思う場合もあります。「医療
用麻薬を使っても寿命が縮まることはありません」とはっきり伝えます。

・「徐々に効果がなくなる」（耐性）

　鎮痛に対する耐性は弱いと考えられており，「痛みに応じた量を使っていれ
ば効かなくなることはない」ことを伝えます。痛みが強くなれば，麻薬は上限
なく増量することができます。また，麻薬では取り切れない種類の痛みがある
ので，麻薬の量を増やしても効かない場合は長期間使っていたから効かなく
なったわけではなく，鎮痛補助薬が有効なことを説明します。

　誤解については，口頭での説明を繰り返すと，使わせようと説得されている
感じを受け余計に態度がかたくなになっていく場合があります。そのような場
合は，紙面に書かれているものを読むと安心し納得することがあります。パン
フレットを活用するのも1つの方法です。

麻薬の副作用の心配がある場合

　予防策があることと適切な使い方をしていれば重大な問題は起こらないこと
を伝えます（Q108）。「頭がおかしくなる」，「幻覚を見る」などの精神症状は
患者にとって不安の強い副作用でしょう。麻薬による混乱やせん妄はまれな副
作用であること，その場合は麻薬の種類を変えることで対応できることを説明
します。

　患者は痛みが取れることだけを希望しているわけではありません。副作用が
あるなら使いたくないと思う患者もいます。痛みと副作用のバランスを取るこ
とが重要であり，医療者はそれを大切に考えていることを伝えます。

死を連想させることによる不安がある場合

　「麻薬を使うくらい病気が進んでいるのだろう」，「麻薬は最後の薬だ」など
の不安を感じ，麻薬の使用を嫌がる患者がいます。まずはそのように感じてし
まう気持ちをよく聴き，受け止めることが大切です。そして，麻薬は決して最
後の手段ではないこと，単に「楽になる」だけではなく，「今できないことが
できるようになる」ことを伝えます。

また「使い始めても，具合が悪ければ相談してやめてもよい」と伝えることが，麻薬を使ってみる踏ん切りになることもあります。さらに，死への不安に対する精神的なサポートも重要です。気持ちが追いつくまで待つことが必要なこともあるので，医師，看護師と相談しながら対応を考えていきます。

麻薬の使い方に関する抵抗や心配がある場合

「いつも痛いわけじゃないから定期的に飲む必要はない」，「レスキューへの抵抗がある（飲んでも効かない，定期的に飲んでいるからこれ以上は飲み過ぎだ）」などが理由の場合，その薬の特徴を説明し，使うことのメリットを伝えます。レスキューを飲んでも効かない場合は，レスキューの1回量が足りない場合と鎮痛補助薬が必要な痛みの場合があるので，医師に相談します。

患者が麻薬の使用を嫌がっていることや嫌がる理由は，薬剤師だけでなく医師，看護師も知っていなければならない重要な情報です。薬剤師がそのことを把握した場合は，理由とともに，説明した内容と患者の反応を医師，看護師に伝えます。逆に，処方した時点で患者が麻薬の使用に不安を感じている場合や，納得できているか心配な場合は，医師，看護師から薬剤師にその情報を伝えます。現状ではそこまでの情報共有は難しいかもしれませんが，患者に関わる複数の医療職間で，患者の麻薬に対する思いを共有し，不安や心配の内容に応じて，それぞれの専門性を活かした働きかけをしていくことが大切でしょう。

107 レスキュー・ドーズについて教えてください。

≫ A

レスキュー・ドーズ（rescue dose）とは，**疼痛時に臨時で追加投与する鎮痛薬のことであり，主に基本投与オピオイドに追加される速効性オピオイド**を指します。

がんの痛みに用いる鎮痛薬は時刻を決めて定期的に投与し，1日24時間を通して効果を持続させる必要がありますが，**オピオイドの生物学的半減期は比較的短いため，注射薬では持続投与，経口剤などでは製剤的に工夫された徐放性**

製剤が繁用されています。しかしながら，オピオイドの投与量が不足し痛みを感じたり，突出痛により時々痛みを強く感じたりすることがあります。このような場合に痛みからの救済を目的として，追加投与するのがレスキュー・ドーズです。

レスキュー・ドーズの1回投与量

　海外の臨床研究において，レスキュー・ドーズは経口，静脈内，皮下投与のいずれにおいても，オピオイドの1日定期投与量の10〜20％相当量を1回量として投与しており，この投与量は安全と考えられています。

　一方，日本では多くの書籍にレスキュー・ドーズは，1日定期投与量の経口では約1/6（製剤の規格に合わせて10〜20％：表），静脈内・皮下投与では1/12〜1/10を30〜60分間で投与，あるいは1時間量（1日量の1/24）の急速投与が基準投与量として推奨されています。麻薬製剤の投与初期におけるレ

表　経口・坐薬オピオイドのレスキュー計算表

定期オピオイド			レスキュー（mg/回）		
モルヒネ徐放錠 （mg/日）	オキシコドン徐放錠 （mg/日）	フェンタニル貼付薬 （mg/日〈吸収量〉*）	モルヒネ		オキシコドン散
			経口	坐薬	
—	10		—	—	2.5
20	15	—	5	5	2.5
30	20	0.3	5	5	2.5
40	30	—	5	5	5
60	40	0.6	10	5	5
90	60	0.9	15	10	10
120	80	1.2	20	10	15
180	120	1.8	30	20	20
240	160	2.4	40	20	30

＊フェンタニル貼付薬は1日あたりの吸収量が同じでも用量の記載が製品によって異なるため注意が必要である。投与量は1日当たりの吸収量で検討する。

吸収量0.3mg/日のフェンタニル貼付薬

フェントス®テープ1mg
ワンデュロ®パッチ0.84mg
フェンタニル1日用テープ0.84mg
デュロテップ®MTパッチ2.1mg
フェンタニル3日用テープ2.1mg

（日本医師会　監：新版がん緩和ケアガイドブック，p34，青海社，2017）

スキュー・ドーズは，この**基準投与量**に準ずるのが安全であり，その使用回数（量）は1日定期投与量の増量の指標になります。ちなみに，経口投与の1日量の1/6は速放製剤のみでコントロールする場合の1回量に相当し，静脈内投与時のレスキュー・ドーズ投与後の血中濃度は，1/10量の点滴投与後は投与前の1.4〜1.7倍，1時間量の急速投与後は1.2〜1.3倍程度に上昇します。

突出痛に対するレスキュー・ドーズ

　持続痛の状況が安定し図1に示すような突出痛がある場合，突出痛の程度に応じた投与量を調節する必要があります。また，同一患者であっても図2に示すように徐放性製剤（1日定期投与量）が増量されればレスキュー・ドーズ投与量は減量できます。

　したがって，徐放製剤により**持続痛は取り除かれ**突出痛を繰り返す場合は，レスキュー・ドーズを必ずしも前述の**基準投与量に合わせる必要はなく**，痛みの程度に合わせて投与量を調節することが必要以上の投与を防ぎ患者のQOL

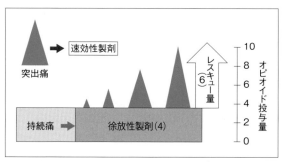

図1　突出痛に対するレスキュー・ドーズ①

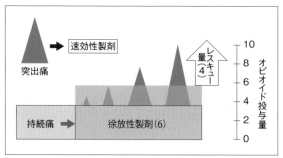

図2　突出痛に対するレスキュー・ドーズ②

向上につながります。このような突出痛を適応とし，1日定期投与量とは無関係に用法・用量が定められている**フェンタニルの口腔粘膜吸収剤であるバッカル錠と舌下錠**が使用可能です。いずれの製剤も，従来の経口オピオイドレスキュー製剤と比較して**血中濃度の立ち上がりが早い**ため，効果発現が早く，突出痛に速やかに効果を示すのが特徴です。

　ただし，使用を開始する場合は，①少量から開始して効果を見ながら突出痛に必要な1回量（至適用量）を決定する，②1回の突出痛に対して効果が得られない場合，投与30分後以降に同一用量まで1回のみ追加できる，③1回用量の上限は800μgである，④投与間隔はバッカル錠は4時間以上，舌下錠は2時間以上を厳守する，⑤用量調節期の追加投与を除き，1日4回以下の突出痛に対する投与にとどめる──などの多くの遵守事項があります。患者または介護者などに対して，主な副作用，具体的な使用方法，使用時の注意点，保管方法等を十分に説明し，理解を得たうえで使用を開始する必要があります。不適切な使用による重篤な副作用発現を防ぐために，特に**在宅における使用時は疼痛日記などを記載してもらい医療者が頻回に確認する**など，適正使用に努める必要があります。

Q108 オピオイド製剤の使い分けについて教えてください。

≫A

　日本でがん疼痛治療に繁用されている強オピオイド4種類の特徴を**表**に示します。

剤形による使い分け

　各オピオイドにさまざまな製剤があり，患者の状況に適した製剤を使用目的や投与経路，使用時のQOLなどを考慮して選択する必要があります。また，いずれのオピオイドも生物学的半減期は約2〜4時間程度と短く，速効性製剤と製剤学的工夫が施された徐放性製剤があります。徐放性製剤は持続痛のコントロールを目的に，時刻を決めた定期的な投与により，効果を1日24時間持続できるように設計されています。

種　類		モルヒネ	オキシコドン	フェンタニル	ヒドロモルフォン
剤形	速効性製剤	末（散），錠，内用液，坐剤，注射	散剤，注射（合剤）	注射，口腔粘膜吸収剤	錠，注射
	徐放性製剤	細粒（2回/日），錠（2回/日）カプセル（2回/日，1回/日）	徐放錠（2回/日）	経皮吸収剤（1回/3日，1回/1日）	徐放錠（1回/日）
薬物動態（病態時の影響）	経口バイオアベイラビリティ（%）	20〜30	60〜87	37〜57（経口粘膜）	24
	生物学的半減期（h）	2〜4	3.5〜4（速放錠）	3〜4	2.4
	主消失（代謝，排泄）臓器	肝（腎2〜12%）	肝（腎19%）	肝（腎10%）	肝（腎6%）
	特徴	肝血流依存型	肝消失能依存型（中間型の可能性あり）	中間型	肝血流依存型
	活性代謝物	モルヒネ-6-グルクロニド	オキシモルフォン（極めて少ない）	なし	ヒドロモルフォン-3-グルコシド（活性1/249）
	活性代謝物の消失臓器	腎	肝→腎	—	腎
	肝障害（AST・ALT上昇など） 経口	あり（↑）	あり（↑）	あり（↑）	あり（↑）
	注射	ない	あり（↑）	あり（弱↑）	ない
	肝血流低下（肝硬変・心不全など） 経口	あり（↑）	あり（↑）	あり（↑）	あり（↑）
	注射	あり（↑）	あり（弱↑）	あり（↑）	あり（↑）
	腎障害	あり（↑）	少ない	なし	少ない
副作用	嘔気・嘔吐	＋	＋	±	＋
	便秘	＋	＋	±	＋
	眠気・傾眠	＋	＋	±	＋

　一方，**速効性製剤**は徐放性製剤の投与量不足や突出痛に対して**レスキュー・ドーズ**として用いられます（Q107）。注射薬は持続投与が可能であり，経口不可や厳密なコントロールを必要とする患者の持続痛のコントロールに適した剤形ですが，管理の制限や投与デバイスなどによる患者QOLの低下から，可能であれば他の剤形を優先すべきです。

薬物動態の特徴による使い分け

　主消失臓器はいずれのオピオイドも肝臓であり肝機能の低下時には注意が必要です。AST，ALTの上昇などによる肝機能低下時には，特に経口投与時にはバイオアベイラビリティの上昇に注意が必要です（影響の大きさ：モルヒネ≒ヒドロモルフォン＞フェンタニル＞オキシコドン：フェンタニルの経口粘膜吸収剤は経口粘膜から約50％，消化管から約50％が吸収される）。一方，注射薬および貼付剤投与時（全身循環に到達した薬物：経口時含む）は，いずれのオピオイドもクリアランスが大きいため**肝血流量の低下する病態（肝硬変，心不全等）時には血中濃度の上昇に注意が必要です**（影響の大きさ：モルヒネ≒ヒドロモルフォン＞フェンタニル＞オキシコドン）。

　活性代謝物はモルヒネとオキシコドン，ヒドロモルフォンに認められ，いずれも腎排泄のため腎機能低下による蓄積が考えられます。モルヒネの活性代謝物M-6-Gは腎機能低下時，特にCcr30mL以下では明らかな蓄積が認められ，傾眠傾向によるQOLの低下が確認されています。一方，オキシコドンの活性代謝物オキシモルフォンは生成が微量でありさらに肝臓で代謝されること，ヒドロモルフォンの活性代謝物ヒドロモルフォン-3-グルコシドは活性が弱いこと（ヒドロモルフォンの1/249）から，ほとんど問題になりません。したがって，**腎機能低下時にはモルヒネ製剤と比較してオキシコドン製剤やヒドロモルフォン製剤の方が容易に使用できる製剤です**。また，フェンタニルには活性代謝物がなく，**フェンタニル製剤は腎機能低下患者への投与に最も適したオピオイド**です。

副作用による使い分け

　オピオイド受容体であるμレセプターには，主に鎮痛効果を示すμ_1レセプターと消化管蠕動運動を抑制するμ_2レセプターがあります。フェンタニルはμ_1レセプターの選択性が強く，モルヒネ，オキシコドン，ヒドロモルフォンはいずれのレセプターへもほぼ同等の親和性を示します。このことから，フェンタニル製剤はほかの製剤と比較して，副作用である便秘の程度が弱いことが知られています。したがって，モルヒネ，オキシコドン，ヒドロモルフォンのいずれかの製剤を投与中に緩下薬による便秘コントロールが不良な場合は，**フェンタニル製剤への切り替えが推奨されます**。

Q 109 オピオイドの用量調整について教えてください。

» A

　最初に「問診」や「疼痛の評価シート」などにより，疼痛状況を確認します。問題となる痛みがある場合は，その痛みが持続痛（1日を通して常に痛い），または突出痛（普段の疼痛はほとんどないが1日に数回強い痛みがある）のいずれであるかを区別します。この疼痛パターンを知ることにより，持続痛の場合は鎮痛薬の定期投与や増量，突出痛の場合はレスキュー・ドーズを適切に使用するなどの治療方針を決定することができます（表1）。

持続痛の治療のポイント

① 非オピオイド鎮痛薬（NSAIDsまたはアセトアミノフェン）の増量・最大投与量まで増量する

② 定期オピオイドの増量

　・嘔気や眠気が生じない範囲で，1日中続く痛みが軽くなるまでオピオイドを増量する

　　→オピオイドの投与量に絶対的な上限はない

　・増量幅は経口モルヒネ換算120mg/日以下の場合は50％，120mg/日以上の場合や体格の小さい患者，高齢者，全身状態が不良の場合は30％を目安とする

表1　疼痛パターンと治療方針

	痛みのパターン		基本的な治療方針
持続痛	「1日を通して常に痛い」 10 0	10 0	鎮痛薬の定期投与・増量を行う
突出痛	「普段の疼痛はほとんどないが1日に数回強い痛みがある」 10 0		レスキューを使う

→強い痛みの時は，前日に追加投与したレスキュー・ドーズ使用量の合計量を上乗せしてもよい

・増量間隔は1〜3日（フェンタニル貼付剤は3日以上）とする

→フェンタニル貼付剤は1日製剤，3日製剤のいずれも定常状態になるまで5〜6日以上の日数を要するため，連続して増量する場合は過量投与に注意する

・定期オピオイドを増量したら，レスキュー・ドーズ1回量も計算して適宜増量する

→レスキュー・ドーズ1回量は，1日定期投与量の経口剤では1/6量（10〜20%），注射薬では1/12〜1/10を30〜60分かけて，または1/24（定期投与1時間分）の急速投与を目安とする

突出痛の治療のポイント

① 突出痛であることを確認する

・持続痛は十分にコントロールされている

・残存する一過性の痛みの増強である

② 現在のレスキュー薬を評価する

・効果が十分なら変更は不要

・効果が不十分な場合は③〜⑤以下の対応を検討

③ 突出痛のサブタイプを評価したうえで対処する

・突出痛を予測の可否，誘因の有無により分類する（表2）

・予測できる突出痛の場合

→誘因となる体動の30〜60分前に経口オピオイドのレスキュー薬を投与する

→フェンタニルのバッカル錠，舌下錠は30分程度で最高血中濃度に到達する

・予測できない突出痛の場合

→迅速にレスキュー薬を投与できるように患者自己管理を検討する

④ レスキュー薬1回量を評価する

・突出痛は徐放性製剤1日量とレスキュー1回量に相関はない

・同一の強さの痛みであっても，定期薬の投与量により必要な1回量は異なる（Q107）

・レスキュー薬で十分な効果がなく，眠気などの副作用が許容できる場合は

表2　突出痛のサブタイプ

突出痛	体性痛	内臓痛	神経障害性疼痛
予測できる突出痛	歩行，立位，座位保持などに伴う痛み（体動時痛）	排尿，排便，嚥下，咳嗽などに伴う痛み	姿勢や体動による神経圧迫などの刺激に伴う痛み
予測できない突出痛			
・痛みの誘因があるもの	ミオクローヌス，咳嗽など不随意な動きに伴う痛み	腸管や膀胱の攣縮などに伴う痛み（疝痛*1など）	脳脊髄圧上昇や，不随意な動きによる神経の圧迫
・痛みの誘因がないもの	特定できる誘因がなく生じる突出痛		

※：痛みの誘因のある，「予測できる突出痛」と，「予測できない突出痛」のうち「痛みの誘因があるもの」をあわせて，「随伴痛」*2と呼ぶことがある。
　*1：疝痛（colicky Pain）消化管の攣縮に伴う痛み。ぜん動痛と呼ばれることがある。
　*2：随伴痛（incident pain）・体動時痛（pain with movement, movement-related pain）一般的に，「incident pain」とは「特定の動作や徴候に伴って生じる痛み」を指し，動作に伴って生じる痛み（体動時痛，動作痛；pain with movement, movement-related pain）としばしば区別せずに用いられてきた。しかし，「特定の動きや徴候」には，歩行や立位など随意的な動作ばかりではなく，随意的ではないミオクローヌスや咳，内臓の攣縮も含まれるため混同が生じている。本ガイドラインでは，暫定的に，随伴痛（incident pain）を「特定の動作や徴候に伴って生じる痛み」，体動時痛を「意図的な体動に伴って生じる痛み」と定義する。すなわち，随伴痛とは，何らかの動作や徴候に伴って生じる痛みすべて含む概念とし，体動時痛は随伴痛の一部とした。「随伴痛」という言葉は混同されやすいため，ガイドライン本文では記載を避けた。
（日本緩和医療学会　ガイドライン統括委員会　編：がん疼痛の薬物療法に関するガイドライン2020年版，p29，金原出版，2020）

　　レスキュー薬1回量の増量を検討する

⑤投与経路を変更する

　・突出痛は発生してピークに達するまで10分（中央値），持続時間は60分（中央値）である

　・経口オピオイドレスキューは，最大効果が得られるまでに30〜60分かかる

　・レスキューの効果発現が遅い場合や痛みが治まった後に眠気が強い場合は，フェンタニルのバッカル錠・舌下錠や注射薬など，投与経路の変更を検討する（Q107）

オピオイド使用時の基本的な副作用予防，対処方法について教えてください。

A

オピオイドの作用は，血中濃度の上昇に伴い，便秘，悪心・嘔吐，鎮痛，眠気，せん妄（幻覚・錯乱），呼吸抑制，循環不全などが発現するため，これらを理解したうえで副作用に対応する必要があります（図1）。特に**便秘と悪心・嘔吐は鎮痛有効域より低い血中濃度から発現する**ので，その対策は重要です。

便　秘

便秘はオピオイドを投与された患者に高頻度で起こる副作用で，**耐性形成はほとんどされない**ため，下剤の継続的な投与が必要です。

〈発生機序〉

①十二指腸から小腸の蠕動運動を低下させ，腸内容物排出時間の遅延や食粥の固化が促進される

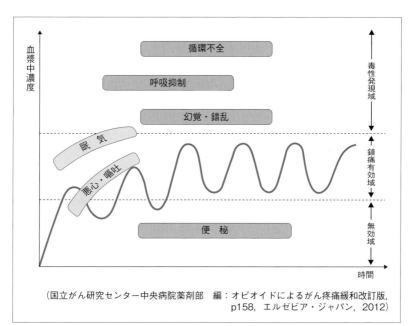

（国立がん研究センター中央病院薬剤部 編：オピオイドによるがん疼痛緩和改訂版，p158，エルゼビア・ジャパン，2012）

図1　モルヒネ（経口）の血漿中濃度と副作用（概念図）

②大腸の蠕動運動を低下させ，内容物通過時間の遅延，水分の過度の吸収により便が硬化する

③肛門括約筋の緊張を増加させ，便の排出が困難となる

〈対策〉

・ほとんどの患者で生じるため，**投与開始時から予防的な下剤投与が推奨されている**

・発生機序から，「蠕動運動の亢進」，「腸内での水分保持の作用」を有する薬が有効である

・便の形状，排便回数，食事の状態などを細かくチェックしながら，症状に適した下剤を用いる（表1）

・**便が固い場合はやわらかくする浸透圧性下剤，腸蠕動運動が低下している場合は大腸刺激性下剤を投与し，十分な効果があるまで増量する**

・単剤で効果が不十分な場合は浸透圧性下剤と大腸刺激性下剤を併用する

・症状改善には，水分摂取，運動，食物繊維の摂取も有用である

表1　便秘症治療薬一覧

分　類		薬剤名	用法・用量/1日
浸透圧性下剤	塩類下剤	酸化マグネシウム	2g/日，食前又は食後3回に分服，または就寝前1回
		マクロゴール4000配合内用剤（モビコール®）	LD2包/回またはHD1包/回，1日1〜3回（水120mL/包で溶解）
	糖類下剤	ラクツロース（ラグノス®NF経口ゼリー）	2包（24g)/回，1日2回（6包/日まで）
大腸刺激性下剤		センノシド	12〜48mg/回，就寝前
		ピコスルファートナトリウム	10〜15滴（2〜3錠)/回，1日1回
		ビサコジル坐剤	10mg/回，1日1〜2回（屯用）
浣　腸		グリセリン	30〜60mL/回
末梢性μオピオイド受容体拮抗薬		ナルデメジン	0.2mg/回，1日1回
分泌促進薬	クロライドチャネルアクチベーター	ルビプロストン	24μg/回，1日2回，朝夕食後
	グアニル酸シクラーゼC受容体アゴニスト	リナクロチド	0.5mg/回，1日1回，食前
	胆汁酸トランスポーター阻害薬	エロビキシバット	10mg/回，1日1回，食前

・状態に応じて浣腸や摘便なども行う
・モルヒネ製剤やオキシコドン製剤から**フェンタニル製剤へ変更する**（フェンタニルはほかのオピオイドよりオピオイド μ_2 受容体の選択性が高く，消化管蠕動への影響が少ない）
・腸閉塞が疑われる場合は，腹部単純X線撮影を行い，腸閉塞が診断されればその治療と処置を行う
・ナルデメジンの適応は，オピオイド誘発性便秘症であるが他の下剤と比較して高価であり，難治性の便秘患者への投与が望ましい
・新規薬剤のリナクロチド，エロビキシバットの位置づけは明確になっていない。

悪心・嘔吐

　オピオイドによる悪心・嘔吐は投与初期，あるいは増量時に生じることが多いが，数日から1週間で**耐性が形成され，症状が治まる**ことが多い副作用です。ただし，悪心・嘔吐は患者QOLを著しく低下させ，治療のアドヒアランスを損なうことにもつながるため，積極的な対策が必要です。

〈発生機序〉（図2）
①第4脳室にある化学受容器引金帯（chemoreceptor trigger zone；CTZ）の μ 受容体を直接刺激することによりドパミンが遊離しドパミン D_2 受容体が活性化され，その結果嘔吐中枢（vomiting center；VC）が刺激される
②前庭器の μ 受容体刺激によりヒスタミンが遊離し，CTZおよびVCを刺激する
③消化管蠕動運動が抑制され胃内容物の停滞により，求心性にCTZおよびVCが刺激される

〈対策〉
・発生機序に応じた薬の投与が効果的である（表2）
・発生機序①：最も発生頻度が高く，CTZのドパミン D_2 受容体を介しVCを刺激するため，ドパミン D_2 受容体拮抗薬が有効である。ドパミン D_2 受容体拮抗薬は予防投与にも用いていたが，最新ガイドラインでは，「原則として制吐薬の予防投与は行わない。ただし，悪心が生じやすい患者では予防投与を行ってもよい」とある。また，ドパミン D_2 受容体拮抗薬は常に**薬剤性錐体外路症状（振戦，アカシジア，パーキンソン症候群など）**に注意し，短期の使用にとどめる必要がある
・発生機序②：体動時や頭を動かした時にふらつき感を伴って起こる場合は，乗り物酔いと同様の機序でありヒスタミン遊離を介するため，抗ヒスタミン

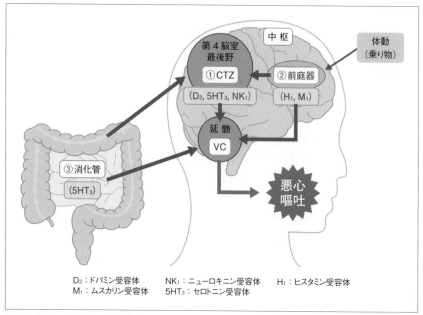

D₂：ドパミン受容体　　　　NK₁：ニューロキニン受容体　　H₁：ヒスタミン受容体
M₁：ムスカリン受容体　　　5HT₃：セロトニン受容体

図2　嘔気・嘔吐の発生機序

　薬が有効である
・発生機序③：食後に起こる場合は胃内容物貯留・腸管運動抑制が原因であり，
　消化管運動亢進薬が有効である
・近年，これらの標準的治療が無効な場合にも非定型抗精神病薬の投与で軽快
　することがある
・作用機序は不明であるが副腎皮質ステロイドが効果を示す場合もある
・オピオイドスイッチングでオピオイドの種類を変更する，また内用剤から注
　射薬に投与経路を変えることで軽快することがある

眠　気

　**オピオイドによる眠気は過量投与時に生じます。投与開始初期や増量時にも
生じますが耐性形成ができやすく，過量投与でなければ数日以内に軽減ないし
消失することが多い副作用です。**また，モルヒネ投与時は腎機能低下による活
性代謝物M-6-Gの蓄積が原因となる場合があります。
〈対策〉
・痛みがなく強度の眠気が継続する場合は，オピオイドの過量投与の可能性が

表2　制吐作用のある薬剤一覧

薬効分類	薬剤名	備　考
ドパミンD₂受容体拮抗薬	ハロペリドール*	・副作用の錐体外路症状（振戦，アカシジア，パーキンソン症候群など）に注意する ＊ハロペリドール：抗精神病作用より少量で使用，半減期が長い（約20時間：外国人 ハロペリドール＞プロクロルペラジン）
	プロクロルペラジン	
抗ヒスタミン薬	ジフェンヒドラミン・ジプロフィリン	・前庭器と嘔吐中枢に作用する ・副作用の眠気に注意する
	ジメンヒドリナート	
	プロメタジン	
消化管運動亢進薬	メトクロプラミド	・ドパミンD₂受容体拮抗作用あり，副作用の錐体外路症状に注意する（ハロペリドール＞メトクロプラミド＞ドンペリドン）
	ドンペリドン	
非定型抗精神病薬	オランザピン	・抗精神病作用より少量で使用 ・D₂，5HT₃，H₁，M₁などの受容体拮抗作用を有する（多元受容体作用抗精神病：MARTA）
	リスペリドン	・抗精神病作用より少量で使用 ・D₂，H₁，5HT₃，などの受容体拮抗作用を有する（セロトニン・ドパミン拮抗薬：SDA）

　あるため，投与量を減量する

・眠気を生じる薬（向精神薬，中枢作用のある制吐薬など）の併用があれば，必要性に応じ減量，中止する

・眠気を生じる中枢神経系の病変，電解質異常（高カルシウム血症，低ナトリウム血症など），内分泌疾患，血糖値異常，腎機能障害，肝機能障害，高アンモニア血症，脱水，感染症，低酸素血症などがないか確認し，治療を検討する

・痛みはあるが，眠気のためにオピオイドの増量が困難な場合は，オピオイドスイッチングを検討する

せん妄・幻覚

　せん妄は軽度から中等度の意識混濁に興奮，錯覚や幻覚，妄想などの認知・知覚障害を伴う意識障害で，オピオイドの**投与開始初期や増量時に出現**することが多い副作用です。

〈対策〉

・複数の要素に起因していることが多く，オピオイドの開始・増量との関連を確認する

・オピオイドが疑われる場合は，投与量の減量やオピオイドスイッチングを検討する

・薬物療法としては，ブチロフェノン系抗精神病薬（ハロペリドールなど），非定型抗精神病薬（クエチアピン）の投与を検討する

・オピオイド以外の原因薬剤としてベンゾジアゼピン系抗不安薬，抗コリン薬などがある

・オピオイドを含む薬剤性のせん妄は，原因薬剤の投与中止により数日から1週間で改善する場合が多い

・その他の要因に，電解質異常，中枢神経系の病変，感染症，肝・腎機能障害，低酸素症などがあるため，病態を確認し治療を検討する

 111 鎮痛補助薬について教えてください。

≫ A

鎮痛補助薬とは，主たる薬理作用には鎮痛作用を有しないが，**鎮痛薬と併用することにより鎮痛効果を高め，特定の状況下で鎮痛効果を示す薬物**です。広義には，制吐薬などの副作用対処薬を含みますが，ここでは鎮痛を目的として使用するものについて述べます。がんによる痛みは神経学的に侵害受容性疼痛と神経障害性疼痛に大別され，さらに侵害受容性疼痛は体性痛と内臓痛に分類できます。一般に侵害受容性疼痛は非オピオイド鎮痛薬やオピオイドが有効ですが，**神経障害性疼痛はそれらの効果が乏しいことから鎮痛補助薬の併用**が考慮されます。以下に各鎮痛補助薬の特徴と投与方法の目安を示します（**表**）。

抗うつ薬

中枢神経系のセロトニン，ノルアドレナリン再取り込みを阻害し，下行性抑制系を賦活し鎮痛効果を発揮する。鎮痛効果の発現は，投与開始1週間以内に効果発現し，かつ，うつ病の治療量よりも低用量で抗うつ作用を示さずに鎮痛

効果が認められる。

選択的セロトニン再取り込み阻害剤（selective serotonin reuptake inhibitor：SSRI），セロトニンとノルアドレナリンの両方の作用を併せ持つSNRI（serotonin noradrenaline reuptake inhibitor）も鎮痛補助薬として有用性を示唆する知見がある。

抗けいれん薬

主な作用機序は，①神経細胞膜のNa^+チャネルに作用しNa^+チャネルを阻害することにより神経の興奮を抑制する，②GABA受容体に作用し過剰な神経興奮を抑制する，③興奮性神経の前シナプスに存在する電位依存性Ca^{2+}チャネルの$\alpha_2\delta$サブユニットに結合しCa^{2+}流入を抑制することにより神経興奮を抑える，などが考えられる。また，クロナゼパムは，GABAニューロンの作用を特異的に増強する。一般に**抗けいれん薬は多くの薬剤と薬物相互作用を有するため注意が必要であるが，ガバペンチンは肝臓での代謝をほとんど受けないため薬物相互作用の影響を受けにくい。**

プレガバリンと同一作用機序のミロガバリン（開始量：10mg経口投与/日（分2）・維持量：1回5mgを1週間以上空けて増量し，30mg経口投与/日（分2）が，平成31年4月に発売された。なお，ミロガバリン，プレガバリン，ガバペンチンは腎機能に応じた用法用量調節が必要である。

局所麻酔・抗不整脈薬

末梢神経の神経障害性疼痛では，損傷した神経においてNa^+チャネルの量，質が変化し，異常なNa^+チャネルが発現することによる神経過敏が関係している。リドカイン，メキシレチンは，Vaughan Williams抗不整脈薬のクラスＩb群であり，Na^+チャネルを遮断するという電気生理学的な作用機序を有する。全身投与されたリドカインは，正常な神経伝達を遮断せずに，異常に発現したNa^+チャネルを遮断し，神経の過敏反応を抑制する。また，C線維からの刺激により活性化する脊髄後角のニューロンの活動性を抑え，脊髄後根神経節の発火を抑えることにより，過剰な活動電位を抑制すると考えられている。

メキシレチンも同様の作用であり，肝初回通過効果が小さく，バイオアベイラビリティが約90％と高いため，経口投与で効果が期待できる。

NMDA（N-methyl-D-aspartate）受容体拮抗薬

NMDA受容体はグルタミン酸受容体のサブタイプで，**中枢性感作**[*1]（痛覚の過敏）や**ワインドアップ現象**[*2]（神経終末の伝達物質増加）の形成など，痛

表　鎮痛補助薬の投与方法の目安（参考）

分　類		成分名	用法・用量		備考（主な副作用）
抗うつ薬	TCA	アミトリプチリン ノルトリプチリン	開始量：10mg/日 PO（就寝前）	維持量：10〜75mg/日 PO 1〜3日毎に副作用が なければ20mg→30mg →50mgと増量	眠気，口渇，便秘， 排尿障害，霧視など
	SNRI	デュロキセチン	開始量：20mg/日 PO（朝食後）	維持量：40〜60mg/日 PO 7日毎に増量	悪心（開始初期に 多い），食欲不振， 頭痛，不眠，不 安，興奮など
ガバペンチノイド（Ca^{2+}チャネル$\alpha_2\delta$リガンド）		ミロガバリン	開始量：10mg/日 PO（分2）	維持量：30mg/日 PO 5mgずつ1週間以上 の間隔をあけて漸増 （腎機能により投与量 調節）	眠気，めまい，浮 腫など
		プレガバリン	開始量： 50〜150mg/日 PO（就寝前また は分2）	維持量： 300〜600mg/日　PO 3〜7日毎に増量	眠気，ふらつき， めまい，末梢性浮 腫など
抗痙攣薬		バルプロ酸	開始量：200mg/ 日　PO（就寝前）	維持量：400〜 1,200mg/日　PO	眠気，悪心，肝機 能障害，高アンモ ニア血症など
		カルバマゼピン	開始量：200mg/日 PO（就寝前）	維持量：600mg/日 PO 1〜3日毎に眠気のな い範囲で，300mg就 寝前→400mg夕・就 寝前→600mg夕・就 寝前と増量	眠気，ふらつき， めまい，骨髄抑制 など
		フェニトイン	維持量：150〜300mg/日　PO（分3）		眠気，運動失調， 悪心，肝機能障害， 皮膚症状など
		クロナゼパム	開始量：0.5mg/日 PO（就寝前）	維持量：1〜2mg/日 PO 1〜3日毎に眠気のな い範囲で，1mg→ 1.5mg就寝前に増量	ふらつき，眠気， めまい，運動失調 など
局所麻酔薬・抗不整脈薬		メキシレチン	開始量：150mg/日 PO（分3）	維持量：300mg/日 PO（分3）	悪心，食欲不振， 腹痛，胃腸障害な ど
		リドカイン	開始量：5mg/kg/日 CIV，CSC	維持量：5〜20mg/kg/ 日　CIV，CSC 1〜3日毎に副作用の ない範囲で10→15→ 20mg/kg/日まで増量	不整脈，耳鳴，興 奮，痙攣，無感覚 など

分類	成分名	用法・用量		備考（主な副作用）
NMDA受容体拮抗薬	ケタミン	開始量：0.5～1mg/kg/日　CIV, CSC	維持量：100～300mg/日　CIV, CSC 1日毎に0.5～1mg/kgずつ精神症状を観察しながら0.5～1mg/kgずつ増量	眠気，ふらつき，めまい，悪夢，悪心，せん妄，痙攣（脳圧亢進）など
中枢性筋弛緩薬	バクロフェン	開始量：10～15mg/日　PO（分2～3）	維持量：15～30mg/日　PO（分2～3）	眠気，頭痛，倦怠感，意識障害など
コルチコステロイド	デキサメタゾン ベタメタゾン	①漸減法 開始量：4～8mg/日（分1～2：夕方以降の投与を避ける） 維持量：0.5～4mg/日 ②漸増法 開始量：0.5mg/日 維持量：4mg/日		高血糖，骨粗しょう症，消化性潰瘍，易感染性など
Bone-modifying agents (BMA)	ゾレドロン酸	4mgを15分以上かけてDIV，3～4週毎		顎骨壊死，急性腎不全，うっ血性心不全，発熱，関節痛など
	デノスマブ	120mgをSC，4週に1回		低カルシウム血症，顎骨壊死・顎骨骨髄炎など
その他	オクトレオチド	0.2～0.3mg/日CSCまたはSC（0.1mg×3回）		注射部位の硬結・発赤・刺激感など
	ブチルスコポラミン	開始量：10～20mg/日　CSC，CIV		心悸亢進，口渇，眼の調節障害など

PO：経口，CIV：持続静注，CSC：持続皮下注，DIV：点滴静注，SC：皮下注
TCA：三環系抗うつ薬，SNRI：セロトニン・ノルアドレナリン再取り込み阻害薬
　　（日本緩和医療学会　ガイドライン統括委員会　編：がん疼痛の薬物療法に関するガイドライン2020年版，p88，金原出版，2020）

緩和ケア

みなどの侵害情報伝達に重要な役割を果たしている。また，神経障害性疼痛の発生には，興奮性神経伝達物質であるグルタミン酸が遊離され，NMDA受容体を活性化することも関与している。これらからNMDA受容体を拮抗することが，鎮痛効果の機序と考えられている。

*1 中枢性感作：興奮状態にある末梢神経からは興奮性アミノ酸のグルタミン酸（Glu）が放出されるが，感作された末梢神経からはGluに加えてサブスタンスPやニューロキニンAといったタキキニンも放出される。これにより電位依存性Ca^{2+}チャネルからCa^{2+}が放出されるとNMDA受容体が活性化し，脊髄神経が通常より強く興奮することにより痛覚過敏やアロディニアなどの痛覚の異常が発生する。この一連の現象を中枢性感作と呼ぶ。

*2 ワインドアップ現象：繰り返し痛みの刺激が加わると，痛覚神経終末（脊髄後角部）で伝達物質の放出が増加し，最初の痛み情報が次に送られてくる痛み情報を増幅し，次第に痛みが増強する現象をワインドアップ現象と呼ぶ。

ケタミンは，NMDA受容体拮抗薬であり，帯状疱疹後神経痛，幻肢痛などのさまざまな神経障害性疼痛を緩和するが，平成19年から麻薬に指定された。その他のNMDA受容体拮抗薬は，鎮咳薬のデキストロメトルファン，抗パーキンソン薬・抗A型インフルエンザウイルス薬のアマンタジン，脳循環・代謝改善薬であるイフェンプロジルなどがあるが，臨床上の有用性についての知見は限られている。

中枢性筋弛緩薬

中枢性筋弛緩薬のバクロフェンは，$GABA_B$受容体の作動薬であり，三叉神経痛，筋痙縮，筋痙性疼痛などに使用される。作用機序としては，シナプス前のカルシウム濃度を低下させることにより興奮性アミノ酸の放出を減少させ，後シナプスではカリウムの伝導性を増加させて神経の過分極を起こすことにより，鎮痛効果を示す。

コルチコステロイド

作用機序の詳細は不明であるが，痛みを感知する部位の浮腫の軽減，コルチコステロイド反応性の腫瘍の縮小，侵害受容器の活動性低下（プロスタグランジン，ロイコトリエンを主とする炎症物質の軽減）などが考えられている。主に骨転移痛，腫瘍による神経圧迫，関節痛，頭蓋内圧亢進，管腔臓器の閉塞などによる痛みに使用される。作用時間が長く，電解質作用が比較的弱いベタメタゾン，デキサメタゾンが広く使用されている。

ベンゾジアゼピン系抗不安薬

ベンゾジアゼピン系抗不安薬の作用機序は，大脳辺縁系，視床，視床下部などのベンゾジアゼピン受容体（$GABA_A$受容体-Clチャネル複合体）に作用し，

抑制性神経伝達物質であるGABA$_A$の親和性を高めClチャネルの開口により過分極を起こすことにより神経膜の興奮性が抑制され，鎮静作用を有する。また，脊髄反射抑制により，筋の過緊張を緩和するとされている。ジアゼパムは，筋重縮の痛みに使用される。

ビスホスホネート製剤・デノスマブなどのbone-modifying agents（BMA）

骨転移痛に使用されるビスホスホネート製剤の基本骨格は，無機のピロリン酸塩の誘導体であり，破骨細胞の活動を抑制し，骨吸収を阻害することにより鎮痛効果を有する。

デノスマブは，分子標的薬（ヒト型抗RANKLモノクローナル抗体）であり，RANKL（receptor activator of nuclear factor-kappa B ligand）と結合し破骨細胞およびその前駆細胞膜上に発現するRANKへのRANKLの結合を特異的に阻害することにより，破骨細胞の形成，活性，生存を抑制し，骨破壊に起因する病的骨折などの骨関連事象（skeletal related event：SRE）の発現（骨痛）を抑制する。

112 退薬（離脱）症状とは何ですか？

» A

退薬症状とは，薬物の身体依存が生じている場合に，突然の薬物中止，急速な投与量減少，血中濃度の低下および拮抗薬投与などにより生じるその薬物に特徴的な症候群のことです。身体依存が生じていなければ問題ありませんが，依存が生じているかどうかは薬物を中止した場合に退薬症候群が生じるかどうかで判断するため，事前の評価は困難です。

身体依存はオピオイドの長期投与（1〜2週間以上）を受けるがん患者の多くで認められますが，痛みのために適正な投与がされていれば生体へ不利益は生じません。また，疼痛緩和を目的としてオピオイドを投与されているがん患者では，身体依存は形成されるものの，その程度は乱用のケースと比較して弱いことも明らかにされています。しかしながら，オピオイドを長期投与した後，急に中止すると**下痢，鼻漏，発汗，身震い**を含む自律神経症状と中枢神経

症状などの離脱症状を起こすことがあります。したがって、オピオイドの投与を中止する場合には、突然中止せずに、痛みがなければオピオイドを20%ずつ減量するのが原則です。すなわち、**20%減量した後、疼痛が悪化していないことを確認し、さらに20%の減量を繰り返します**。このように用量を漸減して休薬することにより、問題となるような退薬症候は観察されないことが知られています。

　ここで、理解しておくべきことは「身体依存」はオピオイドのいわゆる「中毒（精神依存）」とは全く異なる概念であることです。中毒の診断基準はまだ統一されていませんが、日本医師会では「中毒（麻薬中毒）」を以下のような特徴を持つ心理的・行動的な症候群と定義しています。なお、がん疼痛治療を目的にオピオイドを適正に投与した場合、精神依存の発現はなく問題になりません。このことは、長年の臨床経験および動物実験からも明らかにされています。

中毒（麻薬中毒）の定義

1. 薬物に対する極度の欲求と、それを持続的に使用できることに関する抗し難い心配
2. 強迫的な薬物使用の証拠がある。例えば以下が挙げられる
    a. 目的なく薬物を増量する
    b. 明らかな副作用にもかかわらず使用量を減らさない
    c. 標的とした症状の治療以外の目的で薬物を使用する
    d. 症状がない時に薬物を不適切に使用する

かつ／または

3. 以下の一連の関連する行動が1つ以上みられる
    a. 薬物を手に入れるために、処方する医師や医療システムを巧みに操作する（例：処方箋を改ざんする）
    b. 他の医療機関もしくは非医療機関から薬物を手に入れる
    c. 薬物を蓄えている
    d. 他の薬物の不適切な使用（例：アルコールや鎮静薬／催眠薬を乱用する）

Q 113 がん性疼痛のコントロールにおけるポイントについて教えてください。

» A

最初に問題となる痛みの種類を判断する必要があります。持続痛なのか，突出痛なのか，評価ができれば，それぞれの治療ポイントに沿うのが原則です（Q109）。また，その痛みが侵害受容性疼痛なのか，神経障害性疼痛なのかを判断し，神経障害性疼痛であれば鎮痛補助薬の追加が必要となります（Q111）。

このように，痛みの種類に応じた治療が疼痛コントロールの最大のポイントですが，ここではさらに，**コントロール不良時のチェックポイント**について示します。

コントロール不良時のチェックポイント

1. 処方内容を確認し，次の処方がなければ追加投与を検討する
   - ・NSAIDsまたはアセトアミノフェンの併用
   - ・レスキュー・ドーズの処方
   - ・副作用対策の処方
2. コンプライアンスを確認し，適正使用に努める
   - ・定期処方薬の使用状況の確認
   - ・使用量，使用間隔の適正化
3. 痛みの種類と効果を評価し，薬剤の増量・変更を考慮する
   - ・疼痛の状況の評価（種類，部位，持続時間）
   - ・突出痛の確認
   - ・レスキュー・ドーズ投与時の効果を評価
4. 副作用の状況を確認し，対応策を実施する
   - ・副作用により増量できない状況ではないか
   - ・オピオイドスイッチングの検討
5. その他
   - ・日常生活の変化はないか

緩和ケア

抗がん薬による治療を行っている在宅患者の支援で留意することはありますか？

» A

　現在では，経口や注射を問わず抗がん薬による治療を受けながら在宅でのケアを受ける患者がいます。また，以前に受けていた治療による副作用を抱えているケースや，治療自体はいったん終了していてもがん疼痛などの苦痛症状を緩和するために一時的な抗がん薬治療や放射線治療を受ける（緩和的治療）こともあります。これらの治療による副作用は療養生活のQOLを低下させることもあるため，適切な観察と副作用対策が必要です。主治医や訪問看護師と連携しますが，治療医へのコンサルトなども必要になることがあります。

　生活機能と抗がん薬の副作用について，例を以下に挙げます。

食事機能に関連する副作用と対策

- ・味覚異常：口腔ケア，亜鉛製剤の服用，塩味やうま味の調節
- ・口内炎：口腔ケア，うがい，抗がん薬服用後に氷を口に含むなど
- ・嘔気・嘔吐：がん患者では抗がん薬以外にも医療用麻薬や脳転移，消化管通過障害などが症状につながることがあるため，発症機序を鑑別したうえで適切な制吐薬を使用する。

排泄機能に関連する副作用と対策

- ・下痢：水分摂取，消化しやすい食事内容への変更，ロペラミドの服用など
- ・便秘：消化しやすい食事内容への変更，緩下薬の服用など

　このほか，抗がん薬以外にも消化器系副作用をもたらす薬剤がないかどうか見直す。医師と相談し，腸閉塞や電解質異常，膀胱直腸障害などとの鑑別を行う。

運動機能に関連する副作用と対策

- ・末梢神経障害：副作用グレードに基づき原因となる抗がん薬の減量・中止を検討することがあるため治療医に相談する。ビタミンB_6や牛車腎気丸が処方されるケースがある。

認知機能に関連する副作用

　認知症の中核症状や行動・心理症状に似た症状：ケモブレインと呼ばれることがある。また，放射線治療により生じることもある。薬剤や放射線による脳神経障害と考えられるが詳細な発症機序は不明であり，認知症治療薬などは用

いられない。可能であればアルツハイマー型やレビー小体型認知症との鑑別を行う。ほかに認知機能を低下させる薬剤を使用していないかどうか見直す。

 115 抗がん薬や医療用麻薬の取り扱いでの2次曝露について教えてください。

» A

Q114に述べた通り，訪問診療を受けながら抗がん薬を服用するケースが想定されます。また，直前まで受けていたがん治療の副作用など身体的影響が残っていることもあります。内服の際の取り扱いや排泄物の処理など，患者以外にも家族や介護者が抗がん薬または排泄された薬剤の成分に触れる可能性がありますが，抗がん薬の持つ薬理作用や毒性を考慮すると，患者以外の人が知らず知らずのうちにそれらに触れたり体内に取り入れてしまう（2次曝露）のはできるかぎり避けられるように指導するのが望ましいでしょう。しかし，危険性のみが前面に出る指導は抗がん薬を用いる治療の忌避につながり患者に不利益をもたらす可能性があります。正しい知識を持って曝露対策を行えるように支援してください。

抗がん薬の2次曝露対策

①内服薬をPTPシートなどの包装から取り出す際は患者自身が行う。家族や介護者が介助する場合は手袋などを着用する。終了後は流水で手を洗う。

②リネンや肌着，衣類の交換などは手袋を用いる。排泄物や体液が付着している場合は家族のものとは分けて洗濯する。すぐに洗濯できない場合はビニール袋などに入れておく。

③トイレ使用後は蓋を閉じてから流す。水量が少なく洗浄が十分でなければ2回流す。

④排泄物の処理やトイレ清掃には手袋やマスクを着用する。終了後は流水で手を洗う。

⑤不要になった抗がん薬は回収し，適切に処分する。

また，医療用麻薬を使用している場合には，患者の服用状況や効果，副作用

などを観察しますが，患者以外に家族などが誤って使用しないように必要に応じて対策が必要です。保管や廃棄方法などについても把握し，必要な指導を行ってください。

患者以外の者が医療用麻薬を誤用する端的な例

① 見舞いに訪れた知人が頭痛がするというので患者が医療用麻薬を譲り渡した。

② 幼児によるいたずらと誤飲。

③ 交換のためはがして部屋のごみ箱へ捨てたフェンタニル貼付剤を，飼育している犬が飲み込んでしまった。

麻薬の取り扱い

Q 116 麻薬を調剤するうえでの留意点を教えてください。

» A

麻薬処方箋の受付と医療用麻薬の交付

　医療用麻薬は麻薬処方箋により調剤し患者に交付します。麻薬以外の医薬品と同様，事前にファクシミリにより送信された処方内容に基づいて準備しておくことができますが，交付の際は麻薬処方箋の正本を受け取り，処方内容を確認してください。患者が来局しない，麻薬処方箋の有効期間が過ぎてしまったなどの理由で交付できなかった場合は，調剤前の麻薬として扱う（元通り麻薬金庫に戻す）ことができます。

　病状などの事情により患者が来局できない場合には，患者宅を訪れて手渡すか，患者の代理として来局した家族に交付することができます。また，患者や家族の依頼を受けた訪問看護師やホームヘルパー，ボランティアなどに手渡すことも可能ですが，その際には患者や家族の依頼を受けていることを書面（様式は特に定められていない）や電話で確認してください。このようなケースでは，窓口での十分な服薬指導が難しいため，交付後も服薬状況などを電話などで随時確認しましょう。

　●薬局における麻薬管理マニュアル（平成23年4月　厚生労働省医薬食品局監視指導・麻薬対策課）
　https://www.mhlw.go.jp/bunya/iyakuhin/yakubuturanyou/dl/mayaku_kanri_02.pdf

麻薬注射薬の交付

　患者に交付する**麻薬注射薬**は，「薬液を取り出せない構造で麻薬施用者が指示した注入速度（レスキュー・ドーズを含む）を変更できないもの」とされています。つまり，アンプルやプレフィルドシリンジのままで患者に直接交付することはできず（例外は後述），流量の固定された携帯型ディスポーザブルポンプに薬液を充填するか，流量が変更できないようロックされた状態の電動式シリンジポンプにて交付する必要があります。

229

ただし，処方医から投与量や使用方法など医療上の指示を受けた看護師が患者宅を訪問し麻薬の施用を補助する場合は，アンプルやプレフィルドシリンジのまま看護師に手渡すことができます。モルヒネのプレフィルドシリンジ製剤を電動式シリンジポンプにて使用する場合は，薬局あるいは患者宅にて看護師に手渡すのがよいでしょう。

　いずれの場合も「アンプルとプレフィルドシリンジは看護師に手渡し」であることが必要です。患者や家族にそのまま手渡したり患者宅に保管することは認められていないので注意してください。

●医療用麻薬適正使用ガイダンス～がん疼痛及び慢性疼痛治療における医療用麻薬の使用と管理のガイダンス～（厚生労働省医薬・生活衛生局監視指導・麻薬対策課）
https://www.mhlw.go.jp/bunya/iyakuhin/yakubuturanyou/other/iryo_tekisei_guide.html

麻薬注射薬の調製に必要な設備

　疼痛管理に用いられる医療用麻薬の注射薬は，皮下注射，クモ膜下腔内，硬膜外カテーテルなどの経路で投与されます。無菌の製剤とすることが必要であり，麻薬注射薬を希釈するなどして携帯型ディスポーザブルポンプなどに充填する作業はクリーンベンチあるいは無菌室にて行います。

Q117　医療用麻薬の廃棄はどのようにすればよいでしょうか？

》A

患者宅から麻薬を回収した場合，あるいは返納された場合

　患者の病状の変化や死亡などにより使用されなくなり薬局に持ち込まれたり回収する薬の中には医療用麻薬が含まれていることがあります。この場合は，管理薬剤師が薬局のほかの薬剤師または職員の立ち会いのもとで，麻薬成分の回収が困難な方法（焼却，放流，酸やアルカリによる分解）で廃棄し，廃棄後30日以内に「調剤済麻薬廃棄届」を都道府県知事に提出してください。

　医療用麻薬の廃棄はその都度行うか，あるいはある程度数量のまとまった時点で廃棄しても構いません。廃棄するまでの間はほかの医療用麻薬と混同しな

いように分別し，麻薬金庫に保管しておきましょう。ほかの医療機関から処方・調剤された医療用麻薬についても同様に回収し廃棄して構いません。

　また，患者や家族から医療用麻薬を返納された時は，帳簿に品名，数量，受入年月日，患者氏名のほか，廃棄する場合には，廃棄年月日（廃棄時に記入），廃棄届の届出年月日（届出後に記入）を記載し，廃棄の立会者が署名または記名押印してください。麻薬卸売業者から購入した数量と混同してしまうのを避けるため，通常使用している麻薬帳簿とは別に補助簿として作成しておくとよいでしょう。

　●薬局における麻薬管理マニュアル（平成23年4月　厚生労働省医薬食品局監視指導・麻薬対策課）
　https://www.mhlw.go.jp/bunya/iyakuhin/yakubuturanyou/dl/mayaku_kanri_02.pdf

麻薬注射薬が内部に残った携帯型ディスポーザブルポンプを回収するか，あるいは返納された場合

　この場合，麻薬注射薬の残液は施用残として取り扱って構わないこととされています（平成10年12月22日発医薬麻第1854号，厚生省医薬安全局麻薬課長通知）。すなわち，麻薬の回収が困難となるように希釈，放流するなどして廃棄しますが，調剤済麻薬廃棄届を提出する必要はありません。ただし，廃棄記録用の帳簿には患者氏名，受入および廃棄年月日，品名，およその数量（成分量ではなく溶液量でよい）を記入してください。

薬局に在庫していて古くなったり経過措置期間を過ぎた場合，調剤ミスにより廃棄する場合

　あらかじめ「麻薬廃棄届」を都道府県知事に提出しておかなければなりません。管轄する保健所などに問い合わせを行い，手続きや廃棄手順などについては麻薬取締員などの指示に従ってください。

廃棄方法

　製剤ごとの具体的な廃棄方法については，東京都保健医療局がまとめたものが知られています。

　●医療用麻薬廃棄方法
　https://www.hokeniryo.metro.tokyo.lg.jp/anzen/iyaku/sonota/toriatsukai/haiki.html

　ただし現在では，医療用麻薬の種類や剤形がより多岐にわたっていますので，廃棄方法が不明なものについては該当する製薬会社に問い合わせるなどして適切に廃棄してください。

Q118 麻薬の譲渡について教えてください。

» A

　基本的に，麻薬小売業者（麻薬小売業者の許可を受けた薬局）の間で麻薬を譲渡・譲受することは認められていませんが，①在庫量の不足のため麻薬処方箋を調剤することができない場合で，当該不足分を補足する必要がある時，または，②麻薬卸売業者から購入した麻薬で，当該薬局における在庫期間が（または，同一グループの麻薬小売業者に譲渡した場合の残部が，その譲渡日から）90日を経過したものを保管している時に限り，③いずれの麻薬小売業者も麻薬業務所が同一都道府県内である場合は，麻薬小売業者間で麻薬を譲渡することが可能です（表）。

　ただし，麻薬小売業者間で麻薬を譲渡するためには，事前に都道府県知事へ許可申請書を提出しておかなければなりません。また，譲渡許可書の有効期間は，許可日からその日の属する年の12月31日（または，期間を限定した場合は当該期間の最後の日）までとされ，許可書は許可日から5年間保存しておく必要があります。

表　改正の趣旨と概要

1　改正の趣旨

　疼痛等の緩和を目的とする在宅医療の推進のため，麻薬が適切かつ円滑に患者に対し提供される必要性が高まっている中，麻薬小売業者が自らの麻薬の在庫不足により，急な麻薬処方箋に対応できない場合に限り，当該不足分を近隣の麻薬小売業者間で譲渡・譲受することを可能としてきたところである。

　今回，薬局において医療用麻薬が適切かつ円滑に患者に提供されることを目的として，新たに麻薬小売業者が麻薬卸売業者から譲り受けた麻薬について，一定の条件の下，90日以上譲渡譲受がない場合において，近隣の麻薬小売業者間で譲渡・譲受することを可能とした。

　なお，麻薬小売業者は，本来，麻薬施用者が発行する麻薬処方箋による調剤を円滑に行うことができるよう，地域の実情に応じ，それぞれ必要な麻薬を備蓄すべきであり，この考え方は今般の改正省令の制定によって変わるものではないことに十分留意すること。

2　改正の概要

（1）麻薬小売業者間譲渡許可の申請について

①　2以上の麻薬小売業者は，以下に掲げるすべての要件を満たす場合に限り，共同して，麻薬小売業者間譲渡許可〈中略〉を申請することができること。

・　いずれの麻薬小売業者も，次に掲げる場合に限り，麻薬を譲り渡そうとする者であること。

　イ　共同して申請する他の麻薬小売業者が，その在庫量の不足のため麻薬処方箋により調剤することができない場合において，当該不足分を補足する必要があると認めるとき

　ロ　麻薬卸売業者から譲り受けた麻薬であって，その譲受けの日から90日を経過したものを保管しているとき，又は麻薬卸売業者から譲り受けた麻薬について，その一部を法第24条第11項若しくは第12項の規定に基づき譲り渡した場合において，その残部であって，その譲渡しの日から90日を経過したものを保管しているとき

・　いずれの麻薬小売業者も，当該免許に係る麻薬業務所の所在地が同一の都道府県の区域内にあること

　　なお，麻薬小売業者間譲渡許可後，イについて在庫量の不足以上の譲渡を行うこと，ロについて麻薬卸売業者から譲り受けた麻薬以外の譲渡を行うこと，譲受けの日から90日を経過していない麻薬の譲渡を行うこと等，上記に反する譲渡を行った場合には，法第64条の2又は第66条に該当しうることに留意すること。

〈以下，省略〉

（麻薬及び向精神薬取締法施行規則の一部を改正する省令の制定について，令和3年7月5日 薬生発0705第2号）

麻薬の取り扱い

終末期

Q 119 終末期の患者の場合，容態の変化に合わせて毎日のように訪問するのでしょうか？

» A

終末期には原疾患の進行あるいは2次的な身体状態の変化などにより不可逆的な身体機能の低下が見られます（表1）。これにより，薬剤の使用状況や体内動態にも急激な変化がもたらされることは十分に起こり得ることであり，よりきめ細かな対応や薬学的管理が必要とされることがあります。この時期には，患者の身体状態は刻一刻と変化していくため，頻繁に薬剤師の訪問を必要とされるのであれば医療者としてそれに応えるべきです。

加えてこのような状況に対応する姿勢を常に保っておくことは，管理指導料を算定するうえでも患者に対する責務といえます。連日の訪問が必要な状況とまでは至らない場合でも，往診医や訪問看護師，訪問介護士，ケアマネジャーなどと相互に連絡を取り合いながら状況の把握に努めましょう。

現在の調剤報酬および介護報酬では，在宅患者訪問薬剤管理指導料（医療保険）および薬剤師が行う居宅療養管理指導費（介護保険）ともに当月内での算定回数には上限があります。ただし，患者の状態の急変に伴い緊急の訪問が必要とされる場合には，これらとは別に，「在宅患者緊急訪問薬剤管理指導料」（介護保険の適用者であっても医療保険へ請求）を月4回まで算定することができます（表2）。

表1　終末期に見られる身体状態変化の例

・ADL の低下，経口摂取量の低下，体動の低下，嚥下機能の低下
・腎機能不全，肝機能不全，排泄能低下，消化管機能低下
・悪液質，全身倦怠感，筋肉痛，浮腫，胸水や腹水の貯留，出血
・意識障害，聴力低下，視力低下，不穏，せん妄，不眠
・呼吸困難感，下顎呼吸，死前喘鳴

表2　在宅患者緊急訪問薬剤管理指導料

区分15の2　在宅患者緊急訪問薬剤管理指導料
(1) 在宅患者緊急訪問薬剤管理指導料は，訪問薬剤管理指導を実施している保険薬局の保険薬剤師が，在宅での療養を行っている患者であって通院が困難なものの状態の急変等に伴い，当該患者の在宅療養を担う保険医療機関の保険医又は当該保険医療機関と連携する他の保険医療機関の求めにより，当該患者に係る計画的な訪問薬剤管理指導とは別に，緊急に患家を訪問して必要な薬学的管理指導を行い，当該保険医に対して訪問結果について必要な情報提供を文書で行った場合に，在宅患者緊急訪問薬剤管理指導料1及び2並びに在宅患者緊急オンライン薬剤管理指導料を合わせて月4回に限り算定する。

(診療報酬の算定方法の一部改正に伴う実施上の留意事項について，令和4年3月4日保医発0304
第1号)

120 終末期の意思決定を支えるためのポイントについて教えてください。

» A

　例えば，進行した認知症のある90歳の男性が肺炎で入院中であり，「もう死にたい，楽にさせてほしい」と家族や医療者に日々訴えています。家族は「先生にお任せします」といい，医師は懸命に肺炎の治療にあたりますが，ベッドサイドの医師，看護師たちは「本当にこれでよいのか」と日々葛藤しています。このような光景は比較的よく目にするのではないでしょうか。

　終末期における患者，家族の意思決定をサポートする際，独断と偏見で判断せず，偏りの少ない多角的な視点から多職種で話し合うことが重要です。医学的適応による判断のみ，あるいは特定の医療者の意見のみで方針が決定したりすることは，あまり良い方法ではないでしょう。より良い意思決定をサポートするためのツールとして，「症例検討シート」があります（表）。「医学的適応」，「患者の意向」，「QOL」，「周囲の状況」の各項目について1つずつ多職種で吟味・検討していくのです。複雑なケースであればあるほど，多角的な視野からの判断が威力を発揮するように思います。ヒエラルキーが邪魔しないディスカッションの場を設ける工夫も大切です。多職種のみならず，患者，家族がディスカッションに加わり，価値観，方針を医療者らと共有することも非常に大切です（shared decision making）。

終末期

235

表　症例検討シート

医学的適応 (Medical Indications) **善行と無危害の原則**	患者の意向 (Patient Preferences) **自律性尊重の原則**
1. 患者の医学的問題は何か？　病歴は？　診断は？　予後は？ 2. 急性か，慢性か，重体か，救急か？　可逆的か？ 3. 治療の目標は何か？ 4. 治療が成功する確率は？ 5. 治療が奏功しない場合の計画は何か？ 6. 要約すると，この患者が医学的および看護的ケアからどのくらい利益を得られるか？　また，どのように害を避けることができるか？	1. 患者には精神的判断能力と法的対応能力があるか？　能力がないという証拠はあるか？ 2. 対応能力がある場合，患者は治療への意向についてどう言っているか？ 3. 患者は利益とリスクについて知らされ，それを理解し，同意しているか？ 4. 対応能力がない場合，適切な代理人は誰か？　その代理人は意思決定に関して適切な基準を用いているか？ 5. 患者は以前に意向を示したことがあるか？ 6. 患者は治療に非協力的か，または協力できない状態か？　その場合，なぜか？ 7. 要約すると，患者の選択権は倫理・法律上，最大限に尊重されているか？
QOL (Quality of Life) **善行と無危害と自律性尊重の原則**	周囲の状況 (Contextual Features) **忠実義務と公正の原則**
1. 治療した場合，あるいはしなかった場合に，通常の生活に復帰できる見込みはどの程度か？ 2. 治療が成功した場合，患者にとって身体的，精神的，社会的に失うものは何か？ 3. 医療者による患者の QOL 評価に偏見を抱かせる要因はあるか？ 4. 患者の現在の状態と予測される将来像は延命が望ましくないと判断されるかもしれない状態か？ 5. 治療をやめる計画やその理論的根拠はあるか？ 6. 緩和ケアの計画はあるか？	1. 治療に関する決定に影響する家族の要因はあるか？ 2. 治療に関する決定に影響する医療者側（医師・看護師）の要因はあるか？ 3. 財政的・経済的要因はあるか？ 4. 宗教的・文化的要因はあるか？ 5. 守秘義務を制限する要因はあるか？ 6. 資源配分の問題はあるか？ 7. 治療に関する決定に法律はどのように影響するか？ 8. 臨床研究や教育は関係しているか？ 9. 医療者や施設側で利害対立はあるか？

(Jonsen AR, siegler M, Winslade WJ, 赤林朗, 蔵田伸雄, 児玉聡　監訳：臨床倫理学　臨床医学における倫理的決定のための実践的なアプローチ　第5版, p.13, 新興医学出版社, 2006)

Q 121 ホスピスとは何ですか？

　ホスピス緩和ケアを提供するさまざまの医療機関を中心に組織されている日本ホスピス緩和ケア協会は，ホスピス緩和ケアの理念，基本方針を表のように定めています。

　ホスピス・緩和ケアは，疾患，職種，臨床領域，療養場所等を問わず，さま

表　ホスピス緩和ケアの理念等

〈ホスピス緩和ケアの理念〉
　ホスピス緩和ケアは，生命を脅かす疾患に直面する患者とその家族のQOL（人生と生活の質）の改善を目的とし，さまざまな専門職とボランティアがチームとして提供するケアである。

〈ホスピス緩和ケアの基本方針〉
　①痛みやその他の苦痛となる症状を緩和する
　②生命を尊重し，死を自然なことと認める
　③無理な延命や意図的に死を招くことをしない
　④最期まで患者がその人らしく生きてゆけるように支える
　⑤患者が療養しているときから死別した後にいたるまで，家族がさまざまな困難に
　　対処できるように支える
　⑥病気の早い段階から適用し，積極的な治療に伴って生ずる苦痛にも対処する
　⑦患者と家族のQOLを高めて，病状に良い影響を与える

〈ホスピス緩和ケアで提供するケアと治療〉
　①提供するケアと治療は，患者あるいは家族の求めに応じて相談のうえで計画・立案する
　②ケアや症状緩和のための治療に関して，必ずインフォームドコンセントを得る
　③痛みなど苦痛となる症状は，適切なケアと治療で緩和する
　④提供したケアと治療については，適切に記録する
　⑤症状緩和を行ったうえで患者と家族がもつ身体的・精神的・社会的・スピリチュアルなニーズ（要求）を確かめて，誠実に対応する
　⑥患者との死別前から家族や患者にとって大切な人へのケアを提供するように計画を立てる
　⑦家族が患者と死別した後，強い悲しみのために日常生活が普通に送れない状態になった場合，適切な医療の専門家を紹介する

（日本ホスピス緩和ケア協会）

終末期

ざまな形態で提供することができます。現在，ホスピス・緩和ケア病棟（医療保険制度による承認施設）で提供されている緩和ケアの対象となるのは，末期の悪性腫瘍（がん）の患者または後天性免疫不全症候群（AIDS）に罹患している患者です。ただし，ホスピス・緩和ケアは，訪問診療・訪問看護・訪問介護などによる在宅ケア，一般病棟での緩和支援ケアチームによる緩和ケア，ホスピス・緩和ケア専門外来，まだあまり普及していませんが，ホスピス・緩和ケアのデイケアなどがあり，必ずしも末期（治癒不可能）であることを前提としない場合もあります。

122 デス・エデュケーションとグリーフケアについて教えてください。

» A

デス・エデュケーション（death education）とは

　現在日本では亡くなる人のうち約8割が病院で最期を迎えているといわれています。病院死と自宅死に占める死亡者数は昭和51年に逆転し，現在に至っています。つまり，現代の日本人の多くは家族でさえもじかに看取るという経験が少ないために，人がどのような過程をたどって死を迎えるか実感としてイメージすることが難しく，このことは患者自身にとっても家族にとっても死への過程を理解し受容することをさらに困難なものにしています。

　在宅療養の延長線上に患者の死がある場合，臨死期は患者と家族が水入らずで密接に過ごすことができる時間でもあります。しかし，臨死期には独特の経験したことのない身体的および精神的状態の変化に，家族は戸惑いと不安を覚えやすいものです。医師をはじめとして医療者からこれらの状態変化と対処や支援の方法をあらかじめ伝え準備をしておくことで，その場になってもある程度落ち着いてその時間を過ごすことが可能なこともありますが，不安感が先に立ち自宅での最期を断念せざるを得ないこともあるかもしれません。患者と家族がより落ち着いてその時間を過ごすことができるよう医療者や介護者の手厚いサポートも必要ではありますが，「死」とその前段にある「生」をすべての人が意識し，死生観のようなものを持つことが最良のデス・エデュケーション

ともいえます。日本語では「死への準備教育」と訳されることもありますが，生と死を1人ひとりが意識するということにおいて，非常に広範かつ深遠な意味を持っています。

グリーフケア（grief care）とは

　家族との死別において，残された人は喪失感や悲しみ，混乱，絶望，不安感，怒り，孤独感などさまざまな感情を複雑に持っています。また，これらの感情を抑圧したり無感覚に陥ることもあります。遺族のこれらの感情や，感情が引き金となって生活に支障をきたすことを防ぐ目的で行われるのがグリーフケアです。

　日本では現在このケアに関する共通のプログラムはなく，それぞれの施設や宗教者，医療者個人の取り組みとして行われています。薬剤師がこのような場面に遭遇するのは，患者の死後に薬剤の回収や集金などの事務手続きのために患者宅を訪れたり，遺族が薬局に挨拶に訪れたりする場合が多いと考えられます。このような場面におけるケアの教育を受けている薬剤師は非常に少なく，そこではむしろ**患者や家族とどのように関わりを持ってきたか，ということが問われる**と考えられます。

　遺族の言葉に耳を傾ける姿勢と弔意を示し，機会があれば患者の霊前や仏前で手を合わせることも遺族にとっては大きな癒しとなるものです。過度に恐縮することなく遺族と向き合えるよう，薬剤師業務を全うすることも大切であるといえます。

Q123 デスカンファレンスについて教えてください。

» A

　緩和ケア病棟やホスピスなどでは，患者が死亡した後にケアに関係したスタッフが生前のケアや看取りについて振り返る話し合いを持つことがあります。日本では定着化している施設は少なく，施設ごとに試行錯誤しながら開催していると考えられています。また，在宅ケアの場面でも臨時にこのようなカンファレンスを行うことがあります。

終末期

デスカンファレンスの主な目的

・患者が亡くなるまでのケアを振り返り，今後のケアの質を高める

・遺族に対するグリーフケアの必要性と計画を検討する

・ケアに携わったスタッフの悩みや気持ちを相互に理解し，共有する

・スタッフ自身に対するケアとなることで今後へのモチベーションを回復，維持する（バーンアウトの回避）

　終末期から看取りの時期において，患者の身体的・精神的支援はシビアな内容を含むことが多くあり，ケアに携わるスタッフはそれぞれに問題意識を持ち支援業務を行いますが，結果として患者や家族のQOLにとって良い影響をもたらすこともあれば，残念ながら解決に至らないことも生じます。特に，**問題を含んだままケアを終えなければならなかった場合，直接関わったスタッフが単独で抱え続けるのではなく，改めて共有し話し合うことで精神的疲労を軽減できることがあります。**

デスカンファレンスの留意点

・今後のケアの質の向上を目的に話し合うことを認識する

・論点を明確にする

・思い出話に終始せず，専門的見地からの検証と評価も述べる

・問題点について，そのケアを否定することはしない

・専門職であっても人間は弱さを持っていることを認識しておく

・ケアの良かった点についても十分に話し合う

・長時間のカンファレンスは避け，時間の上限を設定する（「15〜30分以内」など）

　カンファレンスの第1の目的は今後のケアの質を高めることにあります。そのためには司会者があらかじめ論点を整理し参加者の発言を効果的に配分することや，参加者も理性的に発言することが求められますが，その一方ではケアを通して抱えてきた心情が表出されることもあります。人の死や看取りは必然ではあってもやはり関わる人々に強い影響を与えるものです。そのような場合には否定や責めることは避け，その気持ちを認め合うことが必要です。

Q 124 〈 在宅での看取りについて教えてください。

» A

　薬剤師が在宅で活躍する機会が増えると，看取りに関わる機会も当然増えてきます。在宅での看取りをサポートするための薬剤，輸液に関する知識は当然重要になるでしょう。

　例えばオピオイド，鎮静薬，輸液の知識です。患者や医師が困るタイミングで（理想は困る前に）適切な薬剤の情報提供を行うことができれば，医療チームとしてすばらしい役割を果たせると思います。また著しい食欲低下や傾眠がみられる段階で，内服の意義が乏しい薬剤を多数継続している場合には，処方医に減処方を提案することも大切です。余命1年未満の患者へのスタチン中止により臨床アウトカムを変えることなくQOL・医療費の改善ができたという報告があります[1]。余命を意識した減処方のアドバイスは勇気がいるかもしれませんが，薬剤師にできる重要な介入の1つだと思います。

　在宅に関わると，処方以外のサポートも大切です。終末期の患者やその家族と関わる機会が増えると，時には予測される予後について突然意見を求められたり，急に容態が変わり対応を求められたりすることがあるでしょう。予後や方針を安易に告げては現場を混乱させてしまうこともあります。「急変対応といえば心肺蘇生！　BLS（basic life support：1次救命処置）を習ったところだから大丈夫！」と思って安直に急変対応したり，救急車を呼んだりしてよいわけではありません。では，どうすればよいでしょうか？

　対応のポイントを一言でいうと，「在宅チームの一員として対応すること」です。チーム医療に貢献するには，方針について主治医や患者，家族と情報共有しておく必要があり，"積極的な"情報収集が重要になります。疑義照会がしにくいのと同様，医師から情報収集しづらい場合はあるかもしれませんが，大丈夫。ケアマネジャーからは比較的情報収集しやすいですし，医師よりも全体像を把握している方も結構多い印象です。

　ただし，チーム医療・多職種連携には良いことばかりではありません。"信念対立"[2]というピットフォールがあります。いわばプロフェッショナル同士の信念の衝突です。この概念を共有しておかなければチーム医療は容易にぎく

終末期

しゃくしてしまいます。このぎくしゃくに患者や家族を巻き込んでしまうのは本末転倒です。どうすればチームを，そして患者をサポートできるか，この目標を見誤らないことが大切です。

さて，患者や家族の価値観は多種多様です。その価値観に思いをはせ，紡ぎ出された方針もまた当然，多種多様です。医療者の極端な価値観・信念の押しつけや，ガイドライン・エビデンスの機械的な当てはめは患者の真のニーズに応えられません。

・食べられなければ胃ろうや中心静脈栄養を行うべきである（何らかの形でエネルギーを摂取することは必須である）
・超高齢者への胃ろうや中心静脈栄養は無駄である（身体に穴を開けてまでエネルギー補給するのは不自然である）
・誤嚥してでも，窒息してでも，口から食べることに意義がある
・超高齢でもガイドラインに従ってきっちり処方すべきである
・超高齢に多剤処方は悪であり，減処方は必須である
・在宅で重症肺炎，腎盂腎炎は対応困難であり，緊急入院が必要である
・在宅での看取りが正解であり，緊急入院や病院での看取りは敗北である

こういった極端な価値観・信念を患者に押し付けて，患者や家族を苦しめているケースは実際にあります。価値観をくみ取った医療を行うには，中道の姿勢，患者や家族および関わるスタッフへの敬意，さまざまな価値観についての想像力が必要だと思います。終末期の細かいエビデンスについては，『死亡直前と看取りのエビデンス』（医学書院）がよくまとまっていると思いますので，ぜひご一読ください。

引用文献────────
1) Kutner JS et al.：Safety and benefit of discontinuing statin therapy in the setting of advanced, life-limiting illness：a randomized clinical trial. JAMA Intern Med：175（5）：691-700, 2015
2) 京極真：チーム医療・多職種連携の可能性をひらく　信念対立アプローチ入門, 中央法規出版, 2012

第 8 章

認知症の知識

- 認知症の病態と対応
- 認知症施策と話題

認知症の病態と対応

Q 125 主な認知症の種類と特徴について教えてください。

» A

　「認知症」とは，それ自体が1つの疾患の名称ではありません。原因となる疾患があり，その症状として認知機能の低下が出現した状態を認知症といいます。認知症を呈する原因疾患には多くのものがありますが，脳の変化により認知症の状態を呈する代表的な原因疾患としてはアルツハイマー型認知症，レビー小体型認知症，前頭側頭葉変性症，血管性認知症などがあり，身体疾患が原因で認知症を呈する疾患としては甲状腺機能低下症などがあります。認知症を呈する疾患を表に示します。

アルツハイマー型認知症

　アルツハイマー型認知症はわが国における認知症の原因疾患として最も多い疾患です。脳の細胞に神経病理学的変化として老人斑と神経原繊維変化の2種類の変化が出現し大脳の萎縮が見られます。アルツハイマー型認知症の診断基準では，仕事や日常生活に支障を来していること，以前と比較して遂行機能が低下していることなどの症状とともに，症状が緩徐に進行していること，検査によって認知機能障害が確認されることなどが挙げられています[1]。

レビー小体型認知症

　アルツハイマー型認知症のように脳の細胞の変性によって起こる認知症に

表　認知症を呈する主な疾患

脳の疾患により認知症となるもの	・アルツハイマー型認知症 ・レビー小体型認知症 ・前頭側頭葉変性症 ・血管性認知症
身体疾患により認知症となるもの	・正常圧水頭症 ・甲状腺機能低下症 ・ビタミンB_{12}欠乏

は，レビー小体型認知症があります。レビー小体型認知症では，脳の神経細胞に細胞の脱落とα-シヌクレインという蛋白質からなるレビー小体がみられます。症状の中核的な特徴として，幻視，パーキンソン徴候，変動する覚醒水準，レム睡眠行動異常の4つがあります[2]。

前頭側頭葉変性症

比較的まれな脳細胞の変性による認知症性の疾患には，前頭側頭葉変性症があります。前頭葉と側頭葉前方部の萎縮が特徴とされ，臨床症状から前頭側頭型認知症，言語障害や書字障害などの症状が見られる進行性非流暢性失語，ものの名前や持つ意味がわからなくなる症状を呈する意味性認知症の3つのタイプに分けられます[3]。

血管性認知症

血管性認知症は，脳出血，脳梗塞などの脳血管性障害の後遺症として認知症が見られるもので，大きな脳梗塞の病変がなく小梗塞が多発するような病態で認知症が発症する場合も見られます。

なお，身体疾患が原因で起こる認知症には，高齢者のうつ病に合併する偽痴呆のようにその原因疾患が治療により改善すれば認知症も改善する可能性があります。

引用文献

1) McKhann G et al.：Clinical diagnosis of Alzheimer's disease：report of the NINCDS-ADRDA Work Group under the auspices of Department of Health and Human Services Task Force on Alzheimer's Disease. Neurology, 34（7）：939-944, 1984
2) McKeith IG et al.：Diagnosis and management of dementia with Lewy bodies：Fourth consensus report of the DLB Consortium. Neurology, 89（1）：88-100, 2017
3) Rascovsky K et al.：Sensitivity of revised diagnostic criteria for the behavioural variant of frontotemporal dementia. Brain, 134：2456-2477, 2011

認知症の病態と対応

>> **A**

認知症の検査は診察を受ける医療機関の設備や診療科の違いはありますが，専門医では概ね以下のような流れで診断が行われています。

まず問診により身体疾患や精神疾患の既往歴，現在の生活環境，認知症を疑うこととなったきっかけなどを確認します。身体的および神経学的な診察ののちに認知症の症状，認知機能の障害，記憶障害，BPSDなどが見られる際には，認知機能の評価と脳の画像診断が行われるのが一般的です。**認知症の有無を判断し，さらに認知症であると診断されればその原因疾患の鑑別が行われます。**

認知機能の評価は，診察の際のやりとりや病歴を聴取することからも把握することができますが，より詳細な認知機能を把握するためには評価スケールによる評価が行われます。評価スケールには，評価者が対象者に質問して答えを評価する質問式のスケールと，行動を観察あるいは介護者からの聴取により評価する観察式のスケールがあり，本人が質問に答えることができるか否か，必要な検査時間の間に集中して検査ができるか，それまでの経過や日常の生活状況などの情報を得るために本人の様子をよく知る家族や介護者がいるかなど，診察場面や患者の状態によってどのスケールを使用するかを選択します。スクリーニング検査としては，長谷川式簡易知能評価スケール改訂版（HDS-R）[1]とMini-Mental State Examination（MMSE）[2]などが広く使用されています。

画像診断では，CTやMRIにより脳の占拠病変の有無や出血や梗塞などの血管性病変，海馬など，脳の特定部位の萎縮の有無などを判定します。病状によってはSPECTにより脳の血流量やその分布について判定します。

以上のような手順の後，認知症の有無を判断し認知症の原因疾患についてはそれぞれの診断基準に照らし合わせ診断します。

診断に使用される診断基準としては次のようなものが使用されています。

・ICD-10　精神および行動の障害[3]
・National Institute of Neurological and Communicative Disorders and Strokes-Alzheimer's Disease and Related Disorders Association（NINCDS-ADRDA）[4]
・Diagnostic and Statistical Manual of Mental Disorders-5[5]

　DSM-5では，神経認知障害群（neurocognitive disorders）の中に，せん妄と認知症（major neurocognitive disorder）および軽度認知障害（mild neurocognitive disorder）が含まれています。

　また診断のためのマニュアルでは，神経認知領域を，複雑性注意，実行機能，学習と記憶，言語・知覚，運動，社会的認知の6つに規定し，それぞれについて症状や所見の例が記載されています。症状や所見は日常生活場面での重度と軽度の具体的な行動内容が示されています。DSM-5を例にとると，1つ以上の領域で日常生活に支障を来す程度の障害があることが認知症と診断するための基本的な条件になっています。

引用文献
1) 加藤伸司　他：改訂長谷川式簡易知能評価スケール（HDS-R）の作成. 老年精医誌, 2（11）：1339-1347, 1991
2) Folstein MF et al.：“Mini-Mental State”. A practical method for grading the cognitive state of patients for the clinician. J Psychiatr Res, 12（3）：189-198, 1975
3) 融道男　他　監：ICD-10精神および行動の障害—臨床記述と診療ガイドライン, 医学書院, 2015
4) McKhann G et al.：Clinical diagnosis of Alzheimer's disease：report of the NINCDS-ADRDA Work Group under the auspices of Department of Health and Human Services Task Force on Alzheimer's Disease. Neurology, 34（7）：939-944, 1984
5) McKhann G et al.：The diagnosis of dementia due to Alzheimer's disease：recommendations from the National Institute on Aging-Alzheimer's Association workgroups on diagnostic guidelines for Alzheimer's disease. Alzheimers Dement. 7（3）：263-269. 2011
6) 日本精神神経学会日本語版用語　監, 髙橋三郎　他　監訳：DSM-5精神疾患の診断・統計マニュアル, 医学書院, 2014

 127 認知症とうつ病，せん妄はどのようにして見分けたらよいでしょうか？

» A

　認知症とは，脳の障害により認知機能が低下してさまざまな症状が現れる病態で，アルツハイマー型認知症，レビー小体型認知症，脳血管障害などが原因です。うつ病は，抑うつ気分，意欲低下などの症状が見られる疾患で，精神疾患の中では気分障害に分類されます。せん妄とは，高齢者にしばしば見られる意識の変容の状態で，認知症に合併することも，うつ病に合併する場合もあります。認知症の症状についてはQ128で，うつ病とせん妄については以下に簡単に解説します。

認知症の病態と対応

うつ病とは

　うつ病は，高齢者に限らず広い年齢層に見られる疾患です。抑うつの症状は，抑うつ気分，意欲低下，食欲低下，不眠などです。抑うつ気分とは，気分が晴れず憂うつで，物事に対して悲観的になっている状態をいいます。活気がなくなり，意欲低下のために，発病前にはこなしていた趣味や娯楽に興味がわかなくなり，促されたり誘われたりしても関心を示さない状態になります。また周囲の人や身だしなみに対する注意や気配りがなくなり，会話が少なくなることもあります。食欲が低下し体重が減少する，寝つけない，あるいは早朝から覚醒するなどの不眠の症状が見られることもあります。高齢者では抑うつ気分などの症状が目立たず，身体に関する不調を強く訴える傾向があります。身体のさまざまな不調を訴えて頻繁に医療機関を受診し，いろいろな検査を繰り返しても身体疾患がない場合には，うつ病を疑う必要があります。

　認知症とうつ病を見分けるには，認知機能障害の有無（Q128）が重要なポイントとなります。高齢者の場合，物忘れだけでは認知症とは言えず，記憶障害を中心とした認知機能障害が見られなければ認知症には該当しません。ただし，認知症の初期症状としてもうつ状態が合併して出現することがあるため，軽度の認知機能障害と抑うつ気分が両方見られる場合には，専門医の診断と鑑別が必要です。

せん妄とは

　せん妄とは，意識障害の状態で，軽度の意識障害に精神運動興奮が加わったものです。せん妄は急激に起こり，その状態にある人は，見た目には覚醒しているように見えます。話しかけられれば返答する，うろうろ歩き回る，物をいじって手を動かす，独り言をぶつぶつ言うなど，同じような動作を繰り返したり，状況に合わない行動をとろうとしたりします。夜中に雨戸を開けて回ったり，ゴミを出そうとするなど，日常生活で行う作業をしようとし，起きている時と同じように見えますが，動作を制限されても理解せず，会話がかみ合わない状態になります。幻覚や激しい興奮を伴って暴れることもあります。認知症でない人でも高齢者であれば，身体疾患，入院や転居などの環境変化を誘因として，せん妄を起こすことがあります。また向精神薬，ドパミン製剤，そのほか身体疾患の治療薬の服用により引き起こされることもあります。寝入りばなや明け方など睡眠にかかる時間帯，主に夜間に発生するものを「夜間せん妄」，手術後に起こるものを「術後せん妄」と呼び，術後せん妄は高齢者であれば認

知症がない人でも発症の可能性があります。

せん妄後の状態の把握が鑑別のポイントに

　認知症の患者にせん妄が起こることは，しばしばあります。一方，認知症のない高齢者が一時的にせん妄を呈した場合には「認知症のように」見えることがありますが，せん妄が治まれば元の状態に戻ります。それまで認知症の症状のなかった人が，入院や手術をきっかけに不穏となり，見当識障害や記憶障害を思わせる言動が見られるような場合には，**認知症の有無とせん妄の存在について経過を追った十分な観察が必要です**。認知症とせん妄を見分けるには，いくつかの鑑別点があり，発症の経緯が急激であるか緩やかであるか，状態が持続するか一時的なものかなどにより鑑別しますが，せん妄後の状態の把握も鑑別のポイントとなります。岡山大学のウェブサイトでせん妄の予防と対策についてわかりやすくまとめられています（https://www.okayama-u.ac.jp/user/hospital/common/photo/free/files/11014/141206_senmou.pdf）。

Q128　認知症と物忘れの違いは何ですか？

≫ A

　認知症は，脳の障害が原因で認知機能に障害が出る病態です。脳の障害の原因となる疾患はアルツハイマー型認知症，レビー小体型認知症などの脳の変性疾患，硬膜下血腫などの脳出血や脳梗塞を含む脳血管障害が代表的ですが，甲状腺機能低下症などの内分泌疾患も原因となることがあります。

　物忘れは，加齢に伴い誰にでも見られる「加齢による物忘れ」と認知症の症状としての「物忘れ」があります。どちらも「覚えられない」，「思い出せない」という状態が見られます。新しい情報がなかなか覚えられない，覚えているはずの人の名前や地名がとっさに出ない，時間がたって唐突に思い出される，などの体験は加齢とともに目立ってきます。

体験そのものを忘れる認知症

　加齢による物忘れと認知症の物忘れは厳密に区別することはできませんが，**加齢による物忘れは体験の一部を忘れるのに対して，認知症による物忘れでは**

認知症の病態と対応

体験そのものを忘れてしまいます。例えば「旅行に行った」という体験において，加齢による物忘れでは同行者や宿の名前など旅行の一部分を思い出せないのに対し，認知症の物忘れでは旅行に行ったことそのものを思い出せないという違いがあります。そのほかに，加齢による物忘れでは自覚があるのに対し，認知症の物忘れでは自覚に乏しい，加齢による物忘れは緩やかに進行するが認知症の場合は進行が速いなどの違いがあります。

　認知症の症状は認知機能障害と行動・心理症状に大別することができます。認知症の症状の中心は認知機能障害ですが，この障害によって引き起こされる行動や精神症状を行動・心理症状と呼びます。

認知機能障害とは

　DSM-5では認知機能の領域として，注意の持続や複数の事柄を同時にするための注意の分配，暗算ができない，たった今言われた電話番号を繰り返すことができない，処理速度などの複雑性注意，日常生活で計画を立てられない，意思決定ができないなどの実行機能，学習と記憶，言語，知覚―運動，社会的認知の6つがあります。記憶には語や数字のリストを繰り返す能力である即時記憶，新しい情報を刻み込む近時記憶，意味記憶や自伝的記憶などの長期記憶などがありますが，特にアルツハイマー型認知症では近時記憶の障害が特徴です。子供の頃のことは鮮明に覚えているのに，昨日のことやさっきのことは覚えていない，あるいは1，2分前のことも覚えていないといった状態です。近時記憶に比べて長期記憶は比較的保たれているのも特徴です。

　また，前頭側頭葉変性症の1つの意味性認知症では発症から1～2年は記憶障害がほぼないという特徴があります。言語の障害では，物の名前が出にくくなる喚語困難が目立ち，代名詞を多用するようになり，進行すると家族の名前すら思い出せなくなり，自発的な発語は減少します。先の意味性認知症では記憶障害が見られない初期の特徴として，生年月日などの簡単な言葉の意味がわからなくなります。知覚―運動の障害では，慣れているところでも道に迷う，以前ほど駐車がきちんとできなくなるなどの変化がみられるようになります。積み木がうまくできない，身振りを真似できないなどもあります。知覚は明るさの低下で変化しますから，夕暮れ時にはより混乱します。社会的認知の障害では，社会的なルールに無頓着になります。商店街の中でもスピードを出して車を運転したり，信号無視をしたりなど周囲の状況を考えずに行動し，またコンビニなどでパンを取ってすぐに食べてしまうなどの行動が見られます。

疑いがあれば専門医に

加齢による物忘れは，体験の一部を忘れる，物忘れの自覚がある，進行がゆっくりである，などの特徴のほかに，日常生活に支障を来すことはなく見当識障害は見られないことが多い，つじつま合わせ（忘れてしまった事柄を作り話などで補う行為，作話）などの取り繕いは見られないなどの違いがありますが，認知症の初期に見られる物忘れの状態との鑑別は困難です。「物を忘れる」状態に関しては同じなので，症状のみで，両者を分けることはせず，疑いがあれば専門医に相談することが必要です。

Q129 認知症の患者への服薬指導と服薬支援のポイントを教えてください。

» A

認知症は病態と症状によって服薬指導や服薬支援の細かいポイントがあります。ここではいずれの病態にも共通して知っておきたいポイントのみを紹介します。

服薬指導におけるポイント

①薬効説明

できるだけシンプルに患者または家族に対して説明します。説明ポイントを表1にまとめましたので参考にしてください。初めて服用する，長期にわたって服用している，または薬が変更になった場合，ほとんどの方が不安を感じています。例えば，「効果はいつまでか」，「なぜ効くのか」，「副作用は何か」，「認知症薬の違い」などです。**一方的な薬効説明で終わらないように注意し，不安点を解消しつつ服薬指導をしてください。**

「1年くらい飲んだら効かなくなるらしい」といった根拠のない知人の話を信じて，勝手に中止するケースも見られます。そうではないことを説明するとともに，「不安や疑問が少しでも生じた時に医師や薬剤師にすぐにご相談ください」と伝えておくことが大切です。

②副作用説明

アセチルコリンエステラーゼ阻害薬は，共通する**代表的副作用として，興奮，不眠，徘徊，食欲不振，吐き気，下痢，発汗，よだれ，瞳孔収縮，心拍数**

表1　中核症状に関わる４つの薬剤

医薬品一般名	基本説明	付加説明	副作用
ドネペジル	神経伝達物質の１つであるアセチルコリンの量を増やし，有効活用するための薬	高度アルツハイマーにも使用できる。錠剤，口腔内崩壊錠，細粒，ゼリーなど剤形の選択肢が多い	食欲不振，吐き気，下痢，発汗，よだれ，瞳孔収縮，心拍数低下，不整脈など（注）リバスチグミン内服では消化器系副作用が多く出過ぎる。緩やかに吸収させるため貼付剤としている。かぶれに注意する（乾燥を避け保湿が大切）
ガランタミン		前膜でアセチルコリン放出促進，後膜でシグナル伝達の増強をする	
リバスチグミン		アセチルコリンエステラーゼとブチリルコリンエステラーゼの両方を阻害し，アセチルコリン利用を促進する	
メマンチン	神経伝達物質の１つであるグルタミン酸濃度が高くなり過ぎることによって，神経伝達シグナルのノイズが起こり，記憶や学習機能が障害されてしまうことを防ぐ薬	唯一，アセチルコリンに関わらない薬	めまい，頭痛，食欲不振，傾眠など。神経伝達シグナルのノイズをカットし過ぎると，眠気につながりやすい

低下，不整脈などが挙げられます。メマンチンは，めまい，頭痛，食欲不振，傾眠などの副作用が見られます。いずれの薬も増量過程で陽性症状（興奮など）と陰性症状（傾眠，アパシーなど）の出現をチェックしてください。陽性症状が強い場合，アセチルコリンエステラーゼ阻害薬の減量を，陰性症状が強い場合メマンチンの減量を検討します。これらの特徴を理解しておき，服薬指導の際，説明しましょう（表1）。

③観察

会話にこだわり過ぎず，**全身の状態を時系列で観察**してみてください（**表2**）。

そしてこれらの症状に薬が関係していないかを常に考えるようにしてみてください。

服薬支援におけるポイント

自己管理ができない患者への服薬支援では，一包化しただけで解決しない問題が多くあります。以下の点に留意しましょう。

①服用回数を減らすように処方を見直す

服用回数が多い場合，減らせるかどうかを主治医と薬剤師でよく話し合ってみましょう。服用時点が多いほど飲み忘れる確率は高くなります。

表2　観察内容例

観察点	観察内容 (これらの観察ポイントへの薬の影響を時系列でアセスメントする)
顔と周辺	表情，視線，聴力，口腔や口唇の状態
手指	ふるえ，握力，手指関節
歩行	ふらつき，転倒，小股歩行
全体	臭い (尿臭，便臭，体臭)，服装，金銭支払い能力

②服薬を支援する人の存在を確認する

　独居であるか，同居者はいるか，同居者は管理の手伝いができるか，また，ヘルパーや家政婦，同居していない家族などで定期的に関われる人がいるかについて把握します。その中から服薬介助支援ができる人を複数設定し，**いつ誰が服薬の声がけや服薬介助するのかをきちんと決めておくこと**で，服用状況が改善します。

③お薬手帳の使用を徹底する

　在宅患者であっても，複数の医療機関を受診する場合があります。この時，普段服用している薬の内容を記したものがないと，重複投与の恐れや併用禁忌の薬が処方される可能性が高くなります。**受診時には必ず「お薬手帳」を持参し，医師と薬剤師に見せるよう繰り返し伝えましょう。**

　お薬手帳にはポケット付きのカバーをつけるようにし，診察券や保険証を入れておきます。医療機関の受付では「診察券や保険証を出してください」と言われますから，その際にお薬手帳がついていれば，医師に情報が伝達されやすくなります。もちろん薬局でも「お薬手帳はお持ちですか？」と積極的に声かけを行いましょう。

Q130 認知症の人とのコミュニケーションについて教えてください。

» A

認知症の人との関わりには，認知症の人の尊厳を守り保つことが必要とさ

れ，交流の場では傾聴の姿勢が望ましいとされます。これは基本的な考え方として，また認知症の人のみならず他者との関わりのうえで重要な姿勢といえます。このような理念や姿勢をもととし，具体的にコミュニケーションをする場合について考えてみましょう。

　認知症は軽度から重度までさまざまな状態の人がいます。認知症が軽度で日常生活上のコミュニケーションそのものには大きな支障がなくコミュニケーションを取ることは十分に可能でも，それを記憶することや思い出すことに障害がある人や，認知症が中等度で表面的な会話は成立するものの話がかみ合わなかったり短い時間の会話でも物忘れが目立ったりする人がいます。

　また，重度の認知症でごく簡単な会話のみが成立する人もいます。挨拶のやりとりや表情の変化，簡単な受け答えなどの中で，相手の認知症の程度やその時点の状態を見極めて対応することが大切です。表情の変化が妥当であるか，時節に合った挨拶や受け答えができるか，日付や場所などの見当識が保たれているか，少し前のことを記憶しているかなどを検討し認知症の程度やその時の状態を判断します。

　会話の際には，「具体的に」，「一度に１つを」伝えるように心がけます。丁寧な言い回しを心がけるあまり，伝えたいことや聞きたいことなど会話の目的がわかりにくくなることがないよう注意します。話の内容が複雑な時やいくつかの事柄を伝える際には，一度に１つを伝えることを第一としながら，相手の理解を確認したうえで次の事柄を伝えるなどの工夫をします。例を挙げると「このフォルダーと書類を持って２階の６番窓口に行ってください」という説明では，フォルダー，書類，持つ，２階，６番窓口と５つの事柄が含まれ，窓口に行くということは，そこで声かけをするなりの対応をして指示を受けろという内容を含んでいます。日頃何気なく行うような説明でも，認知症の人にとっては多くの内容を含んだ複雑な指示になり混乱の原因になる可能性があります。この場合には指示内容をいくつかの段階に分けて伝える，メモに書くなどの補助を行う，必要な介入であれば援助するなどの対応を心がけることで認知症の人を不必要に傷つけることなく目的を果たすことができます。

　また，認知症の人には特有の「取り繕い」がしばしば見られます。記憶障害や見当識障害が原因で会話の内容や意味が理解できない時に，表面的にはわかっているように取り繕う言動のことで，注意が必要です。会話の中で内容の間違いが明らかになると「言い間違い」や「ちょっと勘違いしていた」などの

説明をする場合には取り繕いの可能性があります。聞き返したり何度も同じことを確認するような際には難聴のために聞き取りにくいのか，認知症のために内容が理解できないのかを判断することも必要です。

認知症の人とのコミュニケーションでは，認知症の人は不安に陥りやすいことにも注意します。余裕を持った表情や態度で接することを心がけ，急がせる，疑われていると感じさせるなどの対応は不安や焦燥を最も強めます。たとえ客観的には誤りがあると思える内容でも本人の主張を頭ごなしに否定せず，十分に話を聞いてから説明や説得を行うようにします。

Q131 認知症の行動・心理症状（BPSD）とはどのようなものですか？

» A

BPSDとは，認知症の行動・精神の症状，「behavioral and psychological signs and symptoms of dementia」の頭文字をとったものです。認知症の代表的な原因であるアルツハイマー型認知症を例に挙げると，認知症の症状は，認知機能障害と行動・心理症状に大別することができます。**BPSDとは，認知機能障害が原因となって起きるもので，抑うつ状態，不安，不眠，幻覚，妄想などの精神症状と，徘徊，介護への抵抗，暴言や暴力，質問や行動の繰り返しなどの行動に現れる症状があります。**以下にそれぞれの症状について解説します。

抑うつ状態

抑うつ状態とは，気分が晴れず憂うつで，物事に対して悲観的になっている状態をいいます。Q127で述べた抑うつ状態と同じものです。

不 安

不安・焦燥は，記憶障害などの中核症状が原因で，身の回りのことが覚えられず，置かれている状況を忘れることにより起こりがちです。認知症になると以前よりも，ささいな物事に不安を覚えるようになります。また「不安である」と言葉にして表現するだけでなく，いらいらする，非常に不安が強くなって落ち着きもなくなり，焦燥感を伴っているように見えるなど，本人の様子から見て取ることもできます。

不　眠

　不眠，すなわち睡眠障害は，認知症患者においてもしばしば見られます。「寝つけない」，「一睡もできない」など自覚的な症状が強い場合と，夜中に頻回にトイレに行く，床に就いてから夜中に起き出して物を食べているなどの様子から不眠が疑われることがあります。本人の訴えと実際の睡眠状態とは必ず一致するわけではありません。

幻　覚

　幻覚とは，聴覚，視覚，嗅覚などの知覚の領域で，実際には知覚していないものを知覚したと感じることをいいます。ほかの人には知覚できない，周囲の人には聞こえない音が聞こえると感じることを幻聴，ほかの人には見えないものが見えることを幻視といいます。幻聴は，人と人の会話が聞こえたり，誰かが自分に話しかけてくるような内容の場合と，踏切や木魚の音，水の流れる音など，声以外の機械的な音や自然界の音の場合もあります。

妄　想

　妄想とは，ある物事や出来事に対する理解や解釈をした時に，それについて周りの人から事実と異なっていると指摘されても訂正することができない，強い確信のことをいいます。妄想の内容によって，被害妄想，誇大妄想，嫉妬妄想などと区別されています。認知症でしばしば見られる物盗られ妄想は被害妄想の1つです。大事なものが見つからない時に，どこかに置き忘れた，いつもと違うところにしまったなどとは考えず，誰かに盗られた，泥棒に入られたと言い出し，家族が盗まれていないことを説明しても，全く受け入れないような時には物盗られ妄想を疑います。

行動の症状

　行動の症状には，繰り返し（予定や行事の確認など同じ質問を繰り返す，一度伝えた話を何度も繰り返すなどの言葉の繰り返し，同じところを行ったり来たりする，必要もないのに財布の開け閉めを繰り返す，タンスから衣類の出し入れを繰り返すなど動作の繰り返し）や，場面や対人関係にそぐわない暴言，暴力，拒否（薬の内服を嫌がる，食事を取らない，入浴を勧めても入らないなど日常生活で必要な行為の拒否，介助しようとする人を遠ざけようとするなど自分への働きかけに対する拒否），介護に対する抵抗（介護する人に対して大声をあげる，介護の手を払いのけるなど），異食（食べ物以外のものを食べようとする），不潔行為（弄便行為，おむつ外し，トイレ以外の場所での排尿な

ど）があります。

　また，前頭側頭型認知症では，万引きなどの社会的ルールを無視する行為が見られ，そのことに対して罪悪感を全く見せないなど，自身の行動への抑制がきかない状態が特徴的であると言われています。これは「わが道を行く（going-my way）行動」とも言われます。

　BPSDは認知症に必ず伴って出現するものではありません。しかし，環境や体調の変化をきっかけとして，それまでBPSDが見られなかった人にも徘徊や繰り返しが見られるようになることがあります。周囲の人には理由のわからない行動に見えても，本人の世界では原因に基づいて対処していることもあるため，出現時の対応にはいくつかの注意が必要です。対応については次の項で解説します。

132 BPSDの対処の方法を教えてください。

》A

BPSDに影響する要因

　行動・心理症状（BPSD）への対応には，非薬物的，すなわち**薬物によらないアプローチ**と，**薬物療法**とがあります。まず，BPSDを含めて認知症の症状がどのような事柄に影響を受けるか考えてみましょう。多くの認知症の症状は原因となっている脳の障害と1対1に対応しているわけではありません。発熱，脱水，睡眠覚醒リズムの乱れなどの身体的な変調や，糖尿病，高血圧その他の身体疾患の悪化をきっかけとして注意力が散漫になったり，混乱状態がひどくなることがあります。

　独居生活をしている認知症の高齢者では，不安状態が強くなり（本人がそのことを訴えることができるかどうかは別です），周囲から閉じこもったり，逆に攻撃的になったり，あるいは家族に何度も電話をしてくるなど依存的になり，認知症が進んでいるように見えることもあります。

　また，家族や介護者など周囲の対応によっても認知症の症状は変化します。

例えば，同じことを何回も言われている家族が「何回も説明したでしょ！」とか「だからー」と言ったとします。本人は，何回も同じことを言っているつもりはありません。なぜそんなことを言われなければならないのかわからないのが普通でしょう。もともと短気であったりすれば，手が出ても不思議ではありません。

認知症の症状を確認する

認知症といってもさまざまな症状があるため，その症状がどういう状況で，どのように現れるのかを確認することが必要です。先に例に挙げたような状況であっても，介護者の状態によっては対応できないこともあります。特に，これからは高齢夫婦だけで生活する世帯が増加すると指摘されており，介護者が高齢であれば，対応はますます困難になることが予想されます。例えば，同じことを何回も言うという行動は，少し前の出来事に関する記憶の障害という，アルツハイマー型認知症の特徴によるものです。基本的にはこのような病気の特徴を理解することが必要ですが，介護者が高齢であるため病気の理解が困難な場合には，物理的に距離を置くことが必要になる場合もあります。

このように薬物によらないアプローチとは，日常生活のリズムの確立やケアの工夫により，BPSDなど認知症の症状を緩和することを目的とするアプローチです。高齢者の生活環境の変化はBPSDのきっかけとなるため，環境の調整も重要です。単身生活の高齢者や遠方で生活する両親を引き取って同居を開始する，転居や施設への入所・退所，親族や友人，ペットとの死別など慣れたものとの別れ，デイサービスやショートステイなど本人にとって新しいものを導入するなど，高齢者の生活のあらゆる変化がきっかけとなりBPSDが出現します。介護者から見ればささいな変化でも，高齢者にとっては劇的な変化であったりします。また，記憶障害のため変化したことを忘れてしまい，容易に混乱状態に陥ることもあります。これらの環境の変化により出現したBPSDに対処する際には，本人の適応能力を見極め，居住環境に慣れるまできめ細かい援助が求められ，必要であればケアプランの変更などの対処を行います。

薬物療法

薬物を用いない環境調整などの介入が行われてもなお症状や行動が本人に苦痛をもたらしている場合などに薬物療法が検討されます。強い興奮や幻覚のように緊急に鎮静が必要となる状態に対しては，鎮静を目的として抗精神病薬が使用されます。厚生労働省から「かかりつけ医のためのBPSDに対応する向精

神薬使用ガイドライン（第2版）」が示されているので参考にすることができます（https://www.mhlw.go.jp/file/06-Seisakujouhou-12300000-Roukenkyoku/0000140619.pdf）。

　デイサービスの利用を開始したら元気が出た，楽しみにしてあれこれ準備をするようになった，よく眠れるようになったという話をしばしば耳にします。デイサービス・デイケアなどの通所サービスで行われるアクティビティ，音楽療法，グループ活動などにより安定した精神状態を保つことがBPSDを緩和することにつながります。

Q133 アルツハイマー型認知症の適応がある4つの薬と使い分けについて教えてください。

≫ A

　現在，日本で処方が可能なアルツハイマー型認知症治療薬は4種類あり，この4種類はそれぞれの薬理作用からアセチルコリンエステラーゼ阻害薬とN-メチル-D-アスパラギン酸（NMDA）受容体拮抗薬の2つに分けることができます。いずれも，アルツハイマー型認知症の進行を抑制することが治療の効果と考えられています。

　アセチルコリンエステラーゼ阻害薬は，アセチルコリンを分解するアセチルコリンエステラーゼの働きを阻害し，アセチルコリンの濃度を高めることにより効果をもたらすもので，ドネペジル塩酸塩，ガランタミン臭化水素酸塩，リバスチグミンの3種類があります。アルツハイマー型認知症治療薬としては平成11年にドネペジルのみが認可されていましたが，平成23年にガランタミン臭化水素酸塩，リバスチグミンが認可されました。

　ドネペジル塩酸塩は日本では最も早くアルツハイマー型認知症治療薬として承認され，20年以上使用されてきました。アルツハイマー型認知症の進行を抑制するほかには，抑うつ気分や自発性の低下に対して改善の効果があるとされています。軽度から重度のアルツハイマー型認知症全病期に適応がありますが，食思不振，腹部障害，不眠などの副作用があります。

　ガランタミン臭化水素酸塩は，アセチルコリンエステラーゼ阻害およびニコ

認知症の病態と対応

259

チン性アセチルコリン受容体の感受性を亢進する効果があることが特徴とされています。適応は軽度から中等度のアルツハイマー型認知症で，腹痛，食思不振，下痢，うつ病などの副作用があります。

　リバスチグミンはアセチルコリンエステラーゼ阻害とブチリルコリンエステラーゼ阻害の作用を持ち，日本では貼付薬として使用されています。貼付薬のため，経口で服用ができない症例にも使用できます。適応は軽度から中等度のアルツハイマー型認知症で，腹痛，消化不良，錯乱などの副作用があります。

　NMDA受容体拮抗薬にはメマンチン塩酸塩があります。NMDA受容体の感受性を調整しドネペジル塩酸塩，ガランタミン臭化水素酸塩，リバスチグミン神経細胞を保護する作用があるとされています。また，攻撃性や興奮に対する抑制効果があるとされ，適応は中等度から重度のアルツハイマー型認知症で，前述の3種類のアセチルコリンエステラーゼ阻害薬との併用が可能です。めまい，ふらつき，便秘などの副作用があります。

薬の使い分け

　アルツハイマー型認知症治療薬は，病期によって適応が定められています。病期の判断は症状からになりますが，Clinical Dementia Rating（CDR），Functinal Assessment Staging（FAST）などの評価尺度を使用し参考とすることもできます。前述の4つの薬剤はいずれも初期投与量から維持量まで漸増して使用し，病態に応じて減量，中止などの調整を行う使用法となっています。副作用の出現に，より配慮した投与方法といえます。消化器症状やめまいなどの副作用についても基本的には本人の訴えを聴取しますが，認知症性の疾患では服薬管理や副作用の出現などに関して本人からの聴取だけでは不十分なことも多く注意が必要です。介護者や家族からの情報も確認します。

　アルツハイマー型認知症の初期，軽度の時期には，ドネペジル塩酸塩，ガランタミン臭化水素酸塩，リバスチグミンの3種類の薬剤の適応があります。いずれかの薬剤を選択し，漸増し維持量まで投与します。病状が進行し中等度の病期では，ドネペジル塩酸塩，ガランタミン臭化水素酸塩，リバスチグミン，メマンチン塩酸塩の4種類に適応があり，さらにドネペジル塩酸塩，ガランタミン臭化水素酸塩，リバスチグミンの3種類のいずれかとメマンチン塩酸塩の併用の投与法があります。さらに病状が進行しアルツハイマー型認知症が重度となった際には，ドネペジル塩酸塩，メマンチン塩酸塩の2薬剤が適応となり，それぞれの単剤投与またはこの2薬剤の併用が行われます（表）。

表　アルツハイマー型認知症治療薬の使用法

軽　度	中等度	重　度
単　剤 ドネペジル塩酸塩 ガランタミン臭化水素酸塩 リバスチグミン	単　剤 ドネペジル塩酸塩 ガランタミン臭化水素酸塩 リバスチグミン メマンチン塩酸塩 併　用 メマンチン塩酸塩＋ドネペジル塩酸塩（またはメマンチン塩酸塩＋ガランタミン臭化水素酸塩，メマンチン塩酸塩＋リバスチグミン）	単　剤 ドネペジル塩酸塩 メマンチン塩酸塩 併　用 メマンチン塩酸塩＋ドネペジル塩酸塩

　いずれの病期の処方でも病状の変化に応じて薬剤の減量や変更，中止を考慮することが必要です。また，飲み忘れ，飲み過ぎなどの服薬における問題は認知症のどの病期においても見られます。認知症が軽度であっても服薬は本人任せにせず，介護者や家族が管理するよう指導することも重要です。

Q134　認知症の薬物療法の評価はどのように行われるのですか？

» A

　Q133で解説したように，アルツハイマー型認知症には4つの治療薬があり，認知症全般についてはそれぞれの原因疾患の治療やBPSDの治療のため薬物治療が行われています。

　まず薬効を評価する前提として，本人および介護者により服薬管理ができているか，定期的な服薬ができており効果と副作用の観察が行えるかどうかの確認が必要となります。本人の自覚的な効果や副作用のみならず介護者や介護サービス提供者などによって状況を確認し情報を得ることができる環境であることが求められます。

　次に認知症の薬物療法の評価については，何をターゲットに薬物治療を行っているのかによって考え方が異なります。認知症の薬物療法は，認知症そのものに対するものとBPSDなど認知症によって派生する症状に対するものがあり

認知症の病態と対応

261

ます。BPSDをターゲットに薬物治療を行っている際にはBPSDが減弱したり消失したりすることによって薬効を評価できると言えるでしょう。身体疾患の治療評価のように生化学・生理学的検査などで何らかの数値で効果を測るものではありませんが，BPSDが変化しているかどうかは，診察場面での様子や介護者の話を聞き取ることで把握できます。徘徊することが少なくなった，介護者への抵抗が減った，興奮する頻度が低くなったなどの状況を聞き取ることによって評価できます。

　では認知症そのものに対する薬効はどのように評価するべきでしょうか。認知症は原因疾患により進行の速さに若干の違いはありますが基本的には進行性の疾患です。薬物治療を行っているアルツハイマー型認知症でも，進行の速さを緩めることはできても進行そのものを食い止めることはできていません。しかし薬物治療を行っていると認知機能や活動性に改善が見られることはしばしばあります。これは認知機能を評価するスケールで点数の改善が見られるような大きな変化ではない場合がほとんどです。

　このため，薬物の評価は「全般的な改善」を見ることによって行われています。臨床の現場で特に治療の初期においては，長谷川式スケールの得点やその他の認知機能検査の得点で点数が上がることはなくても，周囲の物事への関心が高まり活動性が上がる，ADLの改善が見られるなどの変化があることがあります。この場合は点数的な改善がなくても薬効があったと考えてよいでしょう。また，薬物治療により鎮静されてしまい活気がなくなったり，傾眠傾向が出現するなどの症状が見られれば薬物の効果は少ないと判断します。いわば「ささいな変化をつかみ取る」ことで薬物の効果を判定します。これは前述したBPSDに対する薬効の評価にも言えることであり，臨床的には変化を把握することによって評価を行っています。すなわち，**認知症の薬物療法の評価は「全般的な変化」を評価することによって行われ，評価のために診察場面だけでなく日常生活での変化を詳細に把握することが必要と考えることができます**。介護者からの情報の聴取も評価の参考になります。

Q 135 物盗られ妄想のある患者への対応はどうすればよいでしょうか？

» A

介護者など身近な人が対象に

　物盗られ妄想とは，被害妄想の1つでアルツハイマー型認知症では最も多い妄想です[1]。アルツハイマー型認知症の半数弱には，経過中何らかの妄想が見られ，その3/4が物盗られ妄想という報告もあり，最も身近な人が対象になるという特徴があります。現金や通帳，印鑑などの貴重品，重要なものを盗られた，という場合もあれば，歯ブラシやシャンプーなどの消耗品がなくなった，お釜からご飯を食べられた，などという場合もあります。心配が高じて家中の鍵をつけ替える，1カ所に鍵をいくつもつける，家を空けるのが心配でデイサービスに行くのを拒否するという場合もあります。また，誰かが入って盗った，泥棒に入られたと見知らぬ他人を犯人とするだけでなく，嫁が盗って隠している，息子が自分の留守中に持っていったと身近な人まで妄想の対象となることもしばしばあります。

　これらの物盗られ妄想は，認知症の記憶障害のために物の置き場所やしまった段取りが思い出せない，記憶にない事柄を取り繕って補おうとするために事実と違う筋書きを作ることなどから生じるものと考えられます。

本人の妄想を否定せず，注意をほかに向ける

　物盗られ妄想の対応では，原則として本人の妄想を否定しないようにします。あらぬ疑いをかけられると疑いを晴らそうとしてしまいがちですが，物盗られ妄想については「そんなことはあるはずがない」と否定しても本人が納得することは困難です。納得してもらいたいから一緒に探したり，あるいは本人の求めに応じて警察に行き納得するように図っても，「だまして言いくるめようとしている」，「皆で一緒になって自分をだまそうとしている」と，より興奮したり頑なになったりし，妄想を強くすることになりかねません。訴えをひとしきり聞き，その後は肯定も否定もしない返答を心がけ，注意をほかに向けるよう誘導する対応が望ましいと言えます。

　まだ日本の多くの地域では，認知症になると社会から孤立しがちです。隣近所との行き来も減ってしまい，家の中では上座が自分の定位置であっても，認

知症が始まって居場所がなくなることがしばしばあります。そして、家族や介護者が認知症のことをあまり理解していない場合には、本人が今までにしたことのないことをしたり、言ったりすると、本人に一生懸命説明したり、説得しようとします。10説明して1つでもわかってくれれば、認知症が進むのを食い止められるのではないかと、家族が思うのは無理もありません。一生懸命に説明や説得をしている家族の表情にゆとりはなく、まるで怒っているようで、本人からしてみれば自分は悪いことをしていないのに何でこんなに叱られるのだろうという気持ちになってしまいます。地域や家の中で孤立し、役割がなくなったうえに、いつも叱られている状況を考えると、物盗られ妄想が容易に現れたことも理解できます。

介護者負担減らすショートステイの利用が効果的

また、物盗られ妄想や被毒妄想（食事や飲み物に毒が入っている、薬が毒と取り換えられているなどの妄想）、食事を食べさせてくれない、追い出そうとしているなどの被害妄想は、妄想の対象となる介護者を傷つけるため、家庭内や職場内の人間関係に不信感や無力感を生み出し、介護環境の悪化にもつながりがちです。介護者が症状に対する理解を深め、精神的に動揺しないことも必要でしょう。介護者の疲弊が強い場合には、ショートステイの利用などの介入も効果的です。

デイサービスやデイケアの適切な利用により妄想の対象となっている介護者と患者との接触を減らし、およそ3割が解決したという報告もあります[2]。介護における対応でも症状の変化がなく、妄想が強固で興奮などが見られる場合には、抗精神病薬の内服による治療が行われ、少量の抗精神病薬、漢方薬などが使用されています。

引用文献————

1) Ikeda M, et al.：Delusions of Japanese patients with Alzheimer's disease. Int J Geriatr Psychiatry, 18 (6)：527-532, 2003
2) 矢田部祐介　他：BPSDへの対応. Geriatr Med, 47 (1)：41-45, 2009

認知症施策と話題

Q 136 認知症施策推進大綱について教えてください。

» A

　認知症は誰もがなりうるものであり，家族や身近な人が認知症になることなどを含め，多くの人にとって身近なものとなっています。認知症の人を単に支えられる側と考えるのではなく，認知症の人が認知症とともによりよく生きていくことができるよう，認知症の人の意思が尊重され，できる限り住み慣れた地域のよい環境で自分らしく暮らし続けることができる社会を実現するため，平成27年1月に「認知症施策推進総合戦略〜認知症高齢者等にやさしい地域づくりに向けて〜」（新オレンジプラン）が策定され，それに基づく取り組みが進められてきました。

　こうした中，平成30年12月に内閣官房長官を議長，健康・医療戦略担当大臣および厚生労働大臣を副議長とする「認知症施策推進関係閣僚会議」が設置され，「認知症施策推進のための有識者会議」での意見聴取や「認知症施策推進関係閣僚会議幹事会」での議論を経たうえで，令和元年6月18日に「認知症施策推進大綱」が取りまとめられました。

　新オレンジプランの後継にあたる同大綱では，基本的考え方として「認知症の発症を遅らせ，認知症になっても希望を持って日常生活を過ごせる社会を目指し，認知症の人や家族の視点を重視しながら，『共生』と『予防』を車の両輪として施策を推進していく」としています。

- ・「共生」とは，認知症の人が，尊厳と希望を持って認知症とともに生きる，また，認知症があってもなくても同じ社会でともに生きる，という意味。
- ・「予防」とは，「認知症にならない」という意味ではなく，「認知症になるのを遅らせる」，「認知症になっても進行を緩やかにする」という意味。

【5つの柱】

　認知症施策推進大綱では，こうした基本的考え方のもと，

① 普及啓発・本人発信支援

② 予防

③ 医療・ケア・介護サービス・介護者への支援

④ 認知症バリアフリーの推進・若年性認知症の人への支援・社会参加支援

⑤ 研究開発・産業促進・国際展開

という5つの柱に沿って施策を推進し，これらの施策はすべて認知症の人の視点に立ち，認知症の人やその家族の意見を踏まえて推進することが基本であるとしています。

【対象期間，具体的施策】

　認知症施策推進大綱の対象期間は，団塊の世代が75歳以上となる2025年（令和7年）までとされ，策定後3年を目途に施策の進捗を確認することになっています。また，具体的施策の中では，かかりつけ薬剤師・薬局などの重要性や，各項目のKPI／目標が掲げられています。

　3．医療・ケア・介護サービス・介護者への支援
　（1）早期発見・早期対応，医療体制の整備
　（かかりつけ医，認知症サポート医及び歯科医師，薬剤師，看護師等）
○　認知症の症状や認知症の早期発見・早期対応，軽度認知障害に関する知識の普及啓発を進め，本人や家族が小さな異常を感じたときに速やかに適切な機関に相談できるようにする。
　　また，かかりつけ医による健康管理やかかりつけ歯科医による口腔機能の管理，かかりつけ薬局における服薬指導，病院や診療所・自宅等への訪問等の場面における医師，看護師等による本人・家族への支援等の場において，認知症の疑いがある人に早期に気付いて適切に対応していくことが重要である。
　〈中略〉
○　また，かかりつけ機能に加えて地域の医療機関，認知症疾患医療センター，地域包括支援センター等との日常的な連携機能を有する歯科医療機関や薬局等も，認知症の早期発見・早期対応における役割が期待される。これらの専門職が高齢者等と接する中で，認知症の疑いがある人に早期に気付き，かかりつけ医等と連携して対応するとともに，その後も認知症の人の状況に応じた口腔機能の管理，服薬指導，本人や家族への支援等を適切に行うことを推進する。
○　かかりつけ薬剤師・薬局による継続的な薬学管理と患者支援を推進するとともに，かかりつけ医等と協働して高齢者のポリファーマシー対策をはじめとした薬物療法の適正化のための取組を推進する。
　〈以下，略〉

---

(2) 医療従事者等の認知症対応力向上の促進

○ 認知症の早期発見・早期対応，医療の提供等のための地域のネットワークの中で重要な役割を担う，かかりつけ医，歯科医師，薬剤師，看護師等に対する認知症対応力向上研修，かかりつけ医を適切に支援する認知症サポート医養成のための研修を実施する。

〈以下，略〉

KPI／目標

○「患者のための薬局ビジョン」において示す，かかりつけ薬剤師としての役割を発揮できる薬剤師を配置している薬局数　70％

○医療従事者に対する認知症対応力向上研修受講者数
・かかりつけ医：9万人
・認知症サポート医：1.6万人
・歯科医師：4万人
・薬剤師：6万人
・一般病院勤務の医療従事者：30万人
・看護師等（病院勤務）：4万人
・看護師等（診療所・訪問看護ステーション・介護事業所等）　実態把握を踏まえて検討

---

137 認知症地域支援推進員とは何ですか？

» A

　市町村に配置され，地域の支援機関間の連携づくりや，認知症ケアパス・認知症カフェ・社会参加活動などの地域支援体制づくり，認知症の人やその家族を支援する相談業務等を実施する者です（認知症施策推進大綱「用語集」より引用）。

　認知症の人が住み慣れた地域で安心して暮らし続けるためには，認知症の容態の変化に応じ，すべての期間を通じて必要な医療・介護などが有機的に連携したネットワークを形成し，認知症の人への支援を効果的に行うことが必要です。

認知症施策と話題

認知症地域支援推進員は，市町村ごとに，地域包括支援センター，認知症疾患医療センター等に配置され，地域の支援機関間の連携づくりや，「認知症ケアパス」の作成・活用の促進，認知症カフェを活用した取組の実施，社会参加活動促進等を通じた地域支援体制づくり，認知症の人や家族への相談等への対応等を行っています。

認知症施策推進大綱では，KPI／目標として「認知症地域支援推進員の先進的な活動の横展開」が掲げられています。

Q138 認知症サポーターとは何ですか？

≫A

認知症に対する正しい知識を持って，地域や職域で認知症の人や家族を手助けする者です。市町村や職場等で実施されている認知症サポーター養成講座を受講することが必要です（認知症施策推進大綱「用語集」より引用）。

認知症サポーター養成講座は，誰でも受講することができます。その養成講座の講師を務める人を「キャラバン・メイト」と言います。キャラバン・メイトになるためには，全国キャラバン・メイト連絡協議会（NPO法人地域ケア政策ネットワーク）によるキャラバン・メイト養成研修（実施主体は，都道府県，市町村，全国的な職域団体等）を受講し，登録することが必要です。

ただし，認知症サポーターになったからといって，何か特別に行わなければならないわけではありません。認知症を正しく理解し，認知症の人や家族を温かく見守る応援者になってもらい，そのうえで，自分の可能な範囲で活動できればよいとされています。例えば，友人や家族にその知識を伝える，認知症になった人や家族の気持ちを理解するよう努める，隣人あるいは商店・交通機関など街で働く人として，できる範囲で手助けをする，など活動内容は人それぞれです。**サポーターの中から地域のリーダーとして，街づくりの担い手が育つことも期待されます**（表）。

認知症サポーターの担い手は，地域住民をはじめ，金融機関やスーパーマーケットの従業員，小・中・高等学校の生徒や教師などさまざまです。その数

表　認知症サポーターに期待されること

> 1. 認知症に対して正しく理解し，偏見をもたない。
> 2. 認知症の人や家族に対して温かい目で見守る。
> 3. 近隣の認知症の人や家族に対して，自分なりにできる簡単なことから実践する。
> 4. 地域でできることを探し，相互扶助・協力・連携，ネットワークをつくる。
> 5. まちづくりを担う地域のリーダーとして活躍する。

（厚生労働省ホームページ, https://www.mhlw.go.jp/stf/seisakunitsuite/bunya/0000089508.html）

は，令和5年6月30日時点で全国1,465万人（うち，キャラバン・メイトは17.6万人）となり，認知症施策推進大綱で掲げられていた目標数（令和2年度までに養成数1,200万人）を上回っています。

また，認知症サポーターには，養成講座の実施主体者を通じて全国キャラバン・メイト連絡協議会より，認知症を支援する目印としてブレスレット（オレンジリング）が授与されることになっています。

【参考となるWebサイト】
- 認知症施策（厚生労働省）
  https://www.mhlw.go.jp/stf/seisakunitsuite/bunya/hukushi_kaigo/kaigo_koureisha/ninchi/index.html
- 認知症サポーターキャラバン（NPO法人地域共生政策自治体連携機構）
  https://www.caravanmate.com/

139　認知症基本法とは何ですか？

≫A

認知症の人が，尊厳を保持しつつ希望を持って暮らすことができるよう，認知症施策を総合的かつ計画的に推進することを目的として，令和5年6月14日に参議院の可決を経て成立しました。

認知症の人を含めた国民1人ひとりがその個性と能力を十分に発揮し，相互に人格と個性を尊重しつつ支え合いながら共生する活力ある社会（＝共生社

認知症施策と話題

会）の実現を推進していくこととされています。

　施行日は，法律が公布された日から起算して1年を超えない範囲内とされており，具体的な施策内容は現時点で特に決まっているわけではありません。今後，国・都道府県・市町村において策定されていく認知症施策推進基本計画，都道府県計画・市町村計画（都道府県と市町村による計画は努力規定）に基づき，推進されていくことになります。

　認知症基本法の概要は，次の通りです（厚生労働省作成資料をもとに整理）。

基本理念

　認知症の人が尊厳を保持しつつ，希望を持って暮らすことができるよう，次の7項目を基本理念として認知症施策を行う。

①すべての認知症の人が，基本的人権を享有する個人として，自らの意思によって日常生活および社会生活を営むことができる。

②国民が，共生社会の実現を推進するために必要な認知症に関する正しい知識および認知症の人に関する正しい理解を深めることができる。

③認知症の人にとって日常生活または社会生活を営むうえで障壁となるものを除去することにより，すべての認知症の人が，社会の対等な構成員として，地域において安全にかつ安心して自立した日常生活を営むことができるとともに，自己に直接関係する事項に関して意見を表明する機会および社会のあらゆる分野における活動に参画する機会の確保を通じてその個性と能力を十分に発揮することができる。

④認知症の人の意向を十分に尊重しつつ，良質かつ適切な保健医療サービスおよび福祉サービスが切れ目なく提供される。

⑤認知症の人のみならず家族等に対する支援により，認知症の人および家族等が地域において安心して日常生活を営むことができる。

⑥共生社会の実現に資する研究等を推進するとともに，認知症および軽度の認知機能の障害に係る予防，診断および治療ならびにリハビリテーションおよび介護方法，認知症の人が尊厳を保持しつつ希望を持って暮らすための社会参加の在り方および認知症の人が他の人々と支え合いながら共生することができる社会環境の整備その他の事項に関する科学的知見に基づく研究等の成果を広く国民が享受できる環境を整備。

⑦教育，地域づくり，雇用，保健，医療，福祉その他の各関連分野における総合的な取組として行われる。

国・地方公共団体などの責務

【国，地方公共団体】基本理念にのっとり，認知症施策を策定・実施する責務を有する。

【国民】共生社会の実現を推進するために必要な認知症に関する正しい知識および認知症の人に関する正しい理解を深め，共生社会の実現に寄与するよう努める。

【政府】認知症施策を実施するため必要な法制上または財政上の措置その他の措置を
講ずる。

認知症施策推進基本計画

【政府】認知症施策推進基本計画を策定（認知症の人および家族等により構成される
関係者会議の意見を聴く）

【都道府県, 市町村】都道府県計画, 市町村計画を策定（認知症の人および家族等の
意見を聴く）　※努力義務

基本的施策（項目のみ）

①認知症の人に関する国民の理解の増進等
②認知症の人の生活におけるバリアフリー化の推進
③認知症の人の社会参加の機会の確保等
④認知症の人の意思決定の支援および権利利益の保護
⑤保健医療サービスおよび福祉サービスの提供体制の整備等
⑥相談体制の整備等
⑦研究等の推進等
⑧認知症の予防等

認知症施策推進本部

　内閣に, 内閣総理大臣を本部長とする認知症施策推進本部を設置。基本計画の案の
作成・実施の推進等をつかさどる。

　基本計画の策定に当たっては, 本部に, 認知症の人および家族等により構成される
関係者会議を設置し, 意見を聴く。

認知症施策と話題

索 引

索引

服薬支援と多職種協働・連携のポイント

在宅医療Q&A　令和5年版

定価　本体2,800円（税別）

2011年 8 月22日	平成23年版	発行	2019年 8 月31日	令和元年版	発行
2013年 9 月26日	平成25年版	発行	2021年 8 月25日	令和 3 年版	発行
2015年 8 月15日	平成27年版	発行	2023年 8 月25日	令和 5 年版	発行
2017年 8 月28日	平成29年版	発行			

監　修　　公益社団法人　日本薬剤師会

編　集　　株式会社 じ ほ う

発行人　　武田 信

発行所　　株式会社 じ ほ う

　　　　　　101-8421　東京都千代田区神田猿楽町1-5-15（猿楽町SSビル）
　　　　　　振替　00190-0-900481
　　　　　＜大阪支局＞
　　　　　　541-0044　大阪市中央区伏見町2-1-1（三井住友銀行高麗橋ビル）
　　　　　　お問い合わせ　https://www.jiho.co.jp/contact/

©2023　　　　　　組版　クニメディア(株)　　　印刷　(株)日本制作センター
Printed in Japan

ISBN 978-4-8407-5520-7